现代骨科治疗要点

林顺华 赵东波 张 坤 主编

U0241718

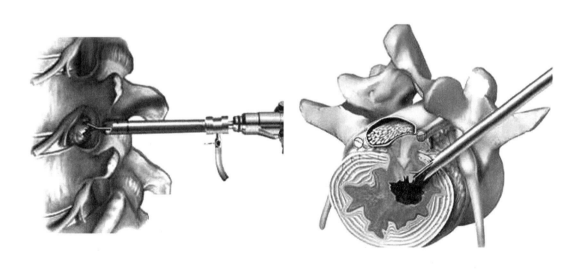

中国纺织出版社有限公司

图书在版编目（CIP）数据

现代骨科治疗要点 / 林顺华，赵东波，张坤主编
. -- 北京：中国纺织出版社有限公司，2024.5
ISBN 978-7-5229-1765-8

Ⅰ.①现… Ⅱ.①林… ②赵… ③张… Ⅲ.①骨疾病
—治疗 Ⅳ.①R680.5

中国国家版本馆CIP数据核字（2024）第094097号

责任编辑：傅保娣　　责任校对：王蕙莹　　责任印制：王艳丽

中国纺织出版社有限公司出版发行
地址：北京市朝阳区百子湾东里A407号楼　邮政编码：100124
销售电话：010—67004422　传真：010—87155801
http://www.c-textilep.com
中国纺织出版社天猫旗舰店
官方微博 http://weibo.com/2119887771
三河市宏盛印务有限公司印刷　各地新华书店经销
2024年5月第1版第1次印刷
开本：787×1092　1/16　印张：12
字数：270千字　定价：88.00元

凡购本书，如有缺页、倒页、脱页，由本社图书营销中心调换

编 委 会

主　编　林顺华　赵东波　张　坤

副主编　冯喜平　吴丽娟　袁方萍
　　　　　张晶晶　宋祉璇　刘丽萍

编　委　（按姓氏笔画排序）
　　　　　马晓东　内蒙古自治区人民医院
　　　　　王开强　河南省洛阳正骨医院（河南省骨科医院）
　　　　　王日华　内蒙古自治区人民医院
　　　　　冯喜平　内蒙古乌拉特前旗人民医院
　　　　　刘丽萍　中国人民解放军北部战区总医院
　　　　　刘相成　中国人民解放军陆军第八十集团军医院
　　　　　杨广禄　佳木斯大学附属第一医院
　　　　　杨国君　呼和浩特市第一医院
　　　　　吴丽娟　内蒙古医科大学附属医院
　　　　　宋祉璇　中国人民解放军北部战区总医院
　　　　　张　坤　内蒙古医科大学第二附属医院
　　　　　张　健　哈尔滨医科大学附属第一医院
　　　　　张晶晶　中国人民解放军北部战区总医院
　　　　　林顺华　日照市人民医院
　　　　　金　娜　辽宁中医药大学附属医院
　　　　　周立哲　永州市中心医院
　　　　　赵东波　哈尔滨医科大学附属第二医院
　　　　　侯　斌　辽宁中医药大学附属医院
　　　　　姜　东　内蒙古医科大学第二附属医院
　　　　　袁方萍　隆昌市中医医院
　　　　　高思韵　成都市新都区第二人民医院
　　　　　梁志兵　内蒙古自治区人民医院
　　　　　梁海东　大连医科大学附属第二医院

前　言

　　随着社会经济的发展和生活水平的提高，材料学、生物力学、生物材料、光纤技术、激光技术的发展和成熟，骨科学成为当今临床医学中发展最为活跃的一门学科。关于骨科疾病治疗的新理论、新方法不断涌现，并广泛应用于临床治疗，有效减轻了患者的经济负担，提高了患者的生活质量。目前，关于骨科疾病治疗的书籍很多，有些书籍存在内容繁冗复杂、观点陈旧等不当之处。鉴于此，编者们参考了大量文献资料，结合我国临床实际情况，编写了《现代骨科治疗要点》。

　　本书不仅充实了骨科基础内容，如骨折愈合及其影响因素等，还详细介绍了创伤骨科及骨与关节常见病的病因、临床表现、诊断技术、治疗技术，包括脱位、创伤急救、上肢损伤、下肢损伤、骨盆损伤、膝部损伤、踝关节损伤等。同时，鉴于骨科医师面临的形势，还介绍了骨坏死的相关内容，使全书更接近临床，更具有实用价值。希望本书能为骨科医务工作者处理相关问题提供参考，本书也可作为医学院校学生和基层医生学习之用。

　　在编写过程中，由于作者较多，写作方式和文笔风格不一，再加上时间有限，难免存在疏漏和不足之处，望广大读者提出宝贵的意见和建议，谢谢。

编　者
2023 年 12 月

目　录

第一章

骨折愈合及其影响因素

第一节　骨折愈合

骨折是指骨的力学完整性与连续性的丧失，同时也包括局部软组织与血管的损伤。骨折愈合是指骨折断端间的组织修复反应，这种反应表现为骨折的愈合过程，最终结局是恢复骨的正常结构与功能。这一过程与软组织愈合的不同之处是，软组织主要通过纤维组织完成愈合过程，而骨折愈合还需使纤维组织继续转变成骨组织以完成骨折愈合过程。近年来，虽然应用了一些新方法，如放射性核素示踪、电子显微镜观察、组织化学分析等，对骨的愈合机制进行了大量研究，对骨折愈合过程中的某些环节有了一定的认识，但有些机制尚未完全明了。由于对骨折采用的治疗方法不同，骨折的愈合过程也有所不同，可分为骨折自然愈合（二期或间接骨愈合）过程与牢固固定下的直接骨愈合（一期骨愈合）过程两种形式。

一、骨折自然愈合过程

凡进行非手术治疗的骨折、外固定以及开放或闭合复位未能达到牢固内固定的骨折，其愈合过程均为自然愈合过程，这是骨折愈合最基本的方式。可分为管状骨与松质骨的愈合两种类型。

（一）管状骨的愈合

1. 原发性骨痂反应

管状骨骨折后，局部骨髓、骨膜和邻近软组织以及活骨本身均受到损伤，加之骨折区微循环改变，使这些组织中的某些细胞死亡，因而在骨折端会发生一定范围的骨坏死，故在骨折早期，骨折端不能直接愈合，而是先由坏死骨邻近的活骨增殖新的组织，把它们连接起来，有学者将其称为原发性骨痂反应，这种初期反应，无论周围或外界环境如何变化以及局部有无制动都会发生，但其以后发展是有限制的。在有利的条件下，反应会继续下去，使骨折端发生连接；在不利的条件下，如骨折断端间的间隙过大、制动不良或远段是被截断的残端等，虽然原发性反应相同，但骨痂不会继续形成。此种原发性骨痂反应，系来自骨内的特殊细胞。

2. 内、外骨痂的形成和连接

在原发性骨痂反应进行的同时，来自骨折端邻近的非特殊性结缔组织的成骨细胞，也在开始活动，它们的活动几乎是均匀地分布于骨折区，而不只是发生于接近骨折端的细胞。因为特别是在骨折早期，骨痂的血液供给不是来自骨，而是来自软组织。成纤维细胞可变为骨母细胞，在组织培养中早已被证明，此种现象可以说明机械因素对成骨作用产生的影响。在骨愈合过程中，这些骨痂的形成大致可分为4期。

（1）肉芽组织修复期：骨折后，除骨的正常结构被破坏外，周围软组织也有损伤，骨外膜被掀起或撕裂，与骨表面分离；同时经骨外膜进入骨内的血管、骨营养动脉以及中央管断裂，大量的血液聚集在骨折端。出血量根据损伤程度和部位有所不同，例如股骨骨折出血量约为 1 000 mL，骨盆骨折出血量在 1 000 mL 以上。髓腔内和被掀起的骨膜下以及邻近的软组织内形成血肿，6 ~ 8 小时内形成含有纤维蛋白网架的血凝块，纤维蛋白网架被认为是纤维细胞长入血肿的支架。血肿周围的吞噬细胞、毛细血管和幼稚的结缔组织很快长入血肿，后者主要分化为产生胶原纤维的成纤维细胞。一般认为，血肿的形成对骨折的修复是有利的，也有学者认为作用不大而仅是损伤后的必然规律，甚至有学者认为血肿有碍骨折愈合。有实验表明，骨髓血可成骨，而外周血不能成骨，这表明骨折端血肿对骨折愈合的重要性。

当髓腔内的血液被吸收时，骨折端有限范围的骨坏死区逐渐变为明显。在出血和坏死区周围，很快发生无菌创伤性炎症。小血管扩张和组织充血范围常超出骨折区。多形核白细胞、巨噬细胞侵入骨坏死区，将骨折端渗出的红细胞、血红蛋白、胶原及骨碎片等物质清除。在这一阶段，骨端出现破骨细胞，死骨被破骨细胞清除。破骨细胞一般存活几周甚至几个月。随着血肿被清除、机化、新生血管长入和血管周围大量间质细胞增生，形成的肉芽组织将骨折端初步连接在一起，这一过程在骨折后 2 ~ 3 周内完成。

有学者认为，组织损伤释放组胺、乙酰胆碱和激肽等物质，造成局部血管扩张和充血，同时组织细胞坏死后释放二氧化碳，使血肿内酸性达到较高浓度，使骨折端钙质溶解于血肿内。因此，骨折端出现吸收现象，也有学者认为，这种现象并非脱钙，而是坏死骨吸收骨组织丧失的结果。

（2）原始骨痂形成期：骨折后的新骨形成，开始于骨折后 7 ~ 10 天，至少要延续到骨愈合完成之后。骨折区损伤组织刺激细胞增生，在骨折端形成一团结构和来源上都是复合性的组织，称为骨痂。从部位来说，骨痂可分骨外膜骨痂、桥梁骨痂、连接骨痂和封闭骨痂。从参与骨痂细胞的主要来源来说，可分为内骨痂和外骨痂。包绕于骨折外围，来自骨外膜的膜内骨化及部分软骨内骨化的新生骨称为外骨痂；包绕于髓腔内层，来自骨内膜的膜内骨化及软骨内骨化的新生骨称为内骨痂。在血肿机化之前，来自骨外膜的成骨细胞只能绕过血肿，沿其外围与骨折线两端的外骨痂相连的骨痂称为桥梁骨痂。随着血肿的机化，纤维组织经软骨骨化，使内、外骨痂相连的称之为连接骨痂。一般在 2 周内，髓腔损伤区大部分被成纤维细胞样的肉芽组织充填，逐渐转化为海绵质骨，由海绵质骨形成的新骨，从骨折两端开始横过髓腔，被称为封闭骨痂。

在这一阶段中，每一种组织都由纤维组织演变而来，同时纤维组织的增生和成熟加速了骨生成的活性，当骨折端存在不稳定因素时，这一过程难以进行，骨端会发生纤维化等反应。纤维软骨也是由纤维组织分化形成，纤维软骨在骨替代之前先要矿化。纤维软骨矿化的开始和控制是由软骨细胞支配。

骨折后 24 小时内，骨折端附近的外骨膜开始增生、肥厚，以后骨膜血管网弯曲扩张，新生血管伸入骨膜深层，开始膜内成骨。外骨膜对骨折愈合起重要作用，通过形成的桥梁骨痂具有稳定骨折端的能力。因此，当应用髓内针造成髓腔破坏，暂时性骨连接在针周围骨髓组织和血管形成之前，只有通过外骨膜成骨来完成，外骨膜的成骨细胞增殖较快，主要在外骨膜深层，从远离骨折断端的部位开始，最初仅为一薄层细胞，很快形成一层很厚的成骨细胞增殖层，在此层外是纤维层。在几天之内，外骨膜深层细胞在靠近骨折线处形成明显的环状物，成骨细胞继续分化，在血供适当的情况下，可转变为骨母细胞和骨小梁，并牢固地贴附于骨折断端活的或死的骨皮质上。与此同时，毛细血管也发生增殖，但环状物内的成骨细胞增殖较快，超过了毛细血管的增殖，因而发生血供相对不足，使成骨细胞转变为软骨母细胞或软骨细胞。一般认为，这与软骨对生存的需求较低，软骨细胞代谢需氧量很少或不需氧有关。结果在环状物外层形成了软骨。环状物可分为3层，深层为紧贴附于骨的骨小梁，中层为软骨，外层为增殖细胞。软骨和深层骨小梁与外层的增殖细胞掺杂在一起。纤维软骨矿化是新骨形成与沉积坚硬的基础。非矿化的纤维软骨被清除，逐渐形成初级骨小梁。骨折两端的环状物逐渐增厚，互相接近并融合，形成桥状连接，完成初步愈合。

外骨膜成骨细胞增殖，在软组织丰富区较明显，特别在肌肉附着处，因为这是骨痂血运的来源，这不难解释胫骨骨折时，前侧无外骨痂，而后侧和其他部位有外骨痂存在。骨痂血管造影也说明了这一点，外骨痂的血供绝大部分起源于骨膜外组织，特别是骨端周围的肌肉。当骨膜撕裂时，骨痂的增殖不能完全被纤维组织囊包围，小的新骨生成灶，有时可在周围组织甚至在肌纤维间看到，外骨痂的生成量取决于骨膜损伤程度和完整性。与此同时，骨折断端髓腔内的骨内膜和骨髓的成骨细胞也以同样的方式进行增殖，由于血供没有骨外膜丰富，生长较慢。骨内膜和骨髓成骨在骨愈合中很重要，产生内骨痂，是骨折端愈合的主要来源，特别是在没有外骨膜成骨的松质骨愈合中。最初几天，骨折端髓内血管增生，毛细血管和新生的营养血管长入，同时间叶类型的细胞浸润，这是骨母细胞前体转变为骨母细胞后，产生不成熟的骨小梁和一些纤维软骨，使骨折端连接。

充填于骨折端和被剥离的骨膜下，由血肿机化而形成的纤维组织大部分转变为暂时存在的软骨，最终被骨代替。软骨细胞经过增生、变性、矿化与成骨的过程，称为软骨内骨化。软骨在远离骨折区不形成，而在骨折区形成。年幼动物的软骨量比老动物多。剪性应力的影响能促使软骨成熟和骨痂增殖，制动差的不稳定骨折，软骨和骨痂比制动好的稳定骨折生成要多。软骨内骨化是从软骨块周围开始，最初由含有骨母细胞的组织侵入，发生软骨细胞死亡，基质钙化，软骨组织进行性减少等改变。软骨被周围侵入的海绵质骨分为若干个小结节，经过矿化最终所有的软骨被细嫩的海绵质骨替代，小的矿化软骨残存仍能在骨小梁间看到。同时，由于骨外、骨内膜增殖成软骨细胞而释放出磷酸酶，使血肿内的磷酸酶含量剧增，它可以水解血浆内有机结合的磷酸，释放磷酸盐，与原溶解于血肿内的钙结合为磷酸钙，沉积后的经矿化的骨样组织转变为骨组织，由于钙的沉积，此时形成的骨样组织在X线片上可显影。

内外骨痂与桥梁和连接骨痂的融合，即意味着原始骨痂的形成，这一阶段需要6~12周完成，使骨折断端被幼稚的网质骨松散地连接起来，断端活动逐渐减少，而达到"临床愈合"阶段。

（3）成熟骨板期：在这一阶段，新生的骨小梁渐增，排列渐趋规则，骨折端的坏死骨部分经过血管、成骨细胞和破骨细胞的侵入，完成清除死骨和爬行替代过程。由膜内和软骨内骨化形成的骨痂，是幼稚的网质骨，硬度和强度不足，还需改建成更成熟的结构，逐渐被破骨细胞清除，被板状骨替代，即由原始的骨痂改建为有力的板状骨，这一过程需 8～12 周完成。

最初板状骨与幼稚网质骨小梁结合，使骨小梁变粗，缩小了网质骨结构之间的空隙，细嫩的松质骨最终变为结实的密质骨，骨髓腔也被封闭，形成坚固的骨性连接。通过这种方式，在变窄的血管通道内形成初期骨单位时，血管通道成为中央管。并不是所有的网质骨一次被清除，网质骨在密质骨内仍存在一段时间，和新形成的骨单位并存，甚至在骨愈合后，仍可见残留的网质骨灶。塑形继续进行，在中央管间隙内的初期骨单位被破骨细胞清除，新生板状骨继而沉积，被二次形成的骨单位替代。这个过程和胚胎形成与其后发生过程相似。

（4）塑形期：骨的塑形主要受应力的影响，是成骨细胞和破骨细胞共同活动的结果。破骨细胞先在骨痂上钻一小孔，以后有血管长入，随之成骨细胞便形成新的骨单位。应力最大的部位有更多的新骨沉积，不足的部位通过膜内化骨而得到补充，而机械功能不需要多余的骨痂则被吸收。根据人体的需要，骨的结构按照力学原则改建为正常骨的结构。Sevitt 认为，这种骨折愈合之后，骨结构和外形根据需要而塑形的过程，受局部自身调节反馈机制的影响，即机械应力激发了局部反馈机制，使塑形过程得以进行。这符合 Wolff 定律：骨的机械强度取决于骨的结构，正常和异常的骨结构随着功能需要而发生变化。机械应力对维持和改变骨的结构是很重要的。

骨折愈合过程中塑形在骨愈合过程中已开始，在骨折愈合后仍持续较长的一段时间，最初塑形较快，在骨折牢固愈合后逐渐变慢。使骨折愈合处塑造结实，髓腔再通，骨髓组织恢复，骨折线消失，恢复以前的正常结构，通常要几个月至几年。

在骨折对位好后，梭形骨痂被清除，而不是代替。如果骨折被骨皮质嵌入形成愈合，部分梭形骨痂变为密质骨，形成新的骨皮质，而剩余部分被吸收，在新生成骨皮质深面的大量老骨皮质也被吸收，转变为新的骨小梁结构。成人严重成角畸形、重叠、骨短缩等愈合，塑形是难以纠正的，但在小儿经长时间塑形能部分和完全纠正。旋转畸形，无论在成人还是小儿均难改善。

从上述一系列变化看，骨折愈合是一个连续不断的过程，一面破坏清除，一面再生修复。坏死骨的归宿，与其所在的解剖学位置有关，在畸形愈合的骨折，当一个骨折端插入软组织后，因无保留的必要而被吸收，但若位于有用的解剖学部位，则并不急于被吸收，而因塑形作用恢复其血液循环。为了叙述方便而将骨折愈合分为 4 期，实际上各期之间紧密联系，互相交错，是不能截然分开的。

（二）松质骨的愈合

松质骨的结构不同于骨皮质，松质骨的骨小梁相对较细，骨小梁之间的间隙较大，血供比较丰富，因此骨细胞可以借扩散作用获得营养，而管状骨的骨皮质主要靠髓腔的营养动脉供给血供，约占骨皮质内的 2/3，外部的 1/3 靠骨外膜的血管营养。

由于结构的不同，松质骨骨折后的愈合过程也不同于骨皮质，没有包绕骨折端的血肿。因此，通过骨折端血肿机化，软骨内成骨的作用微弱，缺少骨痂的形成或骨痂产生较少。骨折断端间仅有部分血块，很快由邻近骨的直接扩散而发生机化、矿化等一系列改变。由于松质骨血供丰富，愈合过程较管状骨快，除特殊部位的骨折外，断端发生骨坏死程度轻，甚至无坏死发生，通过骨小梁直接接触，骨愈合的发生较快。与管状骨另一不同的特点是，在关节内的骨折，由于松质骨无外骨膜，不显现外骨痂，有的松质骨有外骨膜，但成骨能力差，膜内化骨弱，仅有少量外骨痂形成，有的外骨膜仅为一层结缔组织，没有成骨组织，不会产生外骨痂，因此这些部位的骨愈合只有依赖骨髓的成骨作用。这一特征由 Schmorl（1924年）发现，例如股骨颈、髌骨、腕骨的骨膜均缺乏成骨组织，因而，不会在关节腔内形成骨痂组织。

由于松质骨缺乏骨痂，骨折部位的骨小梁间的直接愈合不够坚固，由于重力和应力的作用可发生压缩而变形，不宜过早负重。

二、牢固固定下的骨直接愈合过程

Danis、Bagby 及 Hicks 采用牢固内固定后发现骨折端 X 线摄影无骨痂，形成无外骨痂的骨愈合。Charnley 等对膝关节融合采用加压装置也证实了这一点，Danis 描述这种无外骨痂的骨愈合为"自体焊接"，后来 Schenk 和 Willenegger 称为一期愈合或直接愈合，而把通常发生的骨愈合称为二期愈合或间接愈合。Pritchard（1964 年）的实验发现，稳定骨折的间隙，首先被骨膜骨痂形成的软骨充填，以后由骨髓形成的骨小梁进入骨折间隙而形成愈合。在不稳定骨折，则先由纤维骨膜增殖的纤维组织充填骨折断端，持续一段时间后，最终由骨化的骨膜骨痂形成的骨小梁侵入骨折间隙而完成愈合。因此，骨折的稳定程度决定了它们愈合的方式。

（一）一期愈合与二期愈合的区别

一期愈合与二期愈合的不同点在于：一期愈合是在骨折断端的间隙极为微小时，新生骨单位可由一个骨折端直接进入另一骨折端。二期愈合的方式为间接性的，即在骨折端无接触或间隙较大的情况下，预先形成含成骨组织的肉芽组织和暂时性的骨痂，其后骨痂塑形，暂时性愈合转变为永久性愈合。一期愈合的方式是直接的，没有肉芽组织的形成，直接由软骨内骨化完成骨愈合，以后很少需要塑形。在松质骨的线性骨折，当骨折断端稳定、对合好、无移位时，不附加机械性固定就能一期愈合。而大多数骨折只有通过牢固的内固定，才能达到一期愈合。实际上，牢固的内固定在早期可以消除骨折断端的活动，抑制了骨膜骨痂的形成，但有利于原发反应性骨痂的形成，保证了骨髓愈合，促进了骨皮质愈合或骨折的连接。

（二）无骨痂形成的骨折直接愈合

1. 愈合必备条件

无骨痂形成的骨折直接愈合必备的条件是骨折处需绝对稳定。Steinmann 对此更为准确的描述为使骨折端加压稳定内固定，达到骨折端及植入物间的牢固结合，避免断端间任何移动。为此，必须将骨折端准确加压固定而获得稳定性。同时这种加压固定必须能承受足够的负荷，使骨折端在变形力（如由肌肉收缩、物理治疗和部分或全部负重时所产生）作用下保持紧密接触。另外，骨折直接愈合更进一步决定性的要求是骨折局部必须有丰富的血液供给，这一要求不仅与骨折本身造成的血管损害有关，而且依赖于手术过程中对软组织及骨的处理。放射学上显示的无骨痂形成的直接骨愈合在组织学上已通过动物实验证实。将横向切断的狗的桡骨中段完全准确复位后用加压钢板坚强内固定，同时保持尺骨完整，术后能完全负重。这一实验方法可以理想地形成骨折直接骨愈合的再生性解剖及力学环境，用以进行组织学检测。

2. 两种愈合形式

每周 X 线摄片显示了无骨痂形成的直接骨愈合过程。由于相对厚的钢板没有预弯，植入后对桡骨凹侧没有加压作用。因而骨折端间挤压力仅存在于钢板侧，而在钢板对侧的骨折端间形成 0.2 ~ 0.5 mm 宽的间隙。这样便在同一标本上出现了缝隙愈合与接触愈合两种形式。

（1）缝隙愈合：是指在稳定（或"安静"）的缝隙，骨折后很短时间内血管及间充质细胞便开始长入。成骨细胞几天内发生分化，并在骨折端表面开始沉积类骨质，大多不伴有破骨细胞的骨吸收现象，新生骨单位可由一侧骨折端直接进入另一骨折端。这种与正常骨发生过程中见到的骨皮质添加性骨形成是对损伤组织释放出的活性物质最先及最快的反应。这样，直径在骨单位外径（150 ~ 200 μm）以内的骨折间隙完全由板层骨充填，且常在 4 ~ 6 周完成。若缝隙愈合成功，骨连接则在数周内通过直接骨形成完成。然而骨连接在某种意义上还不是骨愈合，这是因为：①骨折端新形成的骨同原始骨皮质的形态及机械性能还有相当大的差异；②骨折端至少是部分的无血供及失活的或是坏死的，因而无论是无血供区还是其他修复组织，都需要经过哈佛塑形替代完成。

（2）接触愈合：骨皮质重建过程即构成直接愈合的第 2 阶段，即接触愈合。哈佛塑形作用的激活将在骨折端产生大量的基本多细胞单位（BMU）。在正常成人骨代谢中，BMU 的存在和活性是维持正常骨质不断更新替代过程的重要组织学基础。在骨折端产生的 BMU 中，破骨细胞形成的切割器圆锥沿纵轴进展，随之长入血管、成骨细胞，在骨折间隙形成新生骨，这样无血供皮质骨及其他修复组织便由新生骨单位取代。由此看来，以缝隙愈合为主，缝隙愈合与接触愈合联合作用是构成直接骨愈合的组织学基础。

（三）直接愈合的陷阱与误区

直接骨愈合的成功依赖于手术中所能达到的精确复位及稳定程度。主要有 3 个影响因素：间隙宽窄的影响、过度加压可能引起的损害和血管化延迟。如前所述，骨折间隙不应超过 1.0 mm，否则 4 ~ 6 周内难以实现骨性充填。通常用"跳跃距离极限"来描述其重要性。实际上，要将骨折端复位到完美至在显微镜下所有接触面均紧密接触几乎是不可能的，这些对于直接骨愈合的影响是致命性的。

从整体讲，骨对压缩力抵抗性很强。但解剖复位后遗留的微小变形，会在接触点或压力点局部形成超强压缩。超过弹性限度的负荷导致不可逆的骨变形。骨板状结构的变形或更严重病例中出现的微骨折，将导致局部塌陷。在这种情况下不能达到直接骨愈合，而只能通过再塑形愈合。

骨折常引起局部血供改变，而坚强内固定手术对血供影响更大。骨皮质血供切断的后果更为明显，它会或多或少产生坏死区。失去血供的骨单位的骨细胞死亡，骨基质矿物密度增加。随时间推移，无血供基质开始坏死，不能激活和被 BMU 替代，即使血供恢复，再血管化很满意，坏死部分仍不能发生骨替代，且坏死骨量持续不变。这对直接骨愈合威胁很大。

（四）坚固内固定下骨折愈合的争议

对坚固内固定下完成的骨折一期愈合是否为最好的愈合方式仍有争议。因为牢固的固定使骨折端应承受的局部应力消失，使骨折受到了过度的应力性保护，可使骨皮质强度变弱，固定去除后，甚至在去除前就有发生再骨折的可能。经固定的骨折端发生失用性萎缩，符合

Wolff 提出的骨结构与功能的有关定律。近年来，提出生物学接骨理论即 BO 理论和相应的内固定装置和方法如 Liss 固定系统等。对于 AO 坚强内固定理论是一重大挑战和进步。

三、骨愈合的时间

不同条件的骨折，即使在同一部位，愈合时间也可有很大差别。简单的闭合性骨折在 3 个月尚未愈合，有可能是延迟愈合；复杂的开放性骨折，即使在半年愈合，也不一定是延迟愈合。同一部位条件相似的骨折，也可因个体和年龄的差异而有所不同。因此，判断骨折的愈合，主要根据临床体征和 X 线检查所见，要有时间的概念，但只能作为参考。根据临床需要，一般将骨折愈合分为临床愈合与牢固愈合两阶段。前者是指骨折断端由网质骨连接，X 线片显示明显的连续骨痂，仍可见骨折线，断端无异常活动，承受轻微应力时疼痛，骨痂仍然不结实，虽然可以去除外固定，但不允许负重；后者是指骨折断端的网质骨被牢固的板状骨替代，X 线显示骨折线完全消失，愈合牢固，承受应力时无疼痛，允许肢体负重。

（林顺华）

第二节　影响骨折愈合的因素

影响骨折愈合的因素，有全身因素和局部因素。

一、全身因素

影响骨折愈合的全身因素是间接性的次要因素。主要有年龄，如新生儿股骨骨折的愈合时间为 1 个月，15 岁时为 2 个月，50 岁时为 3~4 个月。其他因素有营养不良、全身衰竭和某些疾病，如骨软骨病（成人佝偻病）、糖尿病、坏血病、梅毒及老年性骨质疏松等，被认为抑制骨的生成。维生素 C 缺乏抑制胶原和骨的形成；维生素 D 缺乏影响新骨的钙化过程；维生素 A 过多会使破骨细胞的吸收作用过强，使骨干变细，骨皮质变薄，骨的脆性增加。在缺乏维生素 D 和钙的动物，Lindholm（1974 年）发现骨折部位多为纤维和纤维软骨组织。

（一）骨质疏松

骨质疏松是较常见的代谢性疾病。随着社会老龄化，发病率逐年增多，是影响骨愈合的常见因素。骨质疏松的特征是骨的质量减少，影响骨髓的质量，直接影响成骨干细胞的数量。成骨细胞的量不足，直接影响骨折愈合。由于骨质疏松，难以达到较牢固的固定，骨折端的活动造成间接影响骨折愈合。

（二）激素

激素对骨折愈合的影响，有间接影响也有直接影响，有促进作用也有不利因素。生长激素不直接影响软骨或骨的形成，但通过肠道促进对钙的吸收，有利于骨质矿化，可间接刺激软骨与骨的形成，从而促进骨折愈合。

1. 甲状腺素

对人体正常生长与发育必不可少，直接刺激软骨生长与成熟，因而对骨折愈合有促进作用，而且与生长激素起协同作用。

2. 皮质类固醇

皮质类固醇可以增加骨吸收，减少骨形成，从而影响骨折愈合，另外还抑制间质细胞分化为破骨细胞，降低骨愈合过程中必需的骨基质形成。

3. 雌激素与雄激素

雌激素与雄激素对骨发育与成熟有重要作用，随年龄生长可预防骨的减少，对防止发生骨质疏松起重要作用。实验结果表明，这两种激素可刺激骨形成，因而促进骨折愈合。雌激素与雄激素主要是通过增加血清甲状旁腺激素的分泌，且增加维生素 D_3 的浓度而促进骨质矿化，达到促进骨折愈合的作用。

（三）全身营养状态

全身营养状态不良，如镰状细胞贫血与地中海贫血，由于造血系统旺盛，消耗了大量骨间质细胞，降低了骨髓成骨的能力，因而影响骨折的愈合。贫血患者血中铁含量不足，也影响骨愈合过程和影响骨痂的强度。

（四）吸烟

吸烟影响骨的正常代谢和局部血液循环，抑制骨形成，造成骨折断端吸收，并影响破骨细胞功能。在临床上吸烟者骨折延迟愈合率高于不吸烟者。实验结果表明，尼古丁可降低干骺部血液循环状态，干扰骨折愈合的过程。有实验结果表明，应用尼古丁组，没有发生牢固愈合，而空白对照组，59% 在 5 周就发生了牢固愈合。血清尼古丁的水平可通过放射免疫方法测定。结果表明，发生不愈合与血清尼古丁的含量成正比，血清尼古丁量高，则骨不连比例发生也较高。

二、局部因素

影响骨折愈合的局部因素较多，包括血液供应、肌肉—肌腱损伤情况、皮肤覆盖条件，局部损伤程度，神经损伤的严重性，周围组织细菌学状况，局部营养供应条件以及患者创伤前的全身状况等。采用微创与生物固定技术，减轻了对局部的损伤，最大限度地保留了骨组织的血供，有利于骨折自然愈合过程。

（一）局部血液供应

影响骨折愈合最根本的因素是局部的血液供应，即一切影响血液供应的因素都会直接影响骨折愈合过程。

1. 营养血管及中央管断裂

骨折时造成经骨外膜进入骨内的营养血管及中央管断裂，断端血供不良，不但影响骨折端修复组织生长，而且造成断端骨坏死，直接影响骨的愈合过程。由于长骨两端的松质骨血供丰富，发生骨断端坏死程度轻，愈合也较容易，而在骨干部位的骨折，有时会造成远侧一段或二段血供部分障碍（如胫骨干中部骨折或双段骨折），断端发生骨坏死较重。在一些特殊部位的骨折（如腕舟状骨骨折近端），会造成血供完全障碍，发生整块骨的坏死。只有活骨才有可能产生骨痂，而死骨只有通过爬行替代过程来完成骨愈合。因此，骨断端血供障碍，不仅影响骨断端修复组织生长，还加重骨坏死，造成愈合速度减慢或者发生骨不愈合。

2. 受区植骨床条件和植骨材料

在植骨愈合过程中，受区植骨床条件和植骨材料对骨愈合影响较大。血管注射研究表明，自体植骨早期成活得益于植骨床去皮质后血液供给，而没有去皮质的植骨床愈合失败。这表明植骨融合过程中植骨床去皮质的重要性，去皮质不仅给植骨提供了血供，还提供了骨髓细胞、骨先质细胞及骨愈合过程中必需的炎症细胞。在植骨床去皮质用磨钻时，要注意会发生局部温度升高所致的骨坏死，会影响骨愈合。预防的方法：勿使磨钻长时间与骨面接触；在打磨过程中用盐水持续性冲洗，以降低局部温度。

（二）局部损伤程度

1. 影响骨断端修复的因素

损伤严重的骨折，周围软组织损伤也重，骨折多有移位、粉碎或开放，骨膜的撕裂损伤较重，对周围组织和骨折端血供影响较大，加重了骨断端的坏死程度，使骨断端和周围软组织新生血管形成减慢，侵入血肿形成机化的时间延长，局部损伤重时，骨断端形成的血肿和出血坏死区大，局部创伤性炎症改变较重，持续时间较长。较大的血肿，不仅造成局部循环障碍，影响骨断端修复组织增殖，还影响骨折两端由骨外膜产生的成骨细胞顺血肿外围相互连接的过程，膜内成骨和软骨内成骨过程均可受到影响，使骨折愈合过程减慢。

2. 影响外骨痂形成的因素

外骨痂形成取决于骨膜的成活与完整性。骨膜的广泛撕裂会造成骨膜坏死，加重骨端缺血坏死，影响骨愈合。骨膜的完整性对保护骨折的稳定性非常重要，同时有利于膜内成骨。外骨痂的形成常在骨膜完整的一侧出现，并由骨膜形成的纤维组织囊包围，阻止了骨痂的增殖和向周围组织内扩散，对骨折愈合是有利的。一些特殊部位的骨折，除血供不良的因素外，骨膜无成骨组织，因而无膜内成骨过程，外骨痂难以形成（如股骨颈、腕舟状骨等），也是影响骨愈合的因素之一。

3. 骨折端的接触状况

骨折端的紧密接触和接触面积对骨折的愈合有较明显的影响。

（1）嵌入性骨折、松质骨的线性骨折，即使不附加固定，也有一期愈合的可能，骨干骨折当使用加压内固定，使骨断端紧密接触，经一期愈合的方式较快地完成骨愈合。如果断端有软组织嵌入、分离、缺损等因素，愈合则有困难，甚至不愈合。

（2）在骨断端互相接触的基本条件下，斜行骨折和螺旋形骨折比横断性骨折容易愈合，这是因为骨折端面积大，就会有较大范围的血管区来供给骨痂的生长，有利于骨愈合。同时，通过膜内和软骨内成骨的骨痂量也多，断端间愈合较牢固。

（3）因肌肉牵拉或过度牵引造成的断端分离，有 0.5 cm 宽的间隙，就足以使骨折愈合时间延长或发生骨不愈合。过度牵引对骨愈合的影响与时间有关，如果过度牵引不是在骨折后的几天之内，而是在几周之后，可使已发生血肿机化内的新生毛细血管变窄或撕裂，使新形成的修复组织撕裂，发生已形成的外骨痂缺血与坏死。持续几天或几周的过度牵引对骨愈合更为有害。人们已对前臂石膏重力牵引治疗肱骨骨折或小腿骨折采用牵引治疗引起了重视。

4. 固定不当

骨折断端存在旋转和剪式应力是影响骨断端修复组织顺利生长的重要因素。

（1）当外固定范围不够、位置不正确以及髓内针过细和固定后松动，都难以阻止旋转和剪式应力对骨折端的影响。固定时间太短或过早的活动以及不正确的功能锻炼，都可使骨折端遭受旋转、成角和剪式应力，损伤断端修复组织，造成髓内新生毛细血管和已形成的骨痂断裂，发生断端缺血坏死，促使断端纤维组织和软骨形成，发生骨折延迟愈合。最易受旋转和剪式应力影响的部位是尺骨下端、肱骨下端、股骨颈、腕舟状骨，因而骨不愈合在这些部位发生率高。Anderson 的实验表明，较紧的髓内针固定完全消除了骨断端的活动，外骨痂形成少，骨折愈合较快。当髓内针固定松动或以后发生了松动时，骨断端活动不能消除，尽管外骨痂丰富，但在骨断端仍有纤维性组织，有些形成裂隙，有带绒毛的滑膜组织长入，形成了假关节。

（2）实验研究与临床实践均表明，局部的稳定性有利于骨折愈合。稳定的固定降低了局部的活动，可取得较高的愈合率。而当固定松动时，不愈合的发生率会增加。

（3）反复多次粗暴的手法复位、局部过多的 X 线照射、不必要的或粗糙的切开复位等因素，会造成局部血供损害。骨膜过多的剥离、内固定物过于庞大以及开放骨折中过多地去除碎骨片而导致骨缺损，均可影响骨折的愈合过程。骨折复位避免广泛显露下的直接复位，而应行间接复位，保留骨块与周围组织的连接。这是改善骨折愈合的关键，因为活骨形成骨痂快，有利于骨折愈合。

5. 感染

感染也可以影响骨折愈合。感染使骨断端髓腔被脓细胞充填，并向两端延伸，延长了局部充血的时间，断端逐渐被含有淋巴细胞、浆细胞和多形核白细胞的炎性肉芽组织充填。骨折本身会发生不同程度断端骨坏死。感染还可加重骨坏死程度，使骨折愈合过程受到干扰，当同时存在固定不当、骨缺损等因素时，更容易发生骨折延迟愈合和不愈合。

三、影响骨折愈合的药物

（一）吲哚美辛与水杨酸盐类

骨折愈合早期的炎症反应与前列腺素有密切关系，前列腺素可引起骨折断端血管扩张等一系列炎症反应。吲哚美辛这类抗炎药物可抑制前列腺素合成，同样，前列腺素在炎症情况下的血管扩张作用被抑制，局部血流受到控制，组织缺氧缺血，继而影响骨折愈合。这一作用在不少动物实验中已得到证实。例如，Allen（1970 年）等在大鼠桡骨骨折实验中观察不同剂量吲哚美辛及阿司匹林对骨折愈合的影响，发现这些抗炎药物都可以引起骨折愈合延迟，甚至假关节形成。造成骨折延迟愈合的情况同样也可在临床骨折病例中出现。Sudmann 报道，内踝骨折、腓骨干骨折的病例经石膏固定后持续服用吲哚美辛（25 mg，每天 3 次）9 周，可引起骨折纤维愈合。

（二）四环素族

四环素族药物可以沉积在牙齿，造成变色及牙釉质发育不全，但其可以永久性结合进入钙化组织中，可引起动物和人类胚胎骨骼的生长迟缓，并引起骨骺及干骺部位骨小梁的变形甚至折裂，对骨折愈合也会有影响。Engesaeter 等的动物实验表明，给幼年大鼠用土霉素 2 周，治疗结束时，体重减轻（7%），骨骼显著缩短（1%~2%），两胫骨干的抗弯强度显著减低（9%），两股骨的抗弯强度显著减低（22%），证明土霉素可使骨骼的脆性增加，其作用主要是通过影响骨的钙化过程和影响胶原的合成。

（三）皮质酮

皮质酮可以影响骨的生长、骨的转换以及骨损伤以后的修复，长时间服用皮质酮治疗的患者，发生全身性骨质疏松，甚至发生病理性骨折。在骨折修复过程中，应用皮质酮可以造成明显的影响，这是由于皮质酮可以对骨折修复的各个步骤都产生作用。骨折以后血肿逐步吸收，并被机化形成肉芽组织，皮质酮使血肿的吸收明显缓慢，肉芽组织形成受到抑制。血管的发生和膜内成骨、软骨内成骨也同样受到影响。对应用皮质酮治疗的骨折，进行骨的生物力学测定，可以发现其抗张强度明显降低。

（四）抗凝药

抗凝药影响骨折愈合是因为减少了凝血激酶的浓度，使骨断端纤维蛋白血块减少，并降低了局部钙浓度。肝素是一种黏多糖，而且与硫酸软骨素相似，可以通过竞争机制替代或改变正常基质中的黏多糖，使骨折局部黏多糖量减少，从而阻止钙化基质的形成，影响了骨折愈合。Minola 等在家兔桡骨骨折实验中，发现肝素及双香豆素可以使骨折部位产生一个持续性血肿，形成一个显著的、持续的软骨骨痂阶段，从而延迟了骨折愈合。Stinchfield 等在临床实践中对 4 例并发血栓性静脉炎的骨折病例应用抗凝药，结果 4 例骨折均不愈合。

（五）抗肿瘤药

环磷酰胺、甲氨蝶呤、阿霉素等在围手术期应用会抑制或延缓骨的愈合能力。如果在术后早期给予会抑制骨的形成，影响骨折愈合过程。这类药除了有细胞毒作用外，还有影响结缔组织修复的作用，对皮肤及骨骼均有影响。应用环磷酰胺后，大鼠长骨由于骨骺软骨板细胞受到损伤，而使其纵向生长受到影响，股骨干纵向生长减少 70%～80%，骨骼的机械强度也同样受到影响，股骨干的抗弯强度可减少 35%。基于同样的原因，在大鼠及家兔的骨折愈合中，由于环磷酰胺延迟新骨形成及骨断端的再吸收，骨折愈合延迟。

四、电流对骨折愈合的影响

实验与临床均证实，电流能促进骨折愈合，其机制尚未完全明了。有学者认为，电刺激造成局部组织氧消耗和氢增多，低氧张力能刺激有些细胞分化为软骨母细胞和成骨细胞而成骨。目前常用的电刺激方法有 3 种：①半埋入型，经皮置入一至数个电极；②埋入型，将微型电流刺激器埋在组织中；③非损伤性，外面使用电磁场治疗。一般认为，电流量小于 5 μA 无成骨作用，5～20 μA 逐渐有骨形成，大于 20 μA 可显示细胞坏死，无骨形成。对不同部位和不同类型的骨不愈合，临床应用电刺激治疗所报道的成功率为 85%～98%。全置入微型脉冲电流刺激器在实验和临床应用中都起到了良好的作用。

此外，低强度超声刺激在临床上，用于长骨骨折证实可加速骨折愈合，也有资料表明可加速脊柱融合率，提高了骨融合后的质量。

五、氧张力对骨折愈合的影响

实验证实，骨折愈合过程中，在局部相对缺氧和机械刺激情况下，有利于软骨形成。同样，骨生成所需的氧张力较低，而局部氧浓度高时，成骨过程被抑制。Ninikoski 和 Hunt 发现，在软骨骨痂和新生骨中，氧张力较低，最初 3～4 周，在 2.93～5.33 kPa（22～40 mmHg）。以后，随着髓腔再通，骨内氧张力水平上升，接近骨干和血中的水平，这可能是尽管周围血供丰富，而对氧的摄取较低，或者与局部氧的消耗量大有关。

六、促进骨折愈合的相关物质

（一）骨形态生成蛋白

Senn（1889 年）就报道脱钙骨在临床应用充填骨死腔。由于骨基质脱钙方法在不同的研究中有差异，手术效果难以阐明和对比。至 20 世纪 60 年代，Urist 等从脱钙骨基质提取物中分离出一种活性蛋白质，这种蛋白质可使未分化的间充质细胞定向分化为骨细胞，并进而合成胶原，具有形成钙化骨组织的能力，因此被命名为骨形态生成蛋白（BMP）。在时间、温度、酸性环境的控制下，有持续的骨诱导作用，BMP 能诱发组织修复，因而可促进骨愈合。Coldnabar 应用孔 0.45 μm 大小的膜也证实了 BMP 的存在。可从兔、羊、猪、牛、鼠的正常骨组织中提取，在人和鼠的成骨肉瘤中含量也不少，已能从人骨中部分地提纯。人和牛的 BMP 分子量为 18 000，具有酸性蛋白的特性，由于人的骨基质不易得到，多从牛骨中提取，认为抗原性较小。在实验和临床证实能促进骨愈合。因而，BMP 是很有前途的加速新骨形成的一种物质。

（二）骨源性生长因子

Peck 和 Banks（1977 年）在体外研究中发现，培养的骨细胞能释放出一种调节骨生长的因子称为骨源性生长因子，这种因子在鼠的颅骨培养基质中发现，可分离出两种互相无关的因子，一种类似生长转移因子，另一种为胰岛素样生长因子。Canalis（1985 年）发现 BDGF 对骨没有特异性，不但刺激骨细胞增殖和胶原合成，而且刺激软骨的合成，增加软骨细胞的复制，在培养中，诱导正常鼠肾成纤维细胞有丝分裂的活性。

（三）骨生长因子

Farley 和 Baylin（1982 年）从人和鸡骨中分离出一种较重要的骨生长因子，不同于 BMP，不是刺激一般的纤维母细胞生长，而是刺激甲状旁腺分泌，因而在骨形成和吸收中起连接作用。人的 SGF 是分子量为 11 000 的小分子蛋白。

（四）软骨源性因子

在软骨和含有软骨细胞的提取液中发现某些因子。因为软骨和骨同时发生，关系密切，在发生上是相互关联的。因而，各自的生长因子又互相影响，这种因子称为软骨源性因子，分子量为 11 000，与骨生长因子相似。在培养中促进有丝分裂和蛋白合成的特性与骨源性生长因子相似，它们之间的关系尚未明了。Suzuki 和 Kato（1982 年）的实验证实，具有促进骨生长的特性。

（五）血小板源性生长因子

血小板源性生长因子（POGF）是一种分子量为 30 000 的双链蛋白质，是血小板分泌的主要有丝分裂物质，是一种重要的循环生长因子，能促进间叶细胞生长和正常细胞的增殖和分化。PDGF 在组织损伤区血块形成的过程中释放出来，而且骨母细胞也能够合成。已有资料表明，在骨基质中的含量为每克骨 50 μg。

（六）转化生长因子-β

转化生长因子-β（TGF-β）是骨基质中含量最丰富的生长因子之一，是一族具有多种功能的调节细胞生长与分化的蛋白多肽，广泛存在于动物正常组织细胞及转化细胞中，以骨组织和血小板中的含量最为丰富，几乎所有正常细胞与肿瘤细胞均能产生。现已证实，细胞的生长、发育、增殖、分化、凋亡及转型等均离不开这类因子。骨是 TGF-β 的最大的组织来源，TGF-β 的含量在长骨生长板中最高。骨中的含量高达每克骨 200 μg。在骨折修复与骨形成中，TGF-β 通过促进成骨细胞增生，促进骨和软骨细胞胶原以及基质蛋白的合成，并刺激钙化而促进骨折愈合。Bentz 等发现，提纯的软骨诱导因子和等量的 TGF-β 与去除了所有活性的骨基质混合，置入鼠的皮下，14 天后有骨形成。应用重组 TGF-β 治疗原发性骨质疏松症，能提高患者的转归与骨的形成。骨膜下注射 TGF-β 既可刺激膜内成骨，又可刺激软骨内成骨。

（七）骨髓

1934 年，Megaw 和 Harbin 证实骨髓有成骨活性，他们单独用骨髓修复狗的腓骨缺损并与未用移植的缺损进行对比性研究，发现单用骨髓移植者缺损被骨充填。骨髓的成骨活性已追踪到骨髓的基质和骨内细胞上，已证实有两种类型的骨间质细胞，一种是诱导产生骨间质细胞，另一种是决定产生骨间质细胞。前者几乎存在于所有的结缔组织中，认为是一种未分化的间叶细胞，后者仅在骨髓发现，为已分化的生骨系。因为骨髓是唯一含有丰富的决定性和诱导性骨间质细胞的组织，作为移植组织是符合逻辑的。在实验与临床上用于骨折延迟愈合的治疗，均取得一定的疗效，认为经皮注射骨髓移植是治疗骨折延迟愈合安全、有效的方法。治疗成功的主要因素是骨髓中骨间质细胞的含量，近年来，Hernigou 等的研究表明，骨髓中骨间质细胞的浓度与治疗骨延迟愈合的疗效成正比，若注射的骨髓中所含间质细胞浓度高时，则注射后发生骨愈合的成功率较高，反之，骨愈合率较低。因而，经皮吸取骨髓，分离骨间质细胞，提高局部注射的骨质细胞浓度，是提高治疗效果的有效措施。

（林顺华）

第二章

脱位

第一节　胸锁关节脱位

胸锁关节脱位按损伤性质，可分为急性和慢性胸锁关节脱位；按脱位程度，可分为半脱位和全脱位两种；按锁骨内端脱出方向，可分为前脱位和后脱位。胸锁关节脱位并不常见，仅占肩胸部脱位的1%，其中胸锁关节前脱位较多，后脱位罕见。随着交通事故的增多，其发病率逐渐增加。

一、解剖

胸锁关节由锁骨内端与胸骨柄的锁骨切迹与第1肋骨间构成（图2-1），系双摩动关节，它被关节囊和韧带围绕固定，前后还有肌肉加强，故稳定不易脱位。胸锁关节是肩带与躯干相连接的唯一关节，肩肱关节无论向何方向运动，均需要胸锁关节和肩锁关节的协同。锁骨内侧端的大小与胸骨柄的锁骨切迹不匹配，锁骨关节面一半以上位于胸骨的上方，使该关节存在不稳定因素，但是由于胸锁关节前韧带和关节囊内关节盘可以防止锁骨向前、向上脱位，后韧带、锁骨间韧带及肋锁韧带可防止锁骨向后脱位，胸锁乳突肌和胸大肌对该关节也有稳定作用，因此，胸锁关节脱位在临床上较为少见。

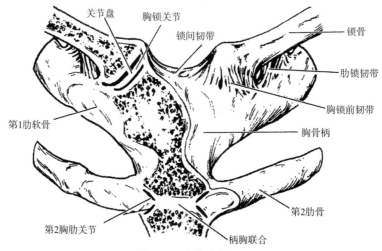

图 2-1　胸锁关节解剖

二、病因病机与病理

（一）病因病机

1. 直接暴力

暴力直接冲击锁骨内端，使其向后、向下脱出，形成胸锁关节后脱位。

2. 间接暴力

暴力作用于肩部，使肩部急骤地向后、向下用力，在锁骨内端与第1肋上缘支点的杠杆作用下，可引起锁骨内端向前向上脱出，形成胸锁关节前脱位。胸锁关节脱位以间接暴力为主。

3. 持续劳损

劳动和运动中，经常使锁骨过度外展，胸锁韧带受到一种慢性的强力拉伤，在轻微暴力作用下，胸锁关节逐渐形成慢性外伤性脱位。

（二）病理变化

胸锁关节脱位的病理变化是关节移位，关节囊和胸锁韧带的撕裂。严重者肋锁韧带发生撕裂。严重的后脱位可压迫纵隔内重要脏器，引起呼吸困难、咽下不便和颈部血管被压等症状。

三、临床分型

胸锁关节脱位主要以 Rockwood 分型为标准，可分为以下两型。①前脱位：常见，锁骨近端脱位于胸骨柄前缘的前方或前上方。②后脱位：较少见，锁骨近端脱位于胸骨柄后缘的后方或后上方（图2-2）。

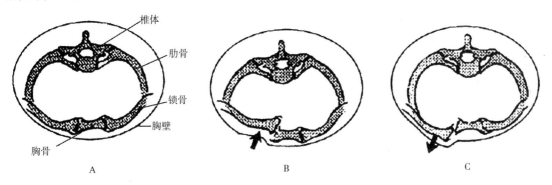

图2-2 胸锁关节脱位的 Rockwood 分型
A. 正常；B. 后脱位；C. 前脱位

四、临床表现

有明显外伤史，伤后胸锁关节部位畸形、疼痛、肿胀或有瘀斑。前脱位者关节局部出现高突，后脱位者关节局部空虚凹陷。后脱位时，如果锁骨头压迫气管和食管，可产生窒息感和吞咽困难，若刺破肺尖可产生皮下气肿，触诊时胸锁关节部空虚。若是慢性损伤引起的脱位，关节出现高突疼痛，但常无明显的外伤史。

五、辅助检查

（一）X 线检查

拍摄 X 线片可明确诊断和确定是否合并骨折。最好拍摄斜位或侧位 X 线片，胸部正位 X 线片常漏诊。

（二）CT 检查

常规做 CT 平扫，同时可了解有无并发症。

六、诊断与鉴别诊断

（一）诊断

患者有明显外伤史，伤后局部疼痛肿胀，交叉外展或同侧压迫时加重，同侧上肢活动受限，以托住患侧上肢、头偏向脱位侧来减轻疼痛。前脱位患者胸锁关节处有前凸畸形，可触及向前脱位的锁骨头；后脱位患者可触及胸锁关节前侧有空虚感，但视诊时可因软组织肿胀而无凹陷。后脱位常伴有严重的并发症，包括臂丛神经压迫、血管受压、气胸、呼吸窘迫、吞咽困难、声音嘶哑，甚至死亡、胸廓出口综合征、锁骨下动脉受压等。

（二）鉴别诊断

1. 锁骨骨折

两者有相似的受伤机制，均有疼痛、肿胀、活动受限，而胸锁关节脱位两侧胸锁关节明显不对称，可有异常活动，锁骨内端可突出或空虚；而锁骨骨折可扪及骨擦音和骨擦感，在外观上锁骨有明显的台阶现象，X 线检查可见明显的锁骨骨折线，以此鉴别。

2. 骨质疏松症胸锁关节疼痛

两者有相似的疼痛症状，骨质疏松症可引起胸锁关节疼痛，对于年长者、更年期女性患者较为明显。此外，骨质疏松症为慢性疾病，而胸锁关节脱位属于急性损伤，有明确外伤史。

3. 强直性脊柱炎胸锁关节疼痛

强直性脊柱炎可引发胸锁关节疼痛，但患者多较为年轻，强直性脊柱炎为慢性疾病，而胸锁关节脱位属于急性损伤，有明确外伤史。症状，强直性脊柱炎为持续性疼痛，且可累及全身多个关节疼痛；体征，锁骨头未扪及明显的凸起或空虚感；辅助检查，HLT－B27 实验室检查多为阳性。

七、治疗

轻度损伤，主要是对症处理。上肢做三角巾悬吊，最初 24～36 小时局部用冰袋冷敷，以后改用热敷，4～5 天逐渐实施练功活动，一般 10～14 天可恢复。

（一）手法复位

1. 急性胸锁关节脱位

采用高度后伸外旋及轻度外展关节的方法来修复脱位。①前脱位：操作简便，即将肩关节向上、后、外方推动，一人推挤其高突的锁骨远端，使之复位。②后脱位：大部分后脱位都可采用闭合复位。局部麻醉后患者仰卧，将沙袋垫于两肩胛骨之间，患者上臂悬于床外，由助手向下牵拉，术者双手捏住锁骨，将锁骨的内侧端向上、前、外牵拉，关节复位时可听到响声，而且立即能触及锁骨内侧。复位后肩部做"8"字石膏绷带固定，6周后拆除。如手法复位不成功，可用毛巾钳夹住锁骨近端向前牵引复位。

2. 慢性外伤性胸锁关节脱位

慢性损伤者或一次性急性损伤后，没有明显症状，运动功能基本良好，或仅阴天或劳动后始有不适，疼痛严重者，可用泼尼松加普鲁卡因局部封闭治疗。不须手法整复，效果良好。若症状显著，运动功能丧失者，应采取上述手法修复。

（二）固定

用双圈固定两侧肩关节，与锁骨骨折固定方法相同。或将上肢屈肘90°，用三角巾绕颈悬吊于胸前。固定4周左右。胸锁关节脱位整复容易，保持复位困难，除去固定后往往仍有半脱位，但对功能无碍。

（三）辨证施治

初期肩部肿胀疼痛，治宜活血祛瘀、消肿镇痛，内服舒筋活血汤。中期肿痛减轻，治宜舒筋活血、强壮筋骨，内服壮筋养血汤。后期症状近消失，治宜补肝肾、舒筋活络，内服补肾壮筋汤加减。损伤后期，关节功能障碍者，用损伤洗方熏洗。

（四）手术疗法

适用于对于创伤性胸锁关节完全脱位闭合方法无法复位或复位后无法维持固定者，后脱位压迫胸骨后方重要组织器官导致呼吸困难、声嘶及大血管功能障碍等严重并发症者，非手术治疗后发生习惯性脱位、持续性疼痛并致功能障碍者，以及存在小片骨折复位后不易维持关节对合关系者。

采取手术切开复位内固定，以克氏针暂时固定，待韧带关节囊修复后，再拔除钢针，克氏针固定有移位的风险；或者使用缝合锚钉或强力线缝合固定。陈旧性脱位无功能障碍且疼痛不严重者，不主张手术治疗。若须手术治疗，则采用锁骨内端切除术等。

八、并发症

胸锁关节后脱位常伴有严重的并发症，包括臂丛神经压迫、血管受压、气胸、呼吸窘迫、吞咽困难、声音嘶哑，甚至死亡、胸廓出口综合征、锁骨下动脉受压，以及劳力性呼吸困难和气管食管瘘形成致命性的败血症。

九、功能锻炼与预后

（一）功能锻炼

初期注意活动患肢关节，多做指、腕、肘关节的屈伸活动，以促进气血流畅。中后期或解除固定后，逐渐以"上提下按""前俯分掌"等动作锻炼其功能，促进损伤关节的功能恢复。

（二）预后

以往对于胸锁关节脱位多采取非手术治疗，或采用锁骨内端切除治疗，但由于关节脱位后关节囊及周边的重要韧带均受到不同程度的损害，复位后关节非常不稳定，再加上锁骨被强有力的胸大肌、胸锁乳突肌和斜方肌附着，肌肉的收缩很容易导致关节的再脱位。因此，对于年轻或要求有一定活动能力的患者建议手术治疗。

（赵东波）

第二节　肩锁关节脱位

肩锁关节脱位是肩部常见损伤之一，多由直接暴力所致，肩锁关节脱位约占肩部损伤的12%。因为许多轻度损伤的患者没有寻求医治，所以其实际发病率可能被低估。男性发病是女性的5～10倍。肩锁关节不完全损伤约是完全损伤的2倍。在美国，这些病例主要是参加体育运动的年轻人，美式足球运动员常见此类损伤。在其他发达国家则常见于橄榄球、足球运动员等。中国以骑摩托车、自行车摔倒者较常见。

一、解剖

肩锁关节是由肩峰与锁骨外端构成的一个平面关节，由关节囊、肩锁韧带、三角肌、斜方肌和喙锁韧带等维持关节的稳定（图2-3）。特别是喙锁韧带对稳定肩锁关节有特殊的重要作用。当肩部承受暴力时，喙肩韧带断裂，使锁骨至肩峰处分离，向后向上移位，称为肩锁关节脱位。

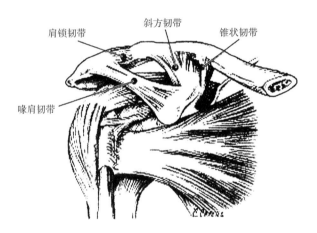

图2-3　肩锁关节周围的结构

二、病因病机

肩锁关节脱位多由直接暴力所致。当肩关节处于外展、内旋位时，外力直接作用肩顶部，由上向下冲击肩峰，均可造成。间接暴力所致者，多由上肢向下过度牵拉引起。

半脱位时仅肩锁关节囊和肩锁韧带撕裂。锁骨外侧端由于喙锁韧带的限制作用，仅有限度地向上移位。全脱位时，喙锁韧带撕裂，锁骨与肩峰完全分离，并显著向上移位，严重影响上肢功能（图2-4）。

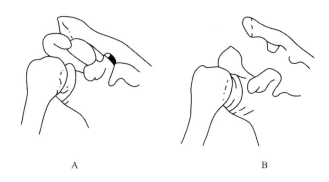

图 2-4 肩锁关节脱位
A. 半脱位；B. 全脱位

三、临床分型

肩部损伤轻者，仅是关节囊撕裂；重者，肩锁韧带、喙锁韧带等断裂，锁骨外端向上翘起移位或向上略向后方翘起，移位较为严重。

（一）Tossy 分类

肩锁关节脱位习用 Tossy 分类，分为 3 级：Ⅰ级，肩锁关节损伤；Ⅱ级，肩锁关节半脱位（有关节囊、肩锁韧带，喙锁韧带损伤）；Ⅲ级，肩锁韧带与喙锁韧带全断裂，肩锁关节全脱位。

（二）Rockwood 分型

目前多采用改良的肩锁关节损伤的 Rockwood 分型（图 2-5）。

Ⅰ型：肩锁韧带挫伤，肩锁关节、喙锁韧带、三角肌及斜方肌均完整。

Ⅱ型：肩锁韧带断裂，肩锁关节增宽（与正常肩关节相比可以是轻微的垂直分离），喙锁韧带挫伤，三角肌和斜方肌完整。

Ⅲ型：肩锁韧带断裂，肩锁关节脱位和肩部整体向下移位，喙锁韧带断裂，喙锁间隙比正常肩关节增大 25%~100%，三角肌和斜方肌通常从锁骨的远端分离。

Ⅳ型：喙锁韧带断裂，肩锁关节脱位和锁骨在解剖学上向后移位进入或穿过斜方肌，喙锁韧带完全断裂，喙锁间隙可移位，但肩关节也可正常，三角肌和斜方肌从锁骨的远端分离。

Ⅴ型：肩锁韧带断裂，喙锁韧带断裂，肩锁关节脱位及锁骨与肩胛骨明显不平，三角肌和斜方肌通常从锁骨的远侧 1/2 分离。

Ⅵ型：肩锁韧带断裂，在喙突下型喙锁韧带断裂及在肩峰下型喙锁韧带完整，肩锁关节脱位和锁骨向下移位到肩峰或喙突，在喙突下型中喙锁间隙相反（如锁骨在喙突下），或在肩峰下型中喙锁间隙减小（如锁骨在肩峰下），三角肌和斜方肌通常从锁骨的远端分离。

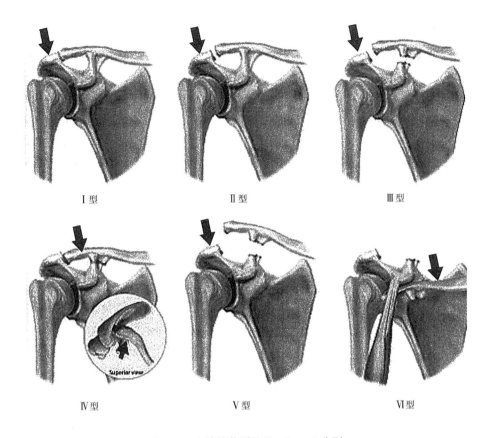

I 型　　　　　　　　II 型　　　　　　　　III 型

IV 型　　　　　　　　V 型　　　　　　　　VI 型

图 2-5　肩锁关节脱位 Rockwood 分型

四、临床表现

有明显外伤史。伤后局部疼痛、压痛、肿胀。半脱位者，锁骨外侧端向上移位，肩峰与锁骨不在同一水平面上，可触及高低不平的肩锁关节。双侧对比，被动活动时患侧锁骨外侧端活动范围增加，肩关节功能障碍。全脱位者，锁骨外侧端隆起，畸形明显，患侧上肢外展、上举活动困难。检查时，肩锁关节处可摸到一凹陷沟，局部按压有明显弹跳征，如按琴键。

五、辅助检查

（一）X 线检查

疼痛部位单一准确，急性肩锁关节损伤的诊断相对容易。按琴征阳性。肩锁关节 X 线片检查包括双侧肩锁关节前后位片、Zanca 斜位片及腋位片，特殊情况时可以拍摄应力 X 线片。

（二）CT 检查

IV 型损伤时做 CT 检查可以更好地显示锁骨远端后移的程度。损伤后期，部分病例伴有肩锁关节慢性疼痛及不适，其原因并不十分清楚。在一些有症状的陈旧性肩锁关节脱位的患者中，从 X 片上往往可看到锁骨远端骨吸收及囊性变。在手术中常可看到关节软骨盘及锁骨远端的退行性改变，可能是高级别损伤疼痛的原因。

（三）MRI 检查

可能会对鉴别症状的原因有帮助。

六、诊断与鉴别诊断

（一）诊断

（1）有外伤史。

（2）肩部局部肿胀疼痛，伤肢外展、上举活动困难，锁骨外端高起，双侧对比明显，肩锁关节处可摸到一凹陷，可触到肩锁关节松动，上下活动范围增加。当托起肘关节，并将锁骨下压时畸形可以消失，去除对抗力时畸形再现，即按琴征阳性。

（3）肩锁关节脱位患者可做左、右肩关节前后位 X 线片对照，如患者站立，双手分别提约 5 kg 重物摄片，肩峰与锁骨距离增大即为脱位。射线向上成角 10°～15°位拍摄 X 片，可更明确肩峰与锁骨远端间距离。

（二）鉴别诊断

1. 肩关节前脱位

受伤机制与本病相近，临床均表现为肩部肿痛、活动受限。但肩关节前脱位有方肩畸形，可扪及异位肱骨头，肩关节弹性固定。

2. 肱骨外科颈骨折

受伤机制、临床症状及体征均相似，但肱骨外科颈骨折肿胀及瘀斑较明显，胸肋部外侧上端环形压痛，可有异常活动，X 线片见骨折线位于肱骨外科颈。

3. 肩峰骨折

两者均为肩部肿痛，但肩峰骨折压痛点位于肩峰部，被动外展时可有一定的活动度，X线片可见肩峰骨折线。

4. 锁骨骨折

与锁骨骨折尤其锁骨中、外 1/3 处骨折容易混淆。两者均有疼痛、肿胀、活动受限。锁骨骨折在锁骨处可有骨擦感，锁骨可有明显台阶现象，X 线检查可明确诊断。

七、治疗

肩锁关节脱位的治疗思路建立在脱位分型的基础上。肩锁关节脱位手法整复较容易，但维持其对位困难。对于 Rockwood 分型Ⅰ～Ⅲ型目前多主张非手术治疗，Ⅲ型非手术治疗失败后可采用手术治疗；对于 Rockwood 分型Ⅳ型及以上者建议采用手术治疗。

（一）手法复位

患者取坐位，患侧肘关节屈曲 90°，操作者一只手将肘关节向上托，另一只手将锁骨外侧端向下压，肩锁关节即可得到复位。

（二）固定

（1）胶布固定法：复位后，屈肘 90°，将高低纸压垫置于肩锁关节前上方，另取 3 个棉垫，分别置于肩锁关节、肘关节背侧及腋窝部，然后用 3～5 cm 的宽胶布，自患侧胸锁关节下，经锁骨上窝斜向肩锁关节处，顺上臂向下绕过肘关节背侧反折，沿上臂向上，再经过肩锁关节处，拉向同侧肩胛下角内侧固定，也可取另一条宽胶布重复固定1次。固定时，术者两手始终保持纵向挤压力，助手将胶布拉紧固定。

（2）"∞"字绷带固定：临床上有传统斜"∞"字绷带固定，双"∞"字绷带固定。

（3）各式肩肘腋带法外固定法：如 Kenny-Howard 固定带固定法。

（4）其他：Zero 位固定方式，另外也可用各种压迫带法固定等。其目的是压迫锁骨远端向下，推动肘部向上，以使脱位复位，并维持之，直至破损的关节囊及肩锁韧带愈合。固定时间为5~6周。

（三）辨证施治

初期肩部肿胀、疼痛，治宜活血祛瘀、消肿镇痛，内服舒筋活血汤。中期肿痛减轻，治宜舒筋活血、强壮筋骨，内服壮筋养血汤。后期症状近消失，治宜补肝肾、舒筋活络，内服补肾壮筋汤加减。损伤后期，关节功能障碍者，用损伤洗方熏洗，可配合按摩、推拿治疗。

（四）手术治疗

肩锁关节全脱位，若外固定不能维持其对位者，多采用手术切开复位内固定，如克氏针张力带、锁骨钩钢板、强力线或锚钉等修复、加强或重建喙锁韧带等。

陈旧性肩锁关节脱位，若仅有脱位，无明显功能障碍和症状者，则无须治疗。有明显疼痛及功能障碍者，则考虑手术治疗，手术方法较多。

八、并发症

（1）非手术治疗有压疮及神经、血管损伤等并发症，多见于压迫力过大及随访不及时。

（2）手术病例的术后并发症也较常见，肩锁关节骨性关节炎最常见；其他较常见的是锁骨远端骨溶解及局部疼痛综合征；术后浅表伤口感染，但是大多数感染通过非手术治疗能控制。深部感染的治疗需要去除内植物及清创等，往往伴随重建失败及功能差。目前各种技术的失败少见，但是复位丧失和再脱位仍存在；完全再移位往往与残留症状有关。另外，所有手术都有内固定物失效的风险；克氏针固定等有内固定物迁移的可能。

（3）其他并发症有迟发神经、血管损伤，喙锁间隙骨化等。

九、功能锻炼与预后

（一）功能锻炼

固定期间做腕指关节活动，固定5~6周开始主动活动肩关节。先做肩关节的前屈后伸活动，逐渐做外旋、内旋、外展及上举等动作，如上提下按、双手托天、前俯分掌等。活动范围由小到大，用力逐渐加强，切不可粗暴的被动手法活动，可用转手法按摩。

（二）预后

肩锁关节脱位是临床常见损伤，全脱位的治疗要达到良好效果较为困难。目前临床常用的手术及非手术治疗方法都存在许多不利因素，难以达到理想效果。

手术治疗适合于重度脱位的患者。手术治疗的最大优势是手术方式的多样式及急性期护理较方便，但是其缺点是失败率高，需二次手术取出内固定物。手术治疗后由于其固定的稳定性不足或者设计缺陷，其术后的满意率差别也很大。

非手术治疗适合于中、轻度脱位患者，或因条件限制不能手术的患者，或手术后失败、通过非手术外固定保护可补救的病例。非手术治疗的优势在于固定方式的多样性。其缺点是对重度脱位效果欠佳，并且急性期护理不便，患者的依从性与效果密切相关。

（赵东波）

第三节　髋关节脱位

髋关节是全身最深、最完善的球窝关节（杵臼关节），髋关节位于全身的中间部分，其主要功能是负重及维持相当大范围的运动，因此髋关节的特点是稳定、有力而灵活。当髋部损伤时，以上功能就会丧失或减弱。治疗目的在于恢复其负重和运动能力，两者相比，应着重其负重的稳定性，其次才是运动的灵活性。

一、解剖

髋关节是由股骨头和髋臼构成。股骨头呈球形，约占圆球的 2/3，股骨头的方向朝向上、内、前方；髋臼是倒杯形的半球凹，其关节面部分是马蹄形，覆被以关节软骨。髋关节的稳定，除了依靠关节骨形的特点外，关节囊和韧带的附着也起重要作用。关节囊很坚固，起于髋臼边缘及髋臼唇，前面止于粗隆间线，后面止于股骨颈中 1/3 与远侧 1/3 交界处。因此，股骨颈前面全部在关节囊内，后面只有内侧 2/3 部分在关节内。关节囊的前后均有韧带加强，这些韧带与关节囊的纤维层紧密交错，以致不能互相分离。但关节囊纤维层的厚度不一致，在髂股韧带之后，比较坚强，而在髂腰肌腱下，比较薄弱，甚至部分缺如。髂股韧带位于髋关节囊之前，呈"Y"形，在股直肌的深面，与关节囊前壁纤维层紧密相连，其尖端起于髂前下棘，向下分为两束，分别抵止到粗隆间线的上部及下部，在伸髋及外旋髋时，该韧带特别紧张。当人在直立时，身体重心落于髋关节的后方；髂股韧带有限制髋关节过度后伸的作用，与臀大肌的协同作用，能使身体保持直立的姿势。

髋关节在伸直位时，股骨头几乎全部在髋臼内，因髋关节臼窝很深，其周围肌肉丰厚，韧带坚强，故比较稳定而有力，一般情况下，不易遭受损伤。只有在强大的暴力作用下，才能造成髋关节脱位，髋关节在屈曲位时，股骨头的大部分不在髋臼内，而稳定性较差，若遭受外力，易引起脱位。髋关节脱位，一般多发生于青壮年男性。

二、病因病机

髋关节脱位多因车祸、塌方、坠落等强大暴力造成。直接暴力和间接暴力均可引起脱位，以间接暴力多见，软组织损伤也较严重，且往往合并其他部位多发损伤。

（一）根据脱位位置

根据脱位后股骨头处在髂前上棘与坐骨结节连线的前、后位置，可分为后脱位、前脱位及中心脱位。

1. 髋关节后脱位

髋关节在屈曲位时，股骨头的一部分不在髋臼内；髋关节在屈曲内收位时，股骨头大部分不在髋臼内，其稳定性较差，主要靠关节囊维持。因此，在以上位置时，暴力作用于大腿远端，沿股骨向上传导；或膝部着地，暴力来自后方，作用于臀后；或暴力作用于大腿远端的外侧，迫使髋关节继续内收；或旋扭暴力作用于下肢，都可使股骨头突破后侧关节囊而脱出，形成髋关节后脱位。由于受伤时的体位不同和暴力作用的方向和方式不一，又可造成不同类型的脱位。

（1）髋关节屈曲在小于90°的内收位时，传导暴力、杠杆暴力均可使股骨头冲破关节囊的后壁，向后上方脱出，形成髋关节后上方脱位，股骨头停留在髋臼的后上方（图2-6A）。

（2）髋关节屈曲在90°的内收位时，传导暴力、杠杆暴力，或作用于下肢的扭转暴力均可使股骨头冲破关节囊的后壁，向后方脱出，形成髋关节后方脱位，股骨头停留于髋臼的后方。其中一部分患者在搬动中，股骨头向后上方滑移而变为后上方脱位，特别是杠杆暴力和传导暴力所致者（图2-6B）。

（3）髋关节屈曲超过90°的内收位时，传导暴力、杠杆暴力均可使股骨头突破关节囊的后壁，向后下方脱出，形成髋关节后下方脱位，股骨头停留在髋臼的后下方，接近坐骨结节部，故又名坐骨结节部脱位。如果脱出的股骨头继续向内滑动，可形成坐骨直肠窝脱位。此种脱位，在搬动中股骨头也可向后上方滑动，变为髋关节后上方脱位；或向前内滑动，而变为下方脱位（图2-6C）。

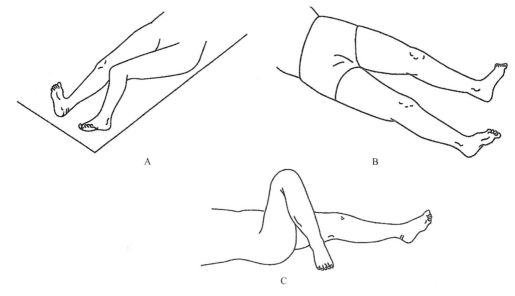

图 2-6　髋关节后脱位

A. 髋关节后上方脱位体征；B. 髋关节后方脱位体征；C. 髋关节后下方脱位体征

2. 髋关节前脱位

当髋关节在外展、外旋的屈曲位或过伸位时，暴力作用于大腿下端的内侧，或膝部着地暴力作用于大腿上端的外侧或髋关节或臀部，均可使股骨头冲破关节囊的前壁，而造成髋关节前脱位。但其中由于受伤时的体位不同和暴力作用的方向方式不同，又可造成不同类型的脱位。

（1）髋关节于高度外展、外旋的过伸位，暴力作用于大腿下端的内侧，或髋关节或臀部的后侧，均可使股骨头冲破关节囊的前壁而向前方脱出。股骨头脱出后，停留在髋臼的前内上方，形成髋关节前内上方脱位。如股骨头停留在耻骨梳，又称耻骨部脱位（图2-7A）。

（2）髋关节于外旋过伸位，作用于下肢的旋扭暴力，迫使下肢过度外旋；或髋关节于外旋过伸位，暴力作用于髋关节的后方，致股骨大转子顶住髋臼后缘，而使股骨头突破关节囊前壁，而造成髋关节前脱位，股骨头停留在髋臼的前方（图2-7B）。

（3）髋关节于外展外旋屈曲位，暴力作用于大腿下端的内侧，或髋关节后侧，或臀部时，可使股骨头突破关节囊的前下方而脱出，形成髋关节的前下方脱位。股骨头停留在闭孔处，故又称闭孔脱位（图2-7C）。

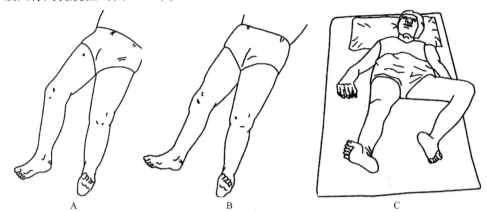

图2-7　髋关节前脱位

A. 髋关节前上方脱位体征；B. 髋关节前脱位体征；C. 髋关节前下方脱位体征

3. 髋关节中心脱位

当髋关节外展时，沿下肢向上的冲击暴力，使股骨头撞击髋臼底部，形成髋臼底骨折，致股骨头通过骨折部向盆腔插入，形成髋关节中心脱位。如由高处坠下，一侧下肢外展足跟着地，致股骨头撞击髋臼底，而形成髋臼底部骨折，使股骨头随之内陷；又由于被挤压或受冲击暴力，如由高处侧身坠下，大转子部着地，股骨头向内上方的冲击力，可造成臼底骨折，而形成髋关节中心脱位。或挤压暴力，造成骨盆骨折，折线通过髋臼底，致股骨头连同远端骨盆骨折块，向盆腔内移位，形成髋关节中心脱位，此型脱位，严格来说，有的只是骨盆骨折，不属脱位（图2-8）。

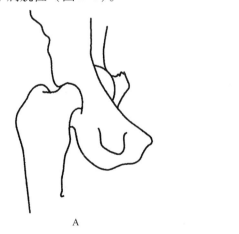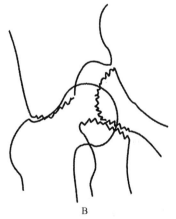

图2-8　髋关节中心脱位

A. 脱位；B. 骨盆骨折

（二）根据脱位后的时间

1. 新鲜性脱位

脱位后时间在 3 周以内者。

2. 陈旧性脱位

脱位后时间在 3 周以上者。

此外，还有复合暴力所致的双髋关节同时向后或向前脱位，或一侧向前、另一侧向后折脱位，或脱位合并其他骨折者。

三、临床表现

髋部肿胀、疼痛、畸形，呈弹性固定，功能障碍，局部的压痛与活动痛。

1. 前脱位

患肢呈外展、外旋和屈曲畸形，腹股沟处肿胀，可以摸到股骨头。

2. 后脱位

髋关节疼痛、不能活动，患肢缩短，髋关节呈屈曲、内收、内旋畸形，在臀部可摸到突出的股骨头，大粗隆上移明显，部分病例有坐骨神经损伤表现。

3. 中心脱位

因后腹膜间隙内出血多，可以出现失血性休克，伤处肿胀、疼痛、活动障碍，大腿上段外侧方往往有大血肿，肢体短缩情况取决于股骨头内陷的程度，可以合并腹腔内脏损伤，X 线、CT 检查可了解伤情及对髋臼骨折有三维概念的了解。

四、辅助检查

（一）X 线检查

X 线片是诊断髋部脱位、骨折的最基本方法，大部分的髋关节脱位 X 线片都能正确显示，但是，髋关节结构复杂，前后结构重叠，虽然大多数髋部 X 线片能确定有无骨折，但难以显示骨折的准确程度、确切部位、移位的确切方向及与关节囊的关系，且股骨头向后半脱位、髋臼后缘骨折、关节内小的骨折碎片、臼顶骨折、髋臼或股骨头小的撕脱骨折等X 线片均易漏诊。

（二）CT、MRI 检查

常规 CT 对大多数的髋关节脱位能作出正确的诊断，与 X 线片相比，其优势在于能清楚地显示脱位的方向与程度，更重要的是它能清晰、准确地显示髋关节内是否有碎骨片的存在，这一点直接决定患者的治疗方案与预后，如果嵌入的关节内碎骨片不能及时发现与清除，随着时间的延长，患者股骨头缺血坏死率和创伤性关节炎的发生率明显上升。

（三）3D-CT 检查

CT 的三维重建最大的优点在于立体地显示了关节的表面，图像逼真，并且可以任意角度旋转图像而获得最佳暴露部位。

五、诊断与鉴别诊断

（一）诊断依据

（1）有明显外伤史。

（2）患髋肿、痛，活动受限。

（3）患髋屈曲内收、内旋畸形或外展、外旋畸形。

（4）X线检查：可见脱位或合并髋臼骨折。

（二）诊断分型

1. 髋关节后脱位

髋部疼痛、肿胀、功能障碍，患肢呈屈髋、屈膝、内收、内旋、短缩畸形，患侧臀隆起，大转子上移，可在髂前上棘与坐骨结节连线上方扪及股骨头，粘膝征阳性。X线检查示股骨头在髋臼的外上方。

2. 髋关节前脱位

患髋疼痛、肿胀、功能障碍，患肢呈外旋、外展和屈髋畸形，患肢较健肢稍长。在闭孔或腹股沟韧带附近可扪及股骨头。X线检查提示股骨头在闭孔内或耻骨上支附近。

3. 髋关节中心脱位

患髋疼痛显著，下肢功能障碍，但患髋肿胀不明显。患肢有轻度短缩畸形，大粗隆因内移而不易摸到。直肠指诊可在伤侧有触痛并触到包块。X线检查可以确诊。

4. 陈旧性脱位

症状、体征同上述，弹性固定更为明显。发病时间超过3周。X线检查可见局部血肿机化。

5. 新鲜性脱位

发病时间不超过3周。

六、治疗

（一）手法复位

1. 髋关节后脱位

（1）髋关节后上方脱位：可采用以下几种复位法。

1）两人提牵复位法：患者仰卧，一名助手以两手按压两侧髂前上棘处，固定骨盆。医者面对患者站于患侧，一只手持足踝，另一只手持膝部。先使髋关节屈曲90°，然后改为一手持小腿下段，一前臂置患肢腘窝部，将患肢向前上方提牵。同时可配合徐徐摇晃和伸屈髋关节，持小腿的手可同时向下压小腿的下段，以增加提牵力量，使股骨头向前滑动，纳入髋臼内，听到复位响声，逐渐将患肢伸直。如患者肌肉发达，用此法不易复位时，可增加助手协助。一名助手固定骨盆，另一名助手扶持患肢小腿，将髋膝关节屈曲90°。医者面对患者，两腿分站于患肢两侧，将两手置于患肢腘窝部相对扣向前上提牵，同时持小腿的助手牵压小腿下段即可复位。

2）木棒抬牵复位法：患者仰卧，一名助手固定骨盆，另一名助手牵患肢小腿下段。医者面对患者，站于患侧，用特备木棒（即整复肩关节陈旧脱位的木棒）置于患肢膝下腘窝处，经健肢膝前，将木棒的一端放于对侧相应高度的支点上（一般用椅背作支点），一名助手辅助固定。在上、下助手牵拉同时，医者用手托提木棒的另一端，将患肢抬起，一般抬高至30～50 cm时，可感到患髋弹动，或听到复位响声（图2-9）。

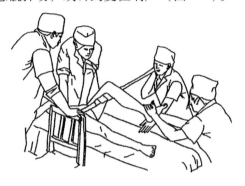

图2-9　髋关节后上方脱位木棒抬牵复位法

3）旋撬复位法：患者仰卧，一名助手固定骨盆。医者一只手持患肢小腿下段，另一只手持患膝，顺势（内收内旋的畸形姿势）使髋、膝关节尽量屈至腹壁，然后使患肢逐渐外展及外旋、伸直，当伸直至100°左右时，即可听到复位的弹响声，然后逐渐伸直患腿即可（图2-10）。

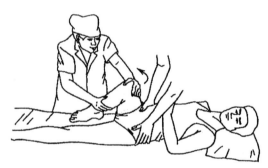

图2-10　髋关节后上方脱位旋撬复位法

（2）髋关节后方脱位：采用多人提牵复位法。患者仰卧，一名助手固定骨盆，一名助手拉两侧腋窝向上，还有一名助手拉患肢小腿下段向下。医者面对患者站于患侧，一只手按患侧髂前上棘，另一只手从膝内侧伸入抱持膝关节，配合助手向远端牵拉（图2-11A），然后缓缓地站起，顺势向上提牵膝关节使屈曲髋、膝关节，并将患肢外旋，即可听到复位声（图2-11B）。

（3）髋关节后下方脱位：根据患者肌肉的强弱，可选用同髋关节后上脱位的手法进行整复。

2. 髋关节前脱位

（1）髋关节前上方脱位：采用牵拉推挤复位法。患者仰卧，一名助手固定骨盆，一名助手牵拉固定两侧腋窝，还有一名助手持膝部徐徐用力稍向上顺势持续牵拉患肢，并将患肢逐步外展至30°左右。术者站于患侧，两手重叠，用力推脱出的股骨头向外向下，同时让远端助手，在保持牵拉力的情况下，将患肢屈曲、内旋，一般当离床抬高至30°～40°时，即可听到复位的响声（图2-12）。

注意事项：髋关节前上方脱位，股骨头距股动脉、股静脉、股神经等较近，如不小心，可致血管、神经损伤，故在整复时，手法要稳、缓，切忌粗暴。

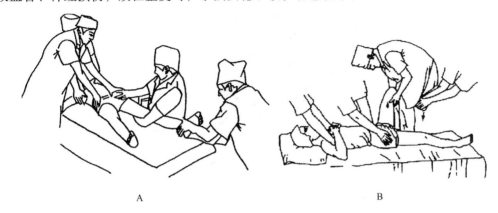

图 2-11　髋关节后方脱位多人提牵复位法
A. 助手及医者站位；B. 复位

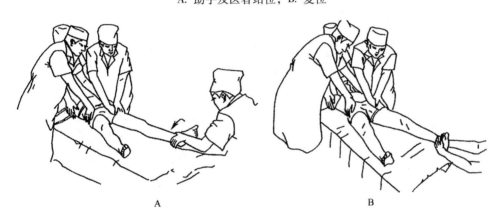

图 2-12　髋关节前上方脱位牵拉推挤复位法
A. 患者仰卧，多名助手协助；B. 复位

（2）髋关节前方脱位：采用牵拉推按复位法。患者仰卧，一名助手固定骨盆，另一名助手一只手持膝关节，另一只手持踝关节，在顺势牵拉情况下，医者站于健侧，两手相叠，压于向前脱出的股骨头上，向外后侧推挤，同时让牵患肢的助手内收、内旋患肢即可复位（图2-13）。

（3）髋关节前下方脱位：可采用以下几种复位法。

1）旋撬复位法：患者仰卧，一名助手固定骨盆，另一名助手以宽布带绕过患肢大腿根部。医者一只手持患膝，另一只手持踝，顺原外展、外旋畸形姿势，将髋、膝关节尽量屈曲，当大腿部屈至接近腹壁时，再将患肢内旋、内收至中立位，此时让助手协同将宽布带向后、外、下方牵拉，医者继续将患肢内收、内旋并逐渐伸直。一般伸至髋关节屈曲30°左右位时，即有弹动感或复位声，复位即告成功。也可不用宽布带牵引（图2-14）。若关节囊损伤严重，在复位过程中，股骨头在髋臼下缘前后滑动，不易复位。此种类型也可待股骨头滑至髋臼后方时，按髋关节后方脱位，采用提牵复位法进行复位（参见髋关节后上方脱位的提牵复位法）。

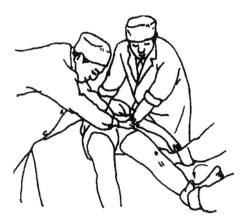

图 2-13　髋关节前方脱位牵拉推按复位法

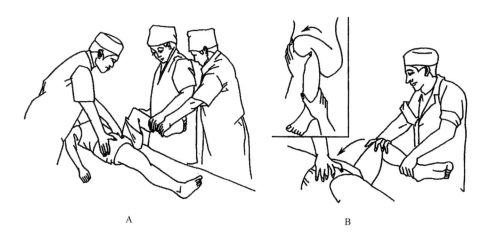

A　　　　　　　　　　　　　　　　　　　　　　　　B

图 2-14　髋关节前下方脱位旋撬复位法

A. 患者仰卧，助手及医者做复位前准备；B. 复位

2）侧牵复位法：患者仰卧，一名助手一只手固定骨盆，另一只手只用宽布带绕过患肢大腿上端内侧，向外上方牵拉。医者站于患侧，一只手持患膝，另一只手持踝部，连续伸屈患肢，在伸屈过程中，使患肢徐徐内收、内旋，即有弹动感及复位声，畸形姿势随之消失而复位（图 2-15）。

3. 髋关节中心脱位

（1）牵伸扳拉复位法：适用于脱位较轻者。患者仰卧，一名助手固定骨盆，一名助手牵拉两侧腋窝，还有一名助手持患肢小腿下段，向远端牵拉，持续 5 ~ 10 分钟。医者站于患侧，以两手交叉抱持患肢大腿上段向外扳拉，将内陷的股骨头拉出而复位（图 2-16A）。也可只要远、近端两助手，医者一只手固定骨盆，另一只手用宽布带绕过患肢大腿上段向外牵拉（图 2-16B）。

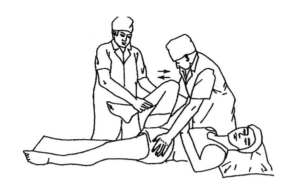

图2-15 髋关节前下方脱位侧牵复位法

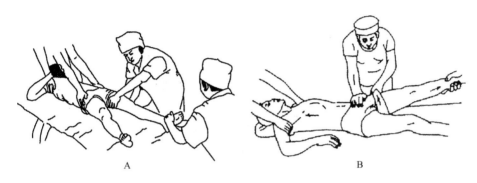

A B

图2-16 髋关节中心脱位牵伸扳拉复位法
A. 复位前准备；B. 复位

（2）牵引复位法：适用于脱位较严重者。患者仰卧，可采用股骨髁上骨牵引，使其逐渐将脱入髋臼的股骨头拉出而复位。患肢外展30°；或双向牵引，即在股骨髁上牵引的同时，另用宽布带绕过大腿根部，向外牵引，加以6~8 kg重量，2~3天。复位后，减轻重量至4~6 kg，维持6~8周。也可于大转子处另打入一前后钢针，向外同时牵引。但大转子为松质骨，牵引重量太小不起作用，太大又容易将骨皮质拉裂。另外，前后针的外露端，易绊住床单或其他物品，使用不方便，故不如宽布带方便实用。

4. 陈旧性髋关节脱位

由于陈旧性髋关节脱位，损伤后时间较久，引起一系列病理变化，如气血凝滞，关节周围的肌肉韧带发生挛缩、粘连，股骨头在异常位置被血肿机化形成的瘢痕包绕，同时患肢长期活动受限，骨质发生失用性脱钙，这些均给手法整复造成困难。

整复前，先做髋关节的各方向的充分活筋，以剥离粘连。一名助手固定骨盆，术者站患侧，一只手持膝部，另一只手持踝，先顺其畸形姿势，逐渐适当稳妥地用力，做髋关节的屈、伸、回旋、收、展、摇摆、推拉、拔伸等活动，范围由小到大，力量由轻到重，将股骨头由粘连中解脱出来，使挛缩的筋肉得以充分地松弛，然后进行手法整复。

（1）旋转提牵复位法：患者取仰卧位，一名助手固定骨盆。术者站于患侧，一只手持小腿下段，另一只手持膝部，顺畸形姿势，使髋膝关节屈曲至大腿接近腹壁，然后逐渐使髋外旋、外展，当至中立位时，配以向前上提牵，同时缓缓继续外展、外旋患肢，并轻轻伸屈髋关节，使股骨头滑入髋臼。

若外旋超过中立位，因内收肌紧张、挛缩，而影响髋关节继续外展，可在保持此位置的情况下，反复按摩推拿紧张的内收肌群，使其松展，便于复位。复位后，再逐渐伸直髋膝关节。

（2）侧卧牵拉摇摆复位法：患者取健侧卧位，一名助手用宽布带绕过大腿根部向后牵拉，另一名助手持患肢膝关节，使髋膝关节屈曲90°，向前牵拉，并同时徐缓地做髋关节的伸屈、摇摆活动。术者站于患者背后，一只手扳拉髂前上棘部向后，另一只手掌推脱出的股骨头向前。这样反复操作，直至股骨头滑入髋臼（图2-17）。

（3）杠抬复位法：即提牵复位法的原理，不过力量较大。患者仰卧，一名助手固定骨盆，另一名助手牵扶小腿下段；一名助手站立健侧，术者站于患侧，以特备的木棒置于患肢膝下腘窝部，向前抬牵使股骨头复位。具体方法同新鲜脱位的木棒提牵复位法。

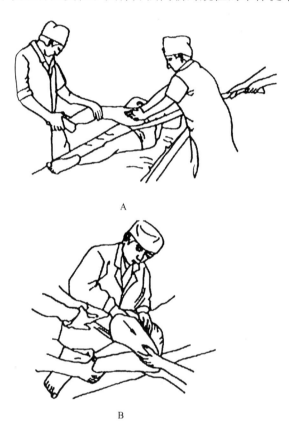

A

B

图2-17 陈旧性髋关节脱位侧卧牵拉摇摆复位法
A. 复位前准备；B. 复位

（二）固定

1. 髋关节后脱位

患肢外展30°～40°位，足尖向上或稍外旋，以皮牵引维持固定，重量4～5 kg，牵引3～6周。

2. 髋关节前脱位

方法同髋关节后脱位，但患肢不外展，需固定在内旋伸直位3～6周。

3. 髋关节中心脱位

因合并骨折，故须牵引固定 8 ~ 10 周。

4. 髋关节陈旧性脱位

一般采用皮牵引固定，维持 4 周，每天需推挤大转子数次，目的是使髋臼内的瘢痕组织被挤压研磨，逐步退化吸收，使股骨头与髋臼进一步相吻合，更趋稳定。其余同新鲜性脱位。固定 3 ~ 6 周。

（三）辨证施治

1. 早期

患肢肿胀，疼痛严重，腹胀或大便不下，治宜逐瘀通下，方用活血疏肝汤或血肿解汤。若只有肿胀疼痛，治宜活血消肿止痛，方用仙复汤或活血灵。

2. 中期

肿胀已消退大半，胃纳差者，治宜活血理气、调和脾胃，兼补肝肾，方用橘术四物汤加川续断、五加皮、木瓜、牛膝。若肿胀基本消退，饮食大小便正常，则治宜通经活络、补气血、壮筋骨，药用养血止痛丸。

3. 后期

已能下床行走和进行功能锻炼，但患肢行走后仍肿胀、无力，治宜补气血、益肝肾、壮筋骨、强腰膝，方用补中益气汤加川续断、五加皮、狗脊、木瓜、牛膝、茯苓或服健步虎潜丸。

（四）其他治疗

1. 熏洗

苏木煎。组成：苏木、大力草、艾叶、伸筋草、鸡血藤各 30 g，羌活、卷柏、川牛膝各 10 g；功效：温经活血，舒筋利节。以上熏洗剂煎至沸腾半小时后，先趁热以厚毛巾覆盖伤肢熏之，待降低至合适的温度时再浸泡患部，每天 2 ~ 3 次。

2. 外敷

活血止痛膏。组成：生地黄、大黄、连翘各 120 g，羌活 90 g，当归、白芷、赤芍、独活各 60 g，甘草 30 g，芝麻油 5 000 mL；功效：活血镇痛，祛风除湿，接骨续筋；主治：创伤骨折、筋伤、劳损性疼痛；用法：外敷患处，每周换药 1 次，皮肤过敏者停止使用。

3. 外搽

骨折愈合后，髋关节活动不利或疼痛者，可用展筋丹按摩或涂搽展筋酊。

4. 物理治疗

可以使用中药离子导入、电脑中频等，以舒筋活络，祛瘀消肿，促进关节功能恢复。

（五）手术治疗

手法复位失败者，应选用切开复位、内固定。陈旧性脱位超过 3 个月者也应切开复位。如中心性脱位髋臼骨折块较大，也应切开复位。如臼唇骨折为粉碎性，则不宜切开复位，应考虑用人工髋关节置换术。

七、并发症

（1）同侧股骨干骨折：占 3/10 000。暴力造成脱位后，继续作用，或再有直接外力作用于股骨干，致股骨干骨折。

（2）同侧股骨颈骨折：极少见，机制同同侧股骨干骨折。

（3）同侧股骨转子间骨折：极少见，机制同同侧股骨干骨折。

（4）合并髋臼缘骨折：当髋关节屈曲，内收角度较小，且冲击力过大时，股骨头可将髋臼后缘冲击造成臼缘骨折，折片随股骨头向后侧移位；若髋关节外展过伸或外旋角度较小，且暴力过大，可将髋臼前缘冲撞，造成骨折，折片随股骨头向前移位。

（5）股骨头劈裂骨折：机制同同侧股骨干骨折，股骨头也可被髋臼缘凿下一块。但极少见。

（6）神经损伤：合并不同程度的坐骨神经损伤，约占5%，当股骨头向后脱位时，可顶撞和牵扯或挤夹坐骨神经而致伤。

（7）血管损伤：前上方脱位时，股骨头可挤压股动、静脉而致伤，但极少见。

八、功能锻炼

固定一开始即嘱患者做股四头肌的收缩功能锻炼，待解除固定后，按髋关节功能疗法进行锻炼并按摩活筋，可持拐下床行走锻炼，但不宜过早负重。

九、预后

髋关节脱位应及时诊治。因为有少数脱位会合并髋臼骨折，早期复位容易，效果也较好。陈旧性脱位者，多数要手术复位，效果相对不好。此外，治疗不当会引起股骨头缺血性坏死，严重地影响关节功能。

（赵东波）

第四节　膝关节脱位

膝关节是人体结构最复杂的关节，由股骨髁、胫骨平台、髌骨构成，属于屈戌关节。膝关节的稳定性主要靠关节囊、内外侧副韧带、交叉韧带、半月板等连接、加固和肌肉保护。

一、解剖

半月板位于膝关节内，被韧带连接于胫骨平台的两侧，其形状为边缘厚、内侧缘薄，借此加深了胫骨平台两侧的陷窝。交叉韧带呈前后位交叉，连接股骨髁与胫骨平台，前交叉韧带限制胫骨平台向前移动，后交叉韧带限制胫骨平台向后移动。内、外侧副韧带位于膝关节囊两侧，限制关节的内外翻及旋转活动。膝关节在伸直位时，内、外侧副韧带紧张，故没有侧方及旋转活动。在屈曲位或半屈曲位时，有一定的侧方及旋转活动。

腘动脉的主干位于腘窝深部，紧贴股骨下端、胫骨上端，走行于关节囊与腘肌筋膜之后。腓总神经在腘窝上外侧边界沿股二头肌腱内侧缘下行，然后越过腓肠肌外侧头的后面，紧贴关节囊走行于股二头肌肌腱和腓肠肌肌腱之间，沿腓骨头后面并绕过腓骨颈。

二、病因病机

膝关节脱位多由强大的直接暴力或间接暴力引起，以直接暴力居多。若暴力作用于膝关节前方使膝关节过伸，股骨滑车沿胫骨平台向后急骤旋转移位，突破后侧关节囊，而形成膝关节向前脱位。若胫骨上端受外力作用，使膝关节过伸，胫骨平台向后脱出，可形成膝关节后脱位。若暴力作用于膝关节侧方或间接暴力传导至膝关节，使膝关节过度外翻或内翻，造成膝关节侧方脱位。单纯的侧方脱位少见，多合并脱位侧的胫骨平台骨折，近折端与股骨的关系基本正常。膝关节外侧脱位，多合并腓神经损伤。膝关节侧方脱位，可致关节囊嵌夹，而造成复位困难。

（一）根据脱位后胫骨上端所处位置

膝关节脱位可分为前脱位、后脱位、内侧脱位、外侧脱位和旋转脱位（图2-18）。

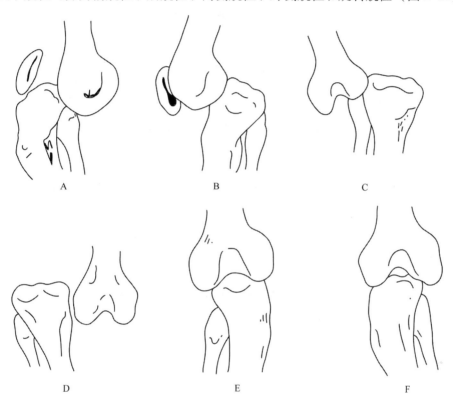

图2-18　膝关节脱位

A. 前脱位；B. 后脱位；C. 内侧脱位；D. 外侧脱位；E. 内旋脱位；F. 外旋脱位

1. 前脱位

暴力从前方向后方直接作用股骨下端或从后方向前方直接作用于胫骨上端，使股骨髁的关节面沿胫骨平台向后移位，突破关节囊后侧，发生膝关节前脱位。脱位过程中，前、后交叉韧带同时断裂最为常见，也有单独前交叉韧带断裂者，胫腓侧副韧带也多为同时断裂，多合并腘窝血管和腓总神经损伤。

2. 后脱位

暴力从前方向后方作用于胫骨上端，使胫骨平台向后脱出，形成膝关节后脱位。这类脱位较少，但损伤极其严重。膝关节后脱位时，合并腘窝血管和腓总神经损伤最为多见，同时也可合并严重的前后交叉韧带、胫侧副韧带断裂，并可能发生肌腱断裂或髌骨骨折。

3. 内、外侧脱位

膝关节受到来自侧方的暴力，或间接暴力传达到膝关节，引起膝关节过度内翻或过度外翻，造成关节囊侧方及韧带断裂而形成侧方脱位。外侧脱位较多见，内侧脱位甚少。可合并交叉韧带、侧副韧带断裂，内侧脱位可合并腓总神经损伤。腘窝血管损伤少见。

4. 旋转脱位

多发生在膝关节微屈、小腿固定时，股骨发生旋转，迫使膝关节承受扭转应力而发生膝关节旋转脱位。这种旋转脱位可因位置不同分为前内、前外、后内、后外 4 种类型。一般移位幅度小，较少合并血管和神经损伤。

（二）根据股骨髁及胫骨髁完全分离或部分分离

膝关节脱位可分为完全脱位和部分脱位。

膝关节完全脱位时，常造成关节周围软组织的严重撕裂和牵拉伤，并可使肌腱及韧带附着的骨骼如胫骨结节、胫骨棘及胫、股骨髁撕脱或挤压骨折。因膝关节位置表浅，可为开放性脱位。前、后脱位常伴有腘动、静脉损伤，若不及时处理，则可导致肢体坏死而截肢。内侧严重脱位引起的腓总神经损伤，多数是广泛被撕裂而造成永久性病变。

三、临床表现

伤后膝关节剧烈疼痛、肿胀、功能丧失。部分脱位者，由于胫骨平台和股骨髁之间不易交锁，脱位后常自行复位而没有畸形。完全脱位者，患膝明显畸形，下肢缩短，筋肉在膝部松软堆积，可出现侧方活动与弹性固定，在患膝的前后或侧方可摸到脱出的胫骨上端与股骨下端。合并交叉韧带断裂时，抽屉试验阳性。合并内、外侧副韧带断裂时，侧向试验阳性。

若出现小腿与足趾苍白、发凉或膝部严重肿胀、发黑，腘窝部有明显出血或血肿，足背动脉和胫后动脉搏动消失，表示有腘动脉损伤的可能。如果受伤后即出现胫前肌麻痹，小腿与足背前外侧皮肤感觉减弱或消失，是腓总神经损伤的表现。

四、辅助检查

（一）X 线检查

膝部 X 线正、侧位摄片，可明确诊断及移位方向，并了解是否有合并骨折。

（二）CT、MRI 检查

若需进一步明确韧带损伤情况，可借助 MRI 检查、CT 扫描。

（三）彩色 B 超检查

这是血管损伤的主要诊断依据。

（四）血管造影

一般检查或彩色 B 超检查仍不能得到满意的结果时可用此方法。

（五）肌电图检查

在必要时了解神经是否损伤和损伤程度。

五、诊断与鉴别诊断

（一）诊断依据

（1）外伤史：多有典型的外伤史，应详细询问，以求判定与推测伤情及韧带受累时的损伤情况等。

（2）肢体有畸形、肿痛，活动受限，根据脱位方向，胫骨可向后、向前和向侧方移位，因韧带撕裂使关节不稳定并有反向活动。

（3）X线检查，可明确脱位情况和是否合并骨折。

（二）诊断分型

1. 前脱位

膝部剧痛、肿胀，活动功能丧失，前后径增大。弹性固定于微屈膝位，髌骨下陷，可在膝前方扪及隆突的胫骨。X线检查见膝关节脱位，胫骨前移。

2. 后脱位

膝部剧痛、肿胀严重，活动功能丧失，前后径增大，呈过伸位，可在膝前方扪及股骨髁部。X线检查见胫骨后移脱位。

3. 内脱位

膝部剧痛、肿胀严重，活动功能丧失，有明显的侧方异常活动，可在膝内侧缘扪及胫骨髁部。X线检查见胫骨内移脱位。

4. 外脱位

膝部剧痛、肿胀严重，活动功能丧失，可在膝外侧缘扪及胫骨髁部。X线检查见胫骨外移脱位。

5. 旋转脱位

膝部剧痛、肿胀，活动功能丧失，膝关节关系改变。X线检查见胫骨、股骨关节改变，呈旋转脱位。

六、治疗

（一）手法复位

1. 膝关节前脱位

采用牵拉提按复位法。患者仰卧，一名助手牵两侧腋窝或大腿部，另一名助手牵患肢踝部。术者站于患侧，在上下牵拉的情况下，一只手托股骨下端向前，另一只手按压胫骨上端向后即可复位（图2-19A）。术者或以两手拇指按压胫骨近端向后，其余四指托提股骨远端向前即可复位。复位后，助手放松牵拉，术者一只手持膝，另一只手持踝，将膝关节屈曲再伸展至15°左右，使其复位落实。仔细检查关节缝是否完全吻合。

2. 膝关节后脱位

采用牵拉提按复位法。患者体位及助手同膝关节前脱位。术者站于患侧，一只手托提胫骨上端向前，另一只手按压股骨下端向后即可复位（图2-19B）。或术者两手拇指按压股骨下端向后，其余四指托提胫骨上端向前即可复位。复位后，助手放松牵拉，术者一只手持膝，另一只手持踝，将膝关节屈曲，再伸直至15°左右。仔细检查关节缝，是否吻合。

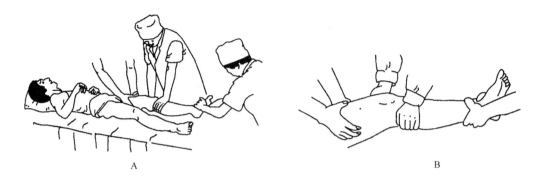

图 2-19　膝关节前、后脱位牵拉提按复位法

A. 膝关节前脱位牵拉提按复位法；B. 膝关节后脱位牵拉提按复位法

3. 膝关节侧方脱位

采用牵拉推挤复位法。患者仰卧，一名助手固定大腿中段，另一名助手牵拉踝部。若为膝关节外脱位，术者一只手扳挤股骨下端向外，另一只手推挤胫骨上端向内，并使膝关节呈外翻位，即可复位（图2-20A）。若是膝关节内脱位，术者一只手推股骨下端向内，另一只手扳拉胫骨上端向外，并使膝关节呈内翻位，即可复位（图2-20B）。膝关节外侧脱位复位时，牵拉力不能过大，避免在复位过程中，内侧韧带嵌夹于膝关节内侧间隙。

（二）固定

1. 膝关节前脱位

用长连脚夹板或石膏托将患肢固定于膝关节屈曲15°~20°中立位，股骨远端后侧加垫或向前塑形，固定时间为4~6周。定时检查，详细触摸复位情况，必要时拍摄膝关节 X 线侧位片，以确定是否有移位与再脱位，以便及时采取处理措施。

2. 膝关节后脱位

同膝关节前脱位，不同的是于膝关节脱出方向的胫骨上端后侧加垫，或向前塑形。固定时间为4~6周。

3. 膝关节侧方脱位

同膝关节前脱位，不同的是于膝关节脱出方向的胫骨上端加垫及在股骨下端相对方向处加垫或塑形，以保持对位。外脱位，将膝关节固定于膝外翻位。内脱位，将膝关节固定在膝内翻位。固定时间为6~8周。

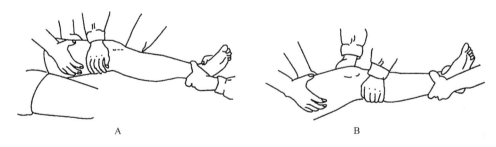

图 2-20　膝关节侧方脱位牵拉推挤复位法

A. 膝关节外脱位牵拉推挤复位法；B. 膝关节内脱位牵拉推挤复位法

（三）辨证施治

1. 早期

初期肿胀严重，治宜活血化瘀、消肿止痛，方用活血疏肝汤加川牛膝、川木瓜。继服活血通经、舒筋活络的中药，方用丹栀逍遥散加独活、川续断、川木瓜、川牛膝、丝瓜络、桑寄生。若有神经症状，加全虫、白芷。

2. 中期

肿胀已消退大半、胃纳较差者，治宜活血理气、调和脾胃，兼补肝肾，方用橘术四物汤加川续断、五加皮、木瓜、牛膝。若肿胀基本消退，饮食大小便正常，则治宜通经活络、补气血、壮筋骨，药用养血止痛丸。

3. 后期

治宜强壮筋骨，内服补肾壮筋汤加川续断、五加皮。神经损伤后期治宜益气通络、祛风壮筋，方用黄芪桂枝五物汤加川续断、五加皮、桑寄生、川牛膝、全虫、僵蚕、制马钱子等。

（四）其他治疗

1. 熏洗

苏木煎。组成：苏木、大力草、艾叶、伸筋草、鸡血藤各30 g，羌活、卷柏、川牛膝各10 g。功效：温经活血，舒筋利节。以上熏洗剂煎至沸腾半小时后，先趁热以厚毛巾覆盖伤肢熏之，待降低至合适的温度时再浸泡患部，每天2～3次。

2. 外敷

活血止痛膏。组成：生地黄、大黄、连翘各120 g，羌活90 g，当归、白芷、赤芍、独活各60 g，甘草30 g，芝麻油5 000 mL。功效：活血止痛，祛风除湿，接骨续筋。主治：创伤骨折、筋伤，劳损性疼痛。用法：外敷患处，每周换药1次，皮肤过敏者停止使用。

3. 外搽

骨折愈合后，膝关节活动不利或疼痛者，可用展筋丹按摩或涂搽展筋酊。

4. 物理治疗

可以使用中药离子导入、电脑中频等，以舒筋活络，祛瘀消肿，促进关节功能恢复。

（五）手术治疗

手法复位后膝关节不稳定，特别是膝关节向后外侧脱位，若膝关节显示整复后不稳定，则往往可能是有其他组织嵌入关节中，被撕裂的侧副韧带和鹅足肌腱也可以阻挡膝关节的整复，手术时必须修复因脱位后造成的膝关节内侧结构、外侧结构、前或后侧结构损伤的各种撕裂组织。对陈旧性膝关节脱位和合并严重创伤性关节炎的病例，采用关节加压固定融合术，腓总神经受损者，多因过度牵拉性损伤，修补缝合有困难，约50%的病例遗留永久性神经麻痹。

七、并发症

（1）韧带损伤。

（2）腘动脉损伤。

（3）腓总神经损伤。

八、功能锻炼

固定后，指导患者做自主股四头肌收缩锻炼，肿胀消减后做带固定仰卧抬腿锻炼，4~8周解除固定后，先开始做膝关节自主屈曲，然后下床活动锻炼，按膝关节功能疗法处理。

九、预后

膝关节脱位后由于膝部大多数韧带都造成严重损伤，预后关节功能也有严重障碍。

（张　坤）

第五节　髌骨脱位

髌骨是人体最大的籽骨，也是股四头肌腱上的籽骨。

一、解剖

髌骨被股四头肌扩张腱膜包绕，以其腱抵止于胫骨粗隆，是伸膝动力的支力点，其两侧为支持带所附着，能保护膝关节，增强股四头肌的力量，是稳定膝关节的重要因素。当膝关节运动时，髌骨也随之移动。膝关节半屈时，髌骨与股骨之髌股关节面相接；膝关节强度屈曲时，髌骨则下降，正对股骨髁间窝；膝关节伸直时，髌骨上移，仅其下部与股骨的髌面相接；膝关节旋转时，髌骨的位置不动。髌骨在功能上，协助股四头肌，伸直膝关节最后的 $10°~15°$，主要是髌骨的作用。膝关节有 $10°~15°$ 的外翻角，且股四头肌起止点不在一条直线上。股四头肌是由上向下向内，而髌韧带则垂直向下，髌骨则位于此两轴心形成的夹角上，当股四头肌收缩时，髌骨有自然向外脱位的趋向，故一旦脱位，多脱向外侧。同时膝关节内侧支持带和关节囊被撕裂，髌骨旋转 $90°$，其关节面与股骨外髁相接触。

二、病因病机

（1）膝关节屈曲外展跌倒时，其内侧张力增大，将内侧筋膜撕裂，致髌骨向外侧翻转脱位。或在膝关节屈曲位跌倒时，髌骨内侧受到外力的直接撞击，也可造成髌骨向外侧翻转脱位。

（2）膝关节强力屈曲，使髌骨上缘卡于股骨髁下，致股四头肌由其上方撕脱，可形成髌骨沿冠状面翻转脱位于胫股关节面之间，髌骨关节面朝向胫骨平台，极少见。

（3）膝关节于半屈曲外翻位时，暴力来自内侧，撞击于髌骨内侧，可致内侧筋膜撕裂，髌骨向外翻转，但由于髌骨外缘被股骨外髁卡锁，致使髌骨沿股骨矢状面翻转脱位，呈 $90°$ 翻转位于股骨两髁之间。髌骨外缘正对髌股关节面，若外力继续作用，可将股骨外髁切折，而使髌骨嵌夹于两髁之间，极少见。

（4）膝关节伸直位，暴力来自前方，作用于髌骨下部，致膝关节过伸，髌骨向上移动，暴力过后，膝关节又恢复屈曲位时，但髌骨下缘被嵌入胫骨平台上方，髌骨不能向下滑动，导致向上移脱。

（5）股骨外髁发育差，膝关节呈高度外翻，膝关节囊内侧松弛，当受轻微外伤或无明显外伤史时，膝关节屈曲时，髌骨即可向外侧翻转脱位，而膝关节伸直时，即又自行复位，称为先天性脱位或习惯性脱位。

三、分型

（一）按病理机制

1. 外伤性髌骨脱位

由于外在暴力所致。

2. 先天性髌骨脱位

由于发育异常所致。

3. 习惯性髌骨脱位

由于失治、误治而形成髌骨的反复多次脱位。

（二）按其脱位的部位和方向

1. 髌骨外侧脱位

髌骨沿矢状面翻转90°，脱于膝关节外侧，髌骨关节面正对股骨外髁（图2-21），最多见，占髌骨脱位的95%以上。髌骨脱位多脱向外侧，与膝关节的生理结构有关：①膝关节有10°~15°的外翻角；②股骨外髁小，内髁大；③股四头肌与髌韧带不在一直线上，力线偏于外侧。

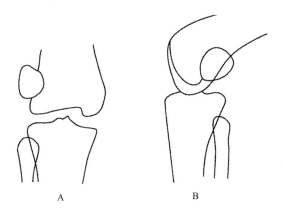

图2-21 髌骨外侧脱位
A. 正面观；B. 侧面观

2. 髌骨膝关节间脱位

髌骨沿冠状面翻转脱于胫股关节之间，髌骨关节面朝向胫骨平台，极少见（图2-22）。

3. 髌骨股骨髁间脱位

髌骨沿矢状面翻转90°左右，侧棱于股骨两髁间，髌骨关节面朝向内侧，极少见（图2-23）。

4. 髌骨上脱位

又称髌骨上移，髌骨下缘与胫骨平台或股骨髁相交锁，髌骨沿冠状面翻转，髌骨关节面朝向股骨髁前下方，或侧指向股骨下端，极少见（图2-24）。

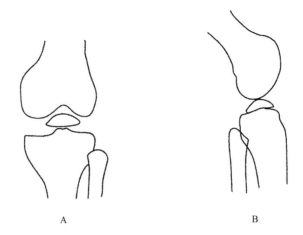

A   B

图 2-22　髌骨膝关节间脱位

A. 正面观；B. 侧面观

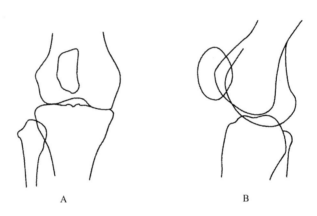

A   B

图 2-23　髌骨股骨髁间脱位

A. 正面观；B. 侧面观

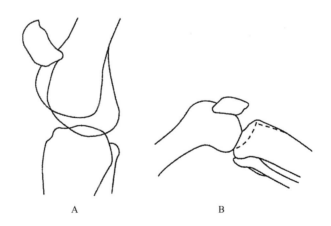

A   B

图 2-24　髌骨上脱位

A. 正面观；B. 侧面观

四、临床表现

伤处肿胀明显，髌骨压痛，活动明显受限，感觉膝部发软，行走困难，伸膝及用手轻推可复位。关节镜检查及 X 线检查可见髌骨脱位。患者感觉到膝关节突然剧痛，可有脱臼感觉或无力。在膝关节伸直后髌骨经常自行复位，复位时常可听见"卡嗒"声。

五、辅助检查

（一）X 线检查

常规的膝关节 X 线正侧位摄片十分必要，屈膝 30°侧位片，检查是否有高位髌骨存在；拍摄屈膝 30°或 45°髌骨轴位片，可以发现髌骨外侧半脱位。

（二）CT、MRT 检查

CT 扫描在疑难病例中有其特殊价值，可用来确定 3 种特殊的髌骨力线：Ⅰ型，髌骨移位；Ⅱ型，髌骨倾斜合并移位；Ⅲ型，髌骨倾斜。MRI 检查可以清晰地显示髌股关节半脱位、膝关节积液，同时还能判断有无伴随的股骨髁软骨损伤或其他关节内结构损伤。

（三）关节镜检查

关节镜检查主要是评估关节软骨面损害程度，根据髌骨软骨面退变程度决定选择何种手术，可以分成 4 级：1 级，仅软骨变软；2 级，有直径不到 1.3 cm 的纤维化病灶；3 级，纤维化病灶直径大于 1.3 cm；4 级，软骨下骨皮质已暴露。

六、诊断

（一）诊断依据

（1）好发于青少年。

（2）膝关节肿胀、疼痛，不能自主伸膝，膝前方平坦，髌骨向外侧移位，膝关节伸直位则髌股关系恢复正常，屈膝时髌骨可重新脱位。

（3）X 线检查：髌骨位于膝关节外侧股骨外髁处。

（二）诊断分类

（1）按病理机制可分为：外伤性髌骨脱位、先天性髌骨脱位和习惯性髌骨脱位。

（2）按其脱位的部位和方向可分为髌骨外侧脱位、髌骨膝关节间脱位、髌骨股骨髁间脱位和髌骨上脱位。

七、鉴别诊断

（一）与膝关节内侧副韧带损伤的鉴别

膝关节侧副韧带损伤膝关节肿胀较轻，髌骨向外侧活动度较小或无活动度，不能形成脱位。

（二）与膝关节内侧半月板损伤的鉴别

内侧半月板损伤膝关节肿胀较轻或无肿胀，膝内侧压痛较局限，压痛在关节错缝处，膝关节活动度较小或无活动度，屈膝受限，膝关节研磨试验（＋）。

八、治疗

(一) 手法复位

髌骨外侧脱位复位容易，采用屈伸法即可复位。

1. 髌骨外侧脱位

采用屈伸复位法或屈伸推挤复位法。患者仰卧，医者站于患侧，一只手持膝，另一只手持踝上方，顺势将膝关节伸直，即可复位。或在伸直的过程中，以持膝手的拇指推髌骨向前即可复位。若髌骨与股骨外髁相嵌顿，用上法不能复位者，可采用嵌入缓解法加屈伸推挤复位法。患者仰卧，一名助手固定股部，另一名助手持踝关节上方，先使膝关节屈曲外翻，使外侧筋肉松弛（有时髌骨的交锁可自行缓解）。医者站于患侧，双手持膝，先以两手四指，挤压脱位的髌骨内缘，使髌骨更向外翻转以扩大畸形，松解嵌顿，后令牵踝的助手将膝关节慢慢伸直，同时术者以两手拇指推挤脱出的髌骨向内前即可复位。

2. 髌骨关节内脱位

采用嵌入缓解复位法。局部麻醉或神经阻滞麻醉下进行。患者仰卧，一名助手固定股部，另一名助手扶持踝关节上方。医者站于患侧，先将膝关节缓缓屈曲60°左右，医者快速推按胫骨上端向后，并过伸膝关节，使嵌夹于胫股关节之间的髌骨弹出，然后将膝关节伸直即可复位。如上法失败，可采用钢针撬拨复位法，在局部麻醉或神经阻滞麻醉和X线透视下进行。患者仰卧，常规消毒铺巾，一名助手固定股部，另一名助手扶持踝关节上方，将膝关节缓缓屈曲80°~90°，使膝关节前侧间隙增宽。医者站于患侧，由膝关节内侧刺入骨圆针，至髌骨上缘之后，然后向前方推顶髌骨，使其滑出关节间隙，再进行推挤、按压使复位成功。

注意进针部位及深度，操作要稳缓，勿刺伤神经及血管。如复位失败，可进行切开复位。

3. 髌骨股骨髁间脱位

采用伸屈推挤复位法。患者仰卧，一名助手固定股部，另一名助手扶持踝关节上方，顺势将膝关节做小幅度缓缓伸屈。医者站于患侧，一只手拇指先按推髌骨外缘向内，以扩大畸形，缓解其与股骨外髁之间的交锁，另一只手同时持脱出的髌骨内缘向内旋转推挤，让持踝部的助手同时将膝关节伸展，即可复位。

4. 髌骨上脱位

采用伸屈复位法或伸屈推按复位法。患者仰卧，一名助手固定股部，另一名助手扶持踝关节上方。医者站于患侧，双手扶持膝关节，让上、下两助手缓缓将膝关节屈曲，即可缓解交锁，然后缓缓将膝关节伸直即可复位。或当上、下两助手将膝关节缓缓屈曲的过程中，术者在扶持膝关节的同时，以两手拇指推按髌骨的上缘，使其下缘的嵌顿缓解，然后伸直膝关节，脱位的髌骨即复位。

(二) 固定

用下肢托板或石膏托将膝关节固定于屈曲10°~15°中立位4~6周。

(三) 辨证施治

参见膝关节脱位的相关内容。

（四）手术治疗

1. 外伤性髌骨脱位

髌韧带断裂者宜立即修复。内侧关节囊破裂者原则上应手术治疗。也有学者主张长腿石膏固定 4~6 周，手术方法为清除关节内积血、软骨碎屑，并缝合从髌骨缘撕脱的关节囊。

2. 习惯性髌骨脱位

习惯性髌骨脱位的治疗，年龄越小效果越好。尽早治疗不仅能解决脱位问题，还可避免继发畸形。如果治疗较晚，会出现髋、膝关节继发屈曲、腰前凸加大等畸形，甚至膝关节骨性关节炎，影响工作与生活。

实践证明手术治疗能取得明显的效果。手术方法很多，归纳起来有以下 3 种：①膝内侧肌膜、关节囊、股四头肌扩张部分紧缩缝合术；②肌膜移位术，内侧肌膜、肌肉带蒂移位术；③肌腱移位术，将内侧腘绳肌移位，加强股四头肌内侧力量。

九、并发症

本病还容易并发一些术后并发症，包括再脱位、膝反屈、屈曲受限、骨关节炎等。手术后如髌股关节对合不良可致髌股关节炎，遗留髌部疼痛，所以矫形时应既有效地矫正脱位，又尽量维持正常髌股关节结构，保持髌股关节对合关系正常，术后不遗留膝部疼痛及髌股关节炎，功能恢复快。

十、功能锻炼

固定后，即指导患者做自主股四头肌收缩锻炼，肿胀消减后做带固定仰卧抬腿锻炼。4~8 周解除固定后，先开始做膝关节自主屈曲，然后下床活动锻炼，按膝关节功能疗法处理。自主锻炼包括靠墙操，即患者下蹲约 40°、保持腰背靠墙 15~20 秒，共重复 10~15 次；用一个 15~20 cm 的平台，进行侧面与正面的跨台阶锻炼；继而进行小弧度压腿练习，并使用固定自行车与楼梯机进行耐力强化锻炼。当患者股四头肌与腘绳肌肌力恢复正常、恢复体育运动所需的敏捷性后，患者可参加体育活动。一般而言，参加体育活动的前 2~3 个月要使用髌骨固定带。

十一、预后

大多数病例预后良好。

（张　坤）

第六节　踝关节脱位

踝关节由胫、腓骨下端的关节面与距骨滑车构成，故又称距骨小腿关节。

一、解剖

胫骨的下关节面及内、外踝关节面共同构成的"门"形的关节窝，容纳距骨滑车（关节头），由于滑车关节面前宽后窄，当足背屈时，较宽的前部进入窝内，关节稳定；但在跖屈时，如走下坡路时滑车较窄的后部进入窝内，踝关节松动且能做侧方运动，此时踝关节容易发生扭伤，其中以内翻损伤最多见，因为外踝比内踝长而低，可阻止距骨过度外翻。

踝关节囊前后较薄，两侧较厚，并有韧带加强。胫侧副韧带为一强韧的三角形韧带，又称三角韧带，位于关节的内侧，起自内踝，呈扇形向下止于距骨、跟骨、舟骨。由于附着部不同，由后向前可分为4部分：距胫后韧带、跟胫韧带、胫舟韧带和位于其内侧的距胫前韧带。三角韧带主要限制足的背屈，前部纤维则限制足的跖屈。腓侧副韧带位于关节的外侧，由从前往后排列的距腓前韧带、跟腓韧带、距腓后韧带3条独立的韧带组成，连结于外踝与距、跟骨之间。距腓后韧带可防止小腿骨向前脱位。当足过度跖屈内翻时，易损伤距腓前韧带及跟腓韧带。

踝关节属于滑车关节，可沿通过横贯距骨体的冠状轴做背屈及跖屈运动。足尖向上，足与小腿间的角度小于90°称为背屈，反之，足尖向下，足与小腿间的角度大于直角称为跖屈。在跖屈时，足可做一定范围的侧方运动。

二、病因病机

多为间接暴力所致，如跌、扭而致伤，常见由高处跌下，足部内侧或外侧着地，或行走不平道路，或平地滑跌，使足旋转、内翻或外翻过度，往往形成脱位，且常合并骨折。

若跌下时足的内侧着地或滑跌时足呈过度外旋、外翻，而致内侧脱位，多合并外踝骨折；或同时有内踝骨折，又称外翻脱位。

与外侧脱位机制相反，如由扭崴，由高处跌下，足外侧着地，或使足过度内旋、内翻而致伤，形成踝关节外脱位，多合并内踝骨折；或同时有外踝骨折，又称内翻脱位。

若由高处掉下，足呈高度背屈位，跟骨后结节部着地，身体向前倾，而致胫骨下端向后错位，形成关节前脱位，多合并胫骨前唇骨折；或由外力推跟骨向前，胫腓骨向后的对挤暴力，也可形成踝关节前脱位。

若由高处掉下，足高度跖屈，足尖或前足着地，身体向后倾倒，致胫腓骨下端向前，足推向后，形成踝关节后脱位，往往合并后踝骨折。

若暴力过大，在致踝关节脱位过程中，同时导致皮肉损伤，形成开放性脱位。此种损伤多见于踝关节外脱位（即内翻脱位）。

按脱位的方向可分为：①外脱位，足跗脱向外侧；②内脱位，足跗脱向内侧；③前脱位，足跗脱向前侧；④后脱位，足跗脱向后侧。

按皮肉损伤程度可分为：①闭合性脱位，皮肉损伤轻，无开放性伤口；②开放性脱位，皮肉损伤严重，有开放性伤口与外界相通。

内脱位较多见，其次是外脱位和开放性脱位，后脱位少见，前脱位则极少见。此外，踝关节在外翻暴力作用下，而外踝未合并骨折，仅内踝有撕脱骨折或内侧韧带撕裂，可致距骨及其以下各骨向内侧脱位，一般为半脱位；同样在内翻暴力作用下，可致距骨及其以下各骨向外侧半脱位。

三、临床表现

受伤后踝部即出现疼痛、肿胀、畸形和触痛。后脱位者胫腓骨下端在皮下突出明显，并可触及，胫骨前缘至足跟的距离增大，前足变短；前脱位者距骨体位于前踝皮下，踝关节背屈受限；向上脱位者外观可见伤肢局部短缩，肿胀剧烈。

四、辅助检查

（一）X线检查

常规行踝关节X线正、侧位摄片检查，确定脱位的方向、程度、有无合并骨折等。

（二）CT、MRI检查

CT、MRI检查有利于明确关节及软组织病变的大小、范围和密度变化，检出合并存在的微小骨折。

五、诊断

（一）诊断依据

（1）有外伤史。

（2）局部肿痛、畸形，足踝功能障碍，踝穴空虚。

（3）X线检查可确诊，并可显示有无合并骨折。

（二）诊断分型

1. 踝关节内脱位

多为外翻、外旋致伤。踝关节肿痛，功能障碍，足呈外翻外旋，内踝下高突，外踝下凹陷，畸形明显，可合并双踝骨折（图2-25）。

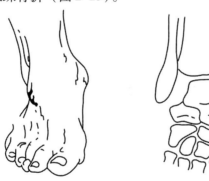

图2-25 踝关节内脱位

2. 踝关节外脱位

多由内翻、内旋致伤。踝关节肿痛，功能障碍，足呈内翻内旋，外踝下隆突，内踝下空虚，多伴双踝骨折（图2-26）。

3. 踝关节前脱位

局部肿痛，足背伸，跟骨前移，跟腱紧张，跟腱两侧可扪到胫腓下端向后隆突，可伴胫骨前缘骨折（图2-27）。

4. 踝关节后脱位

局部肿痛，活动功能丧失，足跖屈，跟骨后突，跟腱前方空虚，踝前可扪及突出的胫骨下端，其下方空虚，可合并后踝骨折。

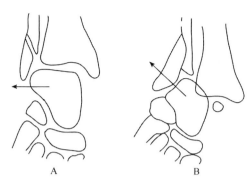

图 2-26　踝关节外脱位

A. 单踝；B. 双踝

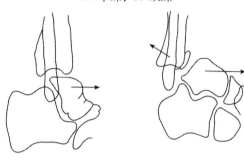

图 2-27　踝关节前脱位

六、鉴别诊断

踝关节韧带损伤时，因外力程度的不同，可导致踝关节韧带的完全断裂及撕脱性骨折，应予仔细鉴别。

（一）踝关节内、外侧副韧带完全断裂

外侧副韧带完全撕脱（伴有或不伴有外踝撕脱骨折）时，常可合并距骨暂时脱位，在足内翻时，不仅外踝疼痛剧烈，且感觉踝关节不稳，距骨有异常活动，甚至在外踝与距骨外侧可触到沟状凹陷。X 线检查可见距骨在踝穴内有明显倾斜。内侧副韧带完全撕脱时，多合并下胫腓韧带的撕脱，其临床表现有时与内踝扭伤相似。但根据 X 线检查所示距骨体与内踝的间隙增宽这一现象即可诊断。

（二）第 5 跖骨基底部撕脱骨折

本病与踝关节外侧副韧带损伤的机制相似，是由于暴力使足突然旋后时，腓骨短肌受到牵拉，引起第 5 跖骨基底部撕脱骨折。检查时，在第 5 跖骨基底部可有明显压痛。X 线足部正、斜位片可确诊。

七、治疗

（一）手法复位

1. 踝关节内脱位

采用牵拉推挤复位法。患者患侧卧位，膝关节半屈曲，助手固定患肢小腿部，将小腿端

起。医者一只手持足跗部，另一只手持足跟，顺势用力牵拉，并扩大畸形，然后用两手拇指按压内踝下骨突起部向外，其余指握足，在保持牵拉的情况下，使足极度内翻、背伸，即可复位。

2. 踝关节外脱位

患者健侧卧，患肢在上，膝关节屈曲，助手固定患肢小腿部，将小腿端起。医者一只手持足跗部，另一只手持足跟，顺势用力牵拉，并扩大畸形。然后用两手拇指按压外踝下方突起部向内，其余指握足，在保持牵拉的情况下，使足极度外翻，即可复位。

3. 踝关节前脱位

采用牵拉提按复位法。患者仰卧，膝关节屈曲，助手固定患肢小腿部，将小腿端起。医者一只手握踝上，另一只手握足跗部，顺势牵拉的情况下，持踝上之手提胫腓骨下端向前，握足跗的手使足跗屈并向后推按，即可复位。然后跗屈踝关节。

4. 踝关节后脱位

患者仰卧，膝关节屈曲，一名助手固定患肢小腿部，将小腿端起，另一名助手一只手持足跗，另一只手持足跟，顺势向远端牵拉，并扩大畸形。医者用力按压胫腓骨下端向后，同时牵足的助手在牵拉的情况下，提足向前并背屈，即可复位。

5. 开放性脱位

争取时间，彻底清创。先整复脱位并以钢针固定，再缝合伤口。

（二）固定

1. 踝关节内脱位复位后

用踝关节塑形夹板，将踝关节固定在内翻位3周，合并骨折者固定5周。

2. 踝关节外脱位复位后

用踝关节塑形夹板，将踝关节固定在外翻位3周，合并骨折者固定5周。

3. 踝关节前脱位

用石膏托将踝关节固定于背屈、中立位3~5周，注意塑形。踝关节前脱位复位容易，但在固定过程中，常发生再脱位。其主要原因有：后侧关节囊撕裂，胫骨前唇又往往合并骨折；复位后，患者仰卧，足跟部着力，小腿下段因重力下垂，而逐渐形成再脱位。因此，当用石膏托固定时，一定要很好地塑形，后托要向前顶住小腿下段，以防止继发性再脱位。

4. 踝关节后脱位

用石膏托将踝关节固定于跗屈、中立位3~5周，注意塑形。踝关节后脱位，固定期间，由于小腿不自主地向前抬动，足跟易向后下垂，重复了受伤机制，易造成继发性再脱位。因此，石膏托要很好地塑形，避免足向后垂，同时要经常向前方牵提足部，以保证复位良好。

（三）辨证施治

1. 内服药

此种损伤位于足踝，瘀血易下注内结，多肿胀严重，有的起水疱，故发病后，即应内服大剂量活血化瘀、科湿通经之剂，方用活血疏肝汤，或血肿解汤与活血灵合煎；起有水疱，可内服清热解毒、利湿通经之剂，方用解毒饮与血肿解汤合用；待肿消退后，内服通经利节、壮筋骨、强腰膝、通经活络之品，药用加味益气丸与养血止痛丸合用或健步壮骨丸等。

开放性损伤，初期内服清热解毒、活血消肿的中药，方用仙复汤或解毒饮。如发生伤口感染，时久可内服益气生肌、托里排脓之剂，方用托里消毒饮。

2. 外用药

复位后，外贴活血接骨止痛膏。解除固定后，外洗以活血舒筋中药，方用苏木煎。

（四）手术治疗

伤处软组织肿胀剧烈，复位失败或甚感困难者，可给予手术开放复位。手术中对距骨体不需要做内固定，但周围韧带撕裂、断裂伤者必须修补；合并踝部骨折者，骨折复位后须做相应可靠内固定。

八、并发症

常并发内、外髁及胫骨远端前、后唇骨折。

九、功能锻炼

踝关节要尽早开始功能活动，无论是否合并骨折，从固定一开始，即需做足趾的活动。2 周后，带固定下床做不负重活动锻炼；解除固定后，开始做踝关节的功能锻炼；再 1 周后下床练习负重行走，并配合进行踝关节的按摩活筋治疗。

十、预后

治愈后，由于周围韧带损伤，关节不稳，晚期容易出现骨关节炎，效果欠佳。

（张　坤）

第三章

创伤急救

第一节　创伤的分类

与严重创伤的评分不同，严重创伤分类的目的在于采用科学的方法，迅速缓解大量伤员与救治力量有限的矛盾，科学安排伤员救治的轻重缓急，以确保危重伤员得到优先救治，整个治疗过程井然有序。对于各种创伤，可以采用伤部、伤因、伤型及伤情四者相结合的分类方法，这样既可以明确诊断，又能表明损伤的严重程度。

一、按受伤部位分类

按解剖生理关系，可以把人体分成 8 个部位，每个部位损伤有它各自的特点。

（一）颅脑部

颅脑部包括眉间、眶上缘、颧弓、外耳道、乳突尖到枕骨粗隆连线以上的部位。由完整而坚硬的颅骨与人体最重要而又最脆弱的脑组织组成。颅骨未损坏的伤员，可以出现脑震荡、脑挫伤，并可并发颅内出血；颅骨有破坏的伤员，一般有颅内出血和较重的脑挫裂伤，可立即威胁到伤员的生命，应抓紧时间治疗。硬脑膜是防御感染的主要屏障，脑实质对细菌感染的耐受力也较强，因此在伤后 48~72 小时进行清创有时仍可达到满意效果。

（二）颌面颈部

面部的表面划分是自鼻根起向两侧沿眶上缘上边至耳前、颞颌关节处，沿下颌骨下缘相接于颏的联合处。颈的表面为自胸骨柄上缘正中点沿锁骨上缘向两侧延伸，与前、后腋线的延长线相交，沿斜方肌的上缘向内侧相接于第 7 颈椎棘突。它既是人体外貌的外露和表情部分，又是各特殊感觉器官和呼吸、饮食、语言等重要功能的集中表现部位。创伤一方面可以造成一种或几种器官，如脑、眼、耳、鼻等的同时损伤和功能障碍，甚至威胁到伤员生命；另一方面伤后颌面部留下的残疾可能给伤员造成巨大的心理障碍。这部分创伤最好由神经外科、眼科、耳鼻喉科、口腔科和普通外科的医生联合救治。

（三）胸部

胸部上界与颈部相连，两侧由腋前、后皱襞与肩峰的连线与上肢相连，下界由胸骨剑突、肋下缘到第 8 肋间相连，后面由两侧第 8 肋间连线通过第 11 肋到第 1 腰椎中点的连线与腹部相连接。胸廓外形的完整和胸腔内的负压维持机体呼吸与循环功能。因此，胸壁的破坏或变形以及胸腔被血、气压缩都可以立即造成心肺功能的紊乱。因此，胸壁伤与胸腔伤有同等的重要性，都应按重伤员对待。

（四）腹部

腹部上界与胸部相连，下界从耻骨联合上缘顺腹股沟韧带沿髂前上棘、髂骨到骶骨上缘。腹部脏器众多，创伤的主要危险是内出血造成的休克和内脏破裂造成的腹膜炎，两者均可致命。因此，只要发现有内脏损伤，原则上都必须进行探查与有效的手术处理。

（五）骨盆部

骨盆部上界为腹部，前下包括外阴与会阴部。由耻骨联合下缘向外连线到股骨大粗隆上缘，向后沿臀下皱襞到会阴部。集泌尿生殖与消化系统末端于一体。特点是有骨性盆壁保护盆腔脏器，但在骨盆骨折时除有大量出血外也可继发或伴有内脏损伤。特别是部分泌尿生殖器和消化道末端同时遭受创伤，可引起严重污染。

（六）脊柱脊髓部

脊柱脊髓部解剖范围相当于棘突全部以及邻近部位。创伤引起的最大问题是造成不同平面和不同范围的截瘫或偏瘫，能致终身残疾。救治时必须防止附加损害。

（七）上肢

上肢上端与胸部相连，可分为肩、上臂、前臂和手 4 个部分，是人体生活和工作的主要运动器官，其特点是功能灵活，损伤的机会较多。治疗上肢创伤时要把重点放在恢复功能上。

（八）下肢

下肢上端与骨盆部连接，可分为大腿、小腿和足部 3 个部分。其功能是移动身体与负重。伤后多需卧床治疗，治疗期长。治疗重点应使行动和负重功能恢复。

据战伤资料统计，在战伤中头颈部伤一般占 15%～20%，躯干伤占 15%～20%（其中胸部伤占 8%，腹部伤占 6%），上肢伤占 25%～30%，下肢伤占 30%～35%。按交通事故伤资料统计依次为下肢（主要为小腿）85%，头部 50%～80%，臂部 20%～50%，其他部位则较少。由此可见，和平、战时的创伤在部位上有一些差别。

二、按致伤原因分类

（一）刺伤

因锐器，如刺刀、剪刀、铁钉、钢丝等所致的组织损伤，其特点是伤口小而深，有时可以刺入深部体腔而皮肤仅有很小的伤口。刺伤内脏时可以引起体腔内脏大量出血和（或）穿孔。刺入心脏，可迅速致死。

（二）火器伤

火器伤为常规武器战伤，是以火药为动力的武器致伤。

1. 枪弹伤

由各种枪支发射的弹丸所致的组织损伤。根据枪弹的速度不同，可以分为以下 3 类。①低速：366 m/s 以下，如一般的手枪子弹。②中速：366～762 m/s，如一般的卡宾枪和冲锋枪子弹。③高速：762 m/s 以上，如部分步枪子弹。子弹具有致伤力的原因为它具有动能，而子弹动能的大小又与它飞行速度的平方成正比，其计算公式：$KE = mv^2/2\,g$。式中，KE 代表动能，m 代表质量，v 代表速度，g 代表重力加速度。

当低速子弹穿入组织时，作用力沿着弹道的轴线前进，直接离断、撕裂和击穿弹道上的组织，形成一个伤道。而高速子弹贯穿组织时，不仅有前冲力，还有侧冲力，具有一定的向四周扩散的能量和速度，因而迫使伤道周围组织迅速向四周压缩和移位，形成比子弹大数倍甚至数十倍的椭圆形空腔，称为暂时空腔，存在时间极短，约为数毫秒，其内压力有时可达100 个大气压以上。子弹穿过后空腔很快缩小，留下一残存伤道，即临床上常见的伤道。伤道内充满失活组织、血液、血块、异物等。从病理学上可以将高速弹伤后的伤道及伤道周围组织分成以下 3 个区。

（1）原发伤道：即投射物直接损伤组织造成的损伤区域，其中充满失活组织、异物、污染物、血液和渗出液等。

（2）挫伤区：紧靠原发伤道，为直接遭受挫伤的区域。此区的损伤范围在伤后数小时内不易判定，一般需要在 2 天后出现明显的炎症分界时才能分清。根据受伤程度，可以发生部分或全部坏死，继而脱落，因而使原发伤道扩大，通常要比原发伤道大数倍。由坏死组织脱落后形成的伤道称为继发伤道。

（3）震荡区：挫伤区之外是震荡区，其范围大小与传至组织的能量多少有关。震荡区的主要病变是血液循环障碍及其引起的后果。因为此区内的组织并未直接遭受投射物的打击，伤后短时间内又看不出显著的变化，数小时后才出现不同程度的血液循环障碍，如充血、瘀血、出血、血栓形成、渗出和水肿等。血栓形成可导致组织坏死。水肿可以压迫周围的组织，从而引起局部缺氧和坏死。震荡区的血液循环障碍为战伤感染的发生提供了条件。

以上 3 个区域并无明确的界限，并可能有交叉，因具体条件不同，损伤的范围和病变的发展过程也不尽相同，有的早期就可以愈合，有的却发生进行性坏死和感染。

资料表明，某些高能撞击伤，如高速车祸所致的软组织伤的创面组织病理改变与枪弹伤的某些病理改变有相似之处。因此，了解高速枪弹伤伤道的病理特点对于高能创伤时局部创面的处理十分有益。

2. 弹片伤

炸弹、炮弹、手榴弹、地雷、水雷、鱼雷、常规弹头导弹等爆炸后的弹片向外飞散杀伤人体所致的损伤。在现代战争中弹片伤的比例大于枪弹伤。据一组 933 例战伤统计，弹片伤发生率高达 91.8%，其中炮弹伤 701 例（75.1%），地雷伤 130 例（13.9%），枪伤 74 例（8%），手榴弹伤 26 例（2.8%），雷管伤 2 例（0.2%）。

弹片伤造成的周围伤道组织挫伤区随伤员距离爆炸中心远近而有轻重之分，但弹片爆炸时带入伤道的泥土等污染较枪弹伤更为严重，而且常为多处弹片致伤，伤道复杂。据一组200 例钢珠弹伤的资料统计，总共体表伤口有 2 800 处，平均每人 14 处受伤，最多者达 318处。因此，高速弹片伤的特点是战时多，伤情复杂，易于漏诊、误诊。

3. 冲击伤

冲击波作用于人体造成的各种损伤，多为烈性炸药、瓦斯、空气燃烧弹或核武器爆炸时产生的压力波击中体表后释放能量所致。典型冲击伤的特点是多发性听器与内脏损伤（以心、肺、胃肠道为主），而体表常完好无损。冲击伤的伤情与实际所受的压力值密切相关。一般认为，压力值越高，伤情越严重。在冲击波的作用下，人体心肺和听器最易受损。临床上所见的爆震伤主要指空气冲击波和水下冲击波直接作用人体造成的损伤。另外，在冲击波通过固体传导使人体致伤或因冲击波的抛掷及其他间接作用引起的损伤虽然也属于冲击伤范围，但不把它称为爆震伤。在战时，冲击伤见于原子弹、炸弹爆炸附近的损伤，平时则偶见于化工厂、矿井的爆炸事故等。冲击伤与一般创伤的区别在于它具有多处受伤、外轻内重以及伤情发展迅速等临床特点。

（三）挤压伤和挤压综合征

肌肉丰富的四肢、躯干受重物较长时间的重压（1 小时以上）所致的损伤。如伤员四肢被挤压，受伤部位明显肿胀者称为四肢挤压伤。如胸部受挤压后胸腔内压力骤然升高，心腔和胸腔内大静脉受压，上腔静脉内的血液向头、颈部逆流，由于这些静脉无静脉瓣，就使小静脉和毛细血管内的压力骤然升高而破裂出血，在面、颈、肩和上胸部皮下、球结膜和颊黏膜等处出现广泛性瘀斑和出血点，这种情况临床上又称为创伤性窒息。如挤压伤后出现受压部位肿胀，并伴有肌红蛋白尿及高钾血症的急性肾衰竭，称为挤压综合征。挤压伤和挤压综合征平时多见于地震、房屋倒塌、建筑事故等。

（四）撕裂伤

因钝物打击所致皮肤、软组织撕裂，常有明显的外出血，伤口周围组织有挫裂。

（五）撕脱伤

撕脱伤指高速旋转的机轮和马达纽带等将大片头皮撕脱或四肢皮肤皮下组织与深筋膜肌肉剥脱分离。脱离的组织常失去活力而深层组织则损伤较轻。有时皮下广泛撕脱而皮肤表面却很完整，这种现象应引起重视。

（六）钝挫伤

钝挫伤为钝性物打击后表面皮肤尚完整，而深部体腔却可能损伤严重。如腹部钝挫伤时腹壁无伤口，而腹腔内脏却发生破裂出血或穿孔等。

（七）扭伤

外力作用于关节，使其发生过度扭转，引起关节、韧带、肌腱等损伤，严重者可以发生断裂。常出现皮肤青紫、疼痛、肿胀和关节活动功能障碍。

（八）其他损伤

如烧伤、冻伤等。

三、按受伤类型分类

（一）按创伤有无伤口分类

可分为闭合伤和开放伤两类。

1. 闭合伤

皮肤保持完整，表面并无伤口。闭合伤伤情不一定很轻，其难点在于难以确定有无体腔脏器损伤。如胸部闭合伤，可以引起胸内器官损伤，造成肺破裂、血胸、气胸；如颅脑闭合伤，可以发生脑挫裂伤和颅内血肿。

2. 开放伤

皮肤完整性遭破坏，有外出血，受伤时细菌侵入，感染机会多，如刺伤、撕裂伤等。也可同时有内脏或深部组织损伤。火器性损伤均为开放伤。

（二）火器伤按伤道形态分类

可分为贯通伤、非贯通伤、切线伤和反跳伤 4 种。

（三）按体腔是否穿透分类

按颅腔、胸腔、腹腔、脊髓腔以及关节等创伤中的硬脑膜、胸膜、腹膜等是否被穿透，可以分成穿透伤和非穿透伤。

四、按损伤严重程度分类

（一）轻伤

没有重要脏器的损伤，不影响生命，无须住院治疗者，如小的挫伤或裂伤、小的单纯性骨折。10% 以内的无碍行动的 I 度烧伤（面部、手部、会阴部除外）。

（二）中等伤

一般无生命危险，但可在一段时间内失去生活、工作和战斗能力，治愈时间较长，治愈后可能留有功能障碍。如广泛的软组织挫伤、上肢的开放性骨折、肢体挤压伤、创伤性截肢以及一般的腹腔脏器伤等。

（三）重伤

重要脏器或部位的损伤，伤势严重，有生命危险或发生严重并发症的危险而需要紧急治疗的伤员。部分伤员早期既不能耐受手术，也不宜转运。治愈时间较长，治愈后可能留有严重残疾，如严重休克、内脏伤、大面积 III 度烧伤、呼吸道阻塞以及开放性气胸等。

（四）极重度伤

伤员伤情危重，生命垂危，存活希望极小，如心脏和主动脉破裂。

（姜　东）

第二节　创伤的救治原则

对创伤患者实施快速有效和合理的急救处理，不仅可以最大限度地挽救伤员生命，还可以减轻伤残，更有利于恢复受伤机体的生理功能。创伤最好的救治是从现场急救开始的，但由于创伤发生突然，可涉及机体任何部位，形式多样，复杂多变，严重度不一，给救治带来困难。面对创伤，如何在第一时间给予合理救治，需要掌握基本的急救处理原则。

一、察看现场脱离险境

创伤现场时常处于危险状态，给救援人员和伤员的生命构成危险。不注意事发现场的安全程度，盲目救援，就有可能造成不必要的伤亡。因此，救援人员到达现场后，要首先查看和分析救治场所的安全状况。如果没有危险因素，应就地抢救伤员，稳定其病情；如果现场安全性差，应先将伤员移至安全场所，再实施救治。救治中应注意自身和伤员的安全。

二、迅速评估病情，分清轻重缓急

开始急救时，首先观察伤员的生命体征，如意识、呼吸、气道通畅程度、脉搏、肢体活动状况等；重点察看威胁生命的创伤，如大出血、活动性出血、开放性头胸腹部创伤等；只要情况许可，就应做全面的体检，以发现隐含的危及生命的创伤，如腹腔、盆腔内大出血等，力争在最短时间内分清病情的轻重缓急。

为了避免创伤查体时发生疏漏，急诊急救（创伤）医师应牢记美国 Freeland 等提出的"CRASHPLAN"。C：Cardiac（心脏）；R：Respiratory（呼吸）；A：Abdomen（腹部）；S：Spine（脊柱）；H：Head（头部）；P：Pelvis（骨盆）；L：Limb（四肢）；A：Arteries（动脉）；N：Nerves（神经）。

三、急救与呼救并重

现场救援者应根据伤员的数量和创伤的严重程度，在实施急救的同时，迅速与创伤急救中心或相关医疗机构发出求救，以得到更多的医护人员参与急救，使更多伤员在第一时间获得有效救治。

四、先救命后治伤

救治创伤的第一目的是挽救伤员的生命，因此应优先抢救危及伤员生命的心搏呼吸骤停、窒息、大出血、开放性或张力性气胸等。急救早期不忘 ABC，即开放气道、人工呼吸、循环支持。待伤员生命稳定后，再处理其他创伤，以利恢复其生理功能。

五、先重伤后轻伤

在创伤急救的实践中证明，先处理危及生命或有可能危及生命的创伤，先救重伤员，能最大限度地挽救更多伤员的生命。先处理完严重创伤和重伤员，再处理轻伤和病情轻的伤员。

六、先止血后包扎

出血能致命，未给伤口进行有效的止血就先包扎伤口，常达不到止血的目的，尤其是较大血管或动脉的出血更难。不适当的包扎还会掩盖伤口的出血状态，从而延误救治。另外，对头部、胸部、腹部等部位的开放性伤口应通过适当包扎使之成为闭合性伤口；有多处伤口时，包扎依次为头部、胸部、腹部、四肢。

七、急救操作迅速平稳有效

现场救治伤员时，时间就是生命，要求各种抢救操作快速到位，尤其翻转体位、开放气道、人工呼吸、电击除颤等。由于伤员病情的复杂性、严重性和不确定性，不平稳的操作会导致伤情加重或造成新的创伤，因此，无论抢救环境条件多么差，救治难度多么大，各种抢救操作必须平稳有效。

八、先抢救后固定再搬运

有些伤员需要搬运转入医院进一步救治，对这类伤员应先通过急救稳定病情，再对受伤的肢体或躯干（特别是颈部和脊柱脊髓损伤）进行适当固定，最大限度地避免搬运中发生呼吸循环衰竭和创伤加重的可能。

九、快速转运重伤员

研究表明，快速将重伤员转运到条件较好的医院实施进一步救治可明显提高存活率，降低伤残率。因此，只要条件许可，应采用最快速的转运方案将伤员送到高水平医院救治。在复杂地形和偏远地区，直升机空中转运被认为是最佳转运方案。

十、医护与转运同行

重伤员在搬运或转运途中，需医护人员时刻关注病情变化，进行必要的救治。

（梁海东）

第三节　创伤严重程度的评估

创伤严重程度的评估是采用客观指标，对伤员的伤情进行评价，使临床医生在处理创伤时，能对创伤的程度作出统一的评定，它有利于对创伤严重程度进行分类、治疗及预测伤员的预后。

引起创伤的因素千差万别，并且受伤者本身机体反应的个体差异，因此，目前尚没有一种评估方法能够对不同原因、不同致伤部位以及不同致伤阶段的伤情进行全面的评估。20世纪60年代末70年代初，一种称为"创伤评分系统"的概念在国外兴起，并得以迅速发展。它是以分数来表示，可对伤员的预后和治疗效果进行定量评价，以及对群体伤员进行可靠的比较。他们的理论基础有的是来源于解剖学，有些则是根据伤员的生理紊乱来表示预后。先后曾采用的评分系统有创伤简明定级标准（AIS）、创伤严重程度评分法（ISS）、创伤指数（TI）、改良创伤评分系统（RTS）、损伤严重特征系统（ASCOT）以及CRAMS评分法等。其中AIS与ISS主要在急诊室和医院使用，而TI与CRAMS评分法等主要用于抢救现场和救护车上。本节概略介绍AIS、ISS以及CRAMS评分法。

一、创伤简明定级标准（AIS）

此标准由美国医学会（AMA）、汽车医学安全委员会（AAAM）及汽车工程师协会（SAE）等共同组织制定。它是以解剖学损伤为基础的损伤严重程度评级方法，自1969年制定以来已多次修订，使其更加完善而符合实际伤情评定的要求。AIS-2005是目前应用较广泛的版本。AIS-2005将身体区域分为头部、面部、颈部、胸部、腹部及骨盆部、脊柱、上肢、下肢、皮肤和未特定指明的部位9个部分。AIS-2005给每个损伤条目以特定的6位数的编码，并在小数点后加一个AIS严重度评分（共7位数）。小数点后的AIS分值表示严重度的6个等级，1分为轻度伤，2分为中度伤，3分为较严重伤，4分为严重伤，5分为危重伤，6分为最严重伤（目前不可救治）。

AIS的优点在于它的原则性与实用性。第一，它以解剖学损伤为依据，这样伤员的每一种损伤便只有一个AIS评分，而在以生理学参数为依据的评价中，由于伤员生理状况的变化，可以使伤员出现多个不同的损伤等级。第二，AIS只评定伤情本身而不评定损伤造成的后果，其目的是使AIS成为评价损伤本身严重程度的方法，而不是用来评价损伤造成的功能障碍或残废。第三，AIS也不是一个单纯预测伤员死亡的分级方法。当然，随着认识的深入，AIS 在不断地改进与完善。

二、创伤严重程度评分法（ISS）

1974 年，Backer 参考 AIS 设计而制定的 ISS 评分系统，目前应用非常广泛。它是在 AIS 的基础上将 AIS 分值最高的 3 个解剖损伤部位的评分值的平方相加。其优点是客观，易于计算。它把颌面伤与头颈部伤分开来评价，更为精确与符合实际。因此，这一方法更确切地应称为 AIS-ISS 法。

评分方法：先根据 AIS 按身体部位给伤员所有损伤逐一评分，从中取 3 个最严重的伤，其分值的平方相加所得的和就是该伤员创伤严重度的总分数。这一评分法的缺点是只适用于钝性损伤，另外，还可能忽略了同一解剖部位的多处损伤。

根据英国 Bull 的经验，伤员的年龄与 AIS-ISS 法测定出的 LD_{50}（半数致死分值）的关系见（表 3-1）。

表 3-1　伤员年龄与 LD_{50} 关系

年龄（岁）	LD_{50} ISS
15～44	40
45～64	29
≥65	20

一般认为，当 ISS 评分 > 50 分时伤员很难存活。当然，也有 ISS > 66 分的伤员被救活的报道。

三、CRAMS 评分法

CRAMS 评分法是 Clemmer 在综合 RPM 法（呼吸、脉率、运动）和 RSM 法（呼吸、血压、运动）评定伤情基础上改进的一种采用循环、呼吸、腹部情况、运动、语言为评判标准的评分方法，适用于院前和急诊科。它用生理指标、创伤机制、受伤部位、创伤类型和年龄等综合评定伤情，其结果更符合院前伤员伤情的实际（表 3-2）。

表 3-2　综合评定伤情的方法

分值指标	2	1	0
循环（C）	返白试验正常和收缩压 > 100 mmHg	返白试验 > 2 秒和收缩压为 85～99 mmHg	返白试验消失或收缩压 < 85 mmHg
呼吸（R）	正常	异常（浅、费劲或 > 35 次/分）	无
胸腹部（A）	胸部和腹部无压痛	胸部或腹部有压痛	腹紧张、胸壁浮动和胸腹有贯通伤
运动（M）	服从命令正常	仅对疼痛有反应	固定体位或无反应
语言（S）	正常（自发）	语无伦次、答非所问	不能或发出无法理解的声音

具体方法是评价伤员循环状况（C）、呼吸状况（R）、腹部（包括胸部）状况（A）、运动状况（M）以及语言能力（S）5 项内容，每项内容评分为 0～23 分。以上 5 项的得分之和即为伤员的 CRAMS 分值。一般认为，以 CRAMS 的分值 ≤ 8 分为重伤标准。

（王开强）

第四节　创伤的早期救治

创伤是指机械性因素引起人体组织或器官的破坏。严重创伤还可能有致命的大出血、休克、窒息及意识障碍，甚至死亡。创伤是当今人类一大公害，约占全球病死率的7%。据统计，创伤是美国45岁以下人群死亡的首要原因，是65岁以下人群死亡的第4位病因。目前，我国每年死于各类创伤的总人数已超过70万，在人口死因构成中占第4位，已经被纳入国家疾病控制计划。

一、创伤基本概念与分类

（一）按致伤原因分类

1. 刺伤

因锐器所致的组织损伤，如刺刀、剪刀、铁钉、竹片或钢丝等所致的组织损伤。刺伤的特点是伤口小而深，可刺到深部体腔，而只有很小的皮肤损伤。刺伤内脏，可引起体腔内大量出血、穿孔；刺伤心脏，可立即致死。平时多见于斗殴、歹徒行凶刺伤或自杀，战时多见于白刃战伤。刺伤一般污染轻，如不伤及重要血管和内脏，治愈较快。

2. 火器伤

由枪、炮、火箭等用火药做动力的武器发射投射物（枪弹丸、炮弹等）所致的损伤，包括弹丸伤和弹片伤。

（1）弹丸伤：又称枪弹伤，是枪弹击中人体产生的损伤。现代战伤中，炸伤发生率低，占战伤的20%~30%。按枪弹出入口情况，致伤形态分为4种。

1）贯通伤：又称穿通伤。投射物击中人体后，产生既有入口又有出口的伤道。按出入口大小分3种情况。①入口与出口同大，多见于高速、稳定的枪弹正位击中人体较薄弱的部位而又未破坏组织的回缩力时。在伤道较长、枪弹的功能已大部分消耗于伤道内的情况下，即使入口和出口都较小，组织的破坏也会很严重。②出口大于入口，见于多数枪弹伤。投射物击中人体后，因受阻而失去稳定性，甚至发生翻滚，增加了投射物与组织接触面积。如果投射物发生破碎或造成粉碎性骨折，则可能因继发性投射物产生很大冲击力，引起组织更严重的破坏，导致出口很大。③入口大于出口，多发生在近距离射击时，枪弹的初起和撞击速度几乎完全一致，产生的冲击力很大，与破坏入口皮肤的回缩力，造成入口处的皮肤崩裂，从而形成较大入口。

2）盲管伤：投射物击中人体时，只有入口而无出口的伤道，多由射击距离较远、能量不大的投射物造成。因为投射物停留在体内，其能量也全部消耗在体内，所以造成的组织损伤有时较贯通伤更严重。

3）切线伤：高速投射物从切线方向撞击人体表面组织引起的沟槽状损伤，其伤情取决于弹头或弹片等投射物侧击力的大小。如高能投射物在近距离内切线位击中体表，传给体内的能量很大，也可造成深层组织或脏器损伤。因此，发生切线伤时，应注意观察深部组织的情况。

4）反跳伤：当高速投射物的动能已接近耗尽时击中人体某一坚硬部位，因无力穿入深层，而从入口处反跳弹出所形成的组织损伤。其入口与出口为同一点。被击中的部位常有轻微出血和组织撕裂，但偶可伤及深部。如头部反跳伤，在其相应部位的脑组织也能发生出血等损伤。

（2）弹片伤：炮弹、炸弹、手榴弹等爆炸后的弹片击中人体后引起的损伤，占现代战争中战伤的70%～80%。大弹片致伤时，常呈"面杀伤"，伤口较小、较浅，但数量不多。

（3）高速小弹片（珠）伤：初速 >762 m/s、自重 <5 g 的弹片或钢珠击中人体后所致的损伤。多为飞机投放的集束型子母弹致伤。一次投放爆炸后可飞散出数十万个钢珠或碎弹片，呈"面杀伤"，一人可同时被多个钢珠或碎弹片击中而发生多处伤。

（4）钢珠弹伤：飞散的钢珠击中人体造成的损伤，是高速小弹片（珠）伤的主要组成部分，其伤情特点和防治同高速小弹片（珠）伤。

（5）炸伤：各种爆炸性武器，如航弹、炮弹、水雷、地雷、手榴弹等爆炸后对人体产生的损伤，包括弹片伤及高压气浪所致的损伤。弹片可造成人体任何部位的外伤，重者可立即死亡。高压气浪可造成肢体缺损、断离或其他部位体表撕裂伤。在有些战伤统计中，把炸伤作为弹片伤的同义词。

（6）地雷伤：由地雷爆炸所致的人体损伤，是炸伤的一种。直接致伤因素是冲击波和弹片。

（7）冲击伤：又称爆震伤。核武器及炮弹等爆炸时产生的强冲击波作用于人体而引起的损伤。空气冲击波的致伤因素主要有超压和动压两种。超压可引起内脏出血、骨膜破裂和听小骨骨折等病变，其中以含气的肺组织损伤最重。

3. 挤压伤

人体肌肉丰富的肢体，受重物长时间（一般 >1 小时）挤压造成一种以肌肉为主的软组织创伤。受挤压的肌肉因缺血坏死，有的因肌肉坏死逐渐由结缔组织代替而发生挛缩。在受到严重挤压的伤员中，除局部病变外，还可发生挤压综合征，即以肌红蛋白尿和高血钾为体征的急性肾功能衰竭及休克。挤压伤和挤压综合征是同一种伤，严重程度不同而表现不同。

4. 玻璃碎片伤

简称玻片伤。因飞散的碎玻璃击中人体而造成的损伤。核爆炸或大型炸弹爆炸时，在相当广阔的地域，建筑物上门窗玻璃会被冲击波击碎，并向四周飞散，击中人体后可造成切割伤，甚至可穿透体腔，形成穿透伤。其伤情和发生率与玻璃片质量、撞击速度和撞击部位有关。

5. 钝挫伤

因钝性暴力作用而引起的软组织闭合性损伤。当钝器作用于体表的面积较大时，其力的强度不足以造成皮肤破裂，但却能使其下的皮下组织、肌肉和小血管甚至内脏损伤，表现为伤部肿胀、疼痛和皮下淤血，严重者可发生肌纤维撕裂和深部血肿。如致伤暴力旋转方向，则引起捻挫伤，其损伤程度更重些。

（二）按创伤有无伤口分类

1. 闭合伤

皮肤保持完整性，表面并无伤口。其伤情并不一定很轻，其难点在于确定有无体腔脏器损伤。如腹部闭合伤，可能引起腹内空腔或实质性脏器伤。闭合性胸部伤，可引起胸内器官损伤，造成肺破裂、血胸、气胸。闭合性颅脑伤，可发生脑挫裂伤，颅内血肿。

2. 开放伤

皮肤完整性遭到破坏，甚至可引起深部器官损伤，有外出血，受伤时细菌侵入，感染机会增多，如刺伤、火器伤等。按有无穿透体腔分以下两种。

（1）非穿透伤：投射物穿入体壁而未穿透体腔的损伤。多较表浅，伤情较轻。但在少数情况下，体腔虽未破坏，体腔内的组织也可因投射物通过体表时能量传向深部内脏而损伤。治疗时应确诊有无内脏损伤，如有应先处理内脏损伤。

（2）穿透伤：投射物穿透体腔（颅腔、胸腔、腹腔、盆腔、脊髓腔、关节腔等）而造成的脏器和组织损伤，多为重伤。发生穿透伤时，被穿透的体腔与外界直接相通，细菌易于侵入而发生严重感染。处理方法因致伤部位而异。

（三）按受伤部位分类

损伤的解剖部位可分为头部伤、颌面部伤、颈部伤、胸部伤、骨盆部（或泌尿生殖系）伤、上肢伤和下肢伤。

（四）按伤情轻重与需要紧急救治先后分类

1. 重伤

严重休克，内脏伤而有生命危险者。

2. 中等伤

四肢长骨骨折、广泛软组织损伤。

3. 轻伤

一般轻微的撕裂伤和扭伤，不影响生命，无须住院治疗者。

（五）创伤中常用的分类名词概念

1. 多发伤

由单一因素造成的多部位、多脏器严重损伤。常伴有大出血、休克和严重的生理功能紊乱，从而危及生命。诊断时必须做全面检查，以免漏诊。治疗上，首先是保全生命，其次是保全肢体。手术指征是收缩压在 12.0 kPa（90 mmHg）以上、脉率在 120 次/分以下、手足转暖。如内出血无法控制，可在积极抗休克的同时施行手术。如复苏效果不佳，需查明有无隐蔽的创伤。凡有危及生命的损伤应优先手术。当数处创伤均有优先手术指征时，可同时多组手术进行。

2. 多处伤

同一部位或同一脏器的多处损伤，包括腹部肝、脾损伤，小肠多处穿孔，上肢多处弹片伤，体表多处裂伤等。多处伤伤情不一，轻者无须特殊治疗（如体表多处擦伤），重者可致死（如肝脏多处挫裂伤）。战伤统计时，常将多发伤与多处伤合称为多处伤。此时主要指某伤员同时有两处以上部位受伤。

3. 多系统伤

多个重要生命系统（如神经、呼吸、循环、消化、泌尿、内分泌等系统）同时发生损伤。严重创伤，特别是多发伤，常表现为多系统伤，如严重肺损伤并发大血管伤，创伤分类统计时，一般不作为专门的分类词应用。

4. 并发伤

两处以上损伤时，除主要较重损伤外的其他部位较轻损伤。如严重颅脑伤并发肋骨骨折，肋骨骨折为并发伤；肝破裂并发脾被膜下血肿，脾被膜下血肿为并发伤等。通常不作为分类词应用。

5. 复合伤

两种以上致伤因素同时或相继作用于人体造成的损伤。多见于核爆炸时，以及常规战争和意外爆炸时。

6. 混合伤

由两种以上的致伤因素（如弹片、枪弹、刃器等）引起的损伤。如某一伤员既有弹片伤，又有枪弹伤，则称此伤员发生混合伤。

7. 联合伤

同一致伤因素引起两个相邻部位的连续性损伤，常见的有胸腹联合伤、眶颅联合伤等。胸腹联合伤约占全部伤员数的 0.03%，其死亡率约为 13.3%。战时多由弹片及枪弹所致，但跳伞着地膝部猛烈屈曲挤压上腹也可发生胸腹联合伤。诊断要注意伤道的位置、临床表现、伤口流出物性质和 X 线检查，如从胸、腹部 X 线检查看到有腹内脏器进入胸腹即可确诊。

（六）创伤的系统检查程序

对出诊的医生来说除了通过检查对创伤作出评估之外，对危重患者还需做创伤范围以外的系统检查，以明确是否存在威胁生命的伤情，并安排及时抢救治疗。因为创伤患者的伤情一般比较危重，要求检查快速、准确、不发生漏诊。通常按如下顺序检查。

1. 头面部

检查重点为判断有无颅脑损伤。

（1）意识状态。

（2）观察有无头皮裂伤、出血。触摸有无头皮血肿及颅骨凹陷。

（3）观察有无面部裂伤、出血。头皮和面部裂伤的出血量经常很大。面部肿胀者需除外上、下颌骨骨折。

（4）观察有无眼球损伤，注意瞳孔大小及对光反射。眼窝周围皮下血肿（黑眼圈）提示可能有颅前窝骨折。

（5）鼻腔、外耳道出血及脑脊液外漏提示有颅底骨折。

（6）注意有无发绀，有无口腔内损伤及积血，昏迷者要防止误吸。

2. 颈部

检查重点为判断有无颈椎骨折及高位截瘫。

（1）观察颈部有无畸形及活动障碍，触摸颈椎棘突有无压痛及顺列改变。

（2）判断有无脊髓及臂丛神经损伤。

（3）注意气管位置是否正中。

3. 胸部

检查重点为判断有无肋骨骨折及其并发症。

（1）观察有无胸廓畸形及反向呼吸，注意呼吸次数、样式及胸廓起伏状态。

（2）检查有无胸廓挤压痛，叩诊浊音，呼吸音减弱或消失。检查心界大小、心律、心音变化。怀疑肋骨骨折及其并发症存在者需拍摄胸部 X 线片，必要时需做血气分析及心电图。胸部外伤是较常见的，造成危重伤势的外伤，常严重扰乱心肺功能，应特别重视。多段肋骨骨折可导致反向呼吸及肺挫伤，严重影响通气换气功能。少见的严重损伤如气管支气管断裂、纵隔损伤、心脏压塞等。一旦发现或怀疑，应立即呼请胸外科会诊，采取紧急处理。

4. 腹部

检查重点为判断有无肝、脾等内脏破裂及内出血。

（1）腹壁若有损伤，常提示内脏也有损伤。

（2）注意有无腹部膨胀，肝浊音界消失或缩小，腹肌紧张、压痛、反跳痛，肠鸣音减弱或消失，有移动性浊音等。

（3）检查肝区、脾区、肾区有无肿胀、压痛、叩痛等。肝、脾破裂常并发大量内出血，导致休克，威胁生命。肾损伤常伴尿外溢，局部反应常较严重。腹壁损伤肠管损伤也是常见的，常有内容物漏出，腹膜刺激明显。

5. 胸腰椎和骨盆

检查重点为判断有无骨折及其并发症。

（1）观察胸腰椎有无畸形、血肿，检查有无压痛、叩痛。

（2）判断有无脊髓或神经损伤。

（3）注意骨盆有无变形、肿胀（局部）、压痛及下肢拒动等。

（4）观察男性患者尿道外口有无滴血及排尿困难等。

6. 四肢

检查重点为有无骨折及严重并发症。在外伤中四肢外伤是发生率最高的，对院外医生来说诊断各种软组织损伤、骨折和关节脱位等是不难的，重要的是要估量这些损伤及其并发症带来的严重后果。以下情况需注意。

（1）在四肢骨折应特别重视有无并发血管、神经损伤，检查肢体远端的血液循环状况、感觉、运动等。

（2）开放性骨折在检查后应予包扎，适当外固定，以减少出血和疼痛。

（3）断肢应视为重度创伤，应立即开放静脉输液、通知有条件医院手术室准备断肢再植术。

（4）对肢体肿胀严重，尤其是前臂和小腿者需警惕骨筋膜间隙综合征的可能性。注意有无"5P"表现：①由疼痛转为无痛；②苍白或发绀、大理石花纹；③感觉异常；④肌肉麻痹；⑤无脉。一旦确诊应立即行筋膜切开减压术。

（5）股骨或多发骨折者，若伴有呼吸窘迫和颅脑症状需考虑脂肪栓塞综合征的可能性。体检中要特别注意肩颈和胸腹部皮肤有无出血点。

（6）伤口较深、软组织损伤严重、疼痛剧烈、伤部肿胀范围迅速扩大、加剧，并出现全身中毒症状者需警惕气性坏疽的可能。气性坏疽的潜伏期可短至6小时，故凡怀疑其发生可能性时，必须尽快送到医院进行以下3项重要检查：①伤口周围有无捻发音；②伤口内渗出液涂片检查有无大量革兰阳性杆菌；③X线检查观察肌内、肌间有无气体。

二、创伤的早期自救互救

据流行病学的统计资料表明，创伤患者的死亡呈现三个峰值分布。第一个峰值一般出现在伤后数秒至数分钟内，称为即刻死亡，约占创伤总死亡率的50%。死因多为严重的颅脑损伤，高位脊髓损伤，心脏、主动脉或其他大血管破裂，呼吸道阻塞等，这类患者基本都死于事故现场，只有其中的极少数患者可能被救活。第二个峰值一般出现在伤后 2~3 小时内，称为早期死亡，约占创伤总死亡率的 30%。死亡原因多为脑、胸或腹内血管或实质性脏器破裂，严重多发伤、严重骨折等引起大量失血。这类患者是创伤救治的重点对象，因此，这段时间又在临床上被称为"黄金时刻"。第三个峰值一般出现在伤后数周之内，称为后期死亡，约占创伤总死亡率的 20%。死因多为严重感染、毒血症和多器官功能衰竭。由此可见，通过建立完善的创伤救治系统，争取在伤后早期按创伤救治程序对患者实施确定性的抢救是减少创伤死亡率的重要措施。现代创伤应急救援中自救与互救是两种重要形式。

（一）自救

自救指伤情发生后，专业医疗急救人员到达前，现场人员自身采取的保护防御措施，包括受伤者自己实施的救援行为，迅速远离危险地区，对伤口进行简单的压迫止血包扎处理等。自救行为主体是伤者本身，要求伤者熟悉受伤后可能发生的进一步的危险，而采取及时必要的自我保护和自我救治措施。

（二）互救

互救指伤情发生后，专业医疗急救人员到达前，现场受害人员之间相互的救护，以及其他人员（包括社会救援力量）实施的救援行动。重大伤害事故发生时，往往自身救援力量显得十分有限，所以互救在这时尤为重要。轻伤人员可以救助重伤者，在最短时间内给予必要的救助措施，减少更大危险的发生。同时争取他人救助和社会力量的救援也相当重要。

（三）一般应急救治原则

1. 重视和加强早期救治

创伤与失血性休克是创伤伤员常见而严重的并发症，如果不及时有效地治疗，将会导致一系列严重后果，如败血症、急性呼吸窘迫综合征、多脏器功能衰竭综合征，甚至死亡。重视和加强早期救治，对创伤与失血性休克的预后有重大影响。早期救治是以救命为主，采取先救治后诊断或边救治边检查诊断的方式进行抗休克治疗。

2. 科学的抢救程序是抢救成功的关键

外界各种暴力作用于机体时可引起组织器官的解剖结构破坏和不同程度的功能损害。当影响到心血管、呼吸或中枢神经等生命支持系统功能时，机体的生命就受到严重的威胁；而当创伤仅作用于体表、空腔脏器或肌肉骨骼时，虽然不会危及生命，但也可产生明显的伤残作用。临床上容易识别判断和处理机体主要的或明显的创伤，然而对于许多相对次要或隐匿的创伤则不易早期识别和处理。值得注意的是，这种创伤往往是致命的。创伤对机体造成复杂和多方面的损害作用，增加了临床检查和处理的困难，甚至有时会产生各方面的矛盾。创伤救治程序是对创伤患者进行评估和优先处理的方案，在快速、简捷判断伤情的基础上，进行及时、合理、有效的确定性抢救。

创伤救治程序可分为三个不同阶段的优先方案，即第一优先、第二优先和第三优先。第一优先的目的是维持和（或）恢复患者生命支持系统的功能，包括一系列基本的创伤复苏措施和生命支持系统功能检查。重点是：①判断循环和呼吸系统的稳定性，并及时提供处理，以减轻组织器官的缺氧；②判断颅脑外伤的严重程度，并及时提供处理；③预防脊髓的进一步损伤。第二优先的目的是迅速明确并控制生命支持系统的一系列病理生理性改变，包括实施各种确定性的救治措施和有针对性的检查。第三优先的目的是及时确定并处理一些隐匿的病理生理性变化。

3. 有效的安全及急救教育是重要的预防措施

创伤引起的社会问题越来越受到人们的关注。和平时期，交通事故和各种工伤事故是创伤的主要原因。就交通事故而言，增强公民的广泛参与和防范意识对减少此类创伤发生具有重大的现实意义。而通过建立健全交通法规和管理体制，改善道路运输条件，以及提高行人、驾驶员和警察等道路使用者的素质等，可以最大限度地减少交通事故伤的发生。而在厂矿企业中，重视安全生产教育，严格各项规章制度，加强防范意识和安全措施等对于减少工伤事故的发生具有重要的作用。另外，全民急救知识的普及教育和院前急救技术的提高，对提高创伤早期急救复苏水平，减少创伤急救中的二次损伤作用（如在搬运患者时防止脊髓损伤等），有效预防创伤并发症等均具有重要作用。

创伤死亡有三个高峰。因多发创伤、骨折、脏器破裂、血管损伤引起的难以控制的大出血，多在伤后 1~2 小时内死亡。掌握"黄金 1 小时"，这个阶段现场急救、途中转运和急诊救治直接决定着创伤患者的救治结果，目前临床创伤复苏主要集中在这个阶段，应做到迅速、准确、及时而有效。危重的多发伤、严重的创伤性和失血性休克患者的伤后"黄金1 小时"内，前 10 分钟又是决定性的时间，此被称为"白金 10 分钟"，比"黄金 1 小时"更宝贵。这段时间内如果伤员的出血被控制和处置，预防了窒息的发生，即可避免患者死亡。"白金 10 分钟"期间是以减少或避免心脏停搏发生为处置目标，为后续的抢救赢得时间。护理人员一定要明确将患者从致命危险中抢救出来，才能争分夺秒在"黄金时机"挽救患者的生命。着眼于通过伤情评估—紧急救治—明确诊断—进一步救治是科学的创伤患者抢救程序。因此，健全一整套科学的急诊抢救机制以及有效的抢救预案，努力提高院前急救能力是十分必要的。文献指出，如能在伤后 5 分钟内给予救命性措施，伤后 30 分钟内给予医疗急救，则18%~32%伤员的生命会因此而得到挽救或避免致残。特别是呼吸、心跳停止的伤员，如能及早进行正确的心肺复苏，存活率可达25%，每延长 1 分钟病死率增加3%。

4. 建立完备的创伤救治系统

现代创伤救治系统主要由三个部分构成：院前急救、院内救治和康复医疗，并通过通信联络系统、患者转运系统和抢救治疗系统三个重要环节，相互密切地连接成为完整体系。现代创伤救治系统的建立是确保创伤患者早期接受确定性救治的关键因素。

三、创伤的现场处理程序

（一）应急实施程序

现场处理以保证和维持患者的生命为主要目的。

（1）迅速脱离致伤区，使伤员免受致伤因子的继续损害。

（2）保持呼吸道通畅，吸氧，必要时做环甲膜（气管）造口术或气管插管，人工呼吸。若心跳呼吸骤停，立即施行心肺复苏术。

（3）体腔开放伤口的处理：开放性气胸立即用大块棉垫填塞、包扎固定，并予闭式引流。颅脑开放伤脑膨出、腹部开放伤脏器脱出，外露的脏器不要回纳，用湿无菌纱布包扎。

（4）控制可见出血：采取伤口内填塞加压包扎，非重要血管可钳扎止血，四肢大血管出血上止血带，但要标明时间。

（5）疑有颈椎损伤者应予以颈托固定，胸腰椎损伤者可用胸腹带外固定或真空夹板固定，应用平板或铲式担架搬运，避免脊柱的任何扭曲。肢体骨折者需用夹板固定。

（6）建立静脉通道，有休克者予以适当液体复苏等处理。对疑有骨盆骨折或腹部损伤者应在上肢静脉置管。

（7）离断指（肢）体、耳郭等宜用干净敷料包裹，有条件者可外置冰袋降温。

（8）刺入性异物应固定后搬运，过长者应设法锯断，不能在现场拔出。

（9）严重多发伤应首先处理危及生命的损伤。

对于群体患者，具体应急程序应首先进行患者分类。就是说医护人员在有大量患者存在，而又无法及时全部处理的情况下，按照伤病情的轻重，将患者分别归类处理的方法，即以需要同类医疗救护和医疗转送措施为标准，将患者分成相应的组别。通过分类，能有计划地在短时间内很快地让患者得到救治，并可以迅速、及时地疏散大量患者。只有将患者疏散到各个不同的专科医院，或尽可能多的医院中去，才能挽救患者的生命。

医疗分类的前提：①由熟练的医师负责承担医疗分类任务；②为医疗分类准备相应的医药器材；③拥有医疗分类的职能单位和机构。医疗分类是在诊断及对损伤发展的预后估计基础上进行的，同时也应考虑必要的预防措施。

医疗分类内容可分成治疗分类和后送分类。治疗分类是将患者分组，以便实施各种不同性质的医疗救护措施。后送分类是将患者按一定标准分组，以便继续后送治疗，后送分类必须决定：到哪里去，即医疗后送的目标；按什么顺序，即是第一批后送还是第二批后送；用什么运输工具；后送患者采取什么体位，即患者是坐位还是必须卧位。

医疗分类标准分为危害标准、治疗标准和后送标准。

医疗分类的首要任务就是将危害环境和他人的患者与其他患者分开。第二个任务就是分别将轻、中、重患者分开。第三个任务就是判定患者耐受能力和后送的紧急性。后送分类时误判或错判，都会导致患者的误诊，损害患者的健康，或在医疗后送的过程中耽误有效的医疗救护。

当患者数量剧增，以致投入所有的急诊医护力量仍不能满足要求时，即应采取批量患者分类法。鉴于所有批量患者的涌现都是突然的，而且轻患者总是最先到达，所以只有组织严密，才能有条不紊地完成有目的的分类工作。要防止患者擅自进入抢救区，必须让他们集中在周围较宽阔的区域中，并在此分类。有时需纠察人员维持秩序。患者大批到达时，必须放弃一般原则，以便尽快和尽可能多地救护患者。不要在轻患者和长时间复苏或费时费事的手术上耗费时间。因此，不可避免地要用另一些分类标准，使用与一般情况下不同的另一些治疗原则。总体上讲，应将患者分成四大组，即立即治疗组、可推迟治疗组、最简单治疗组和观望治疗组。

（二）应急处理注意事项

1. 保证急救物品的齐备

院前急救药品、物品要做到全面，准备到位，急救设备必须随时处于完好状态，由专人检查，专人管理，使用后及时补充，急救人员必须熟练掌握抢救药品的用法、用量、适应证和禁忌证。必须重视院前急救药品的齐全、急救设备的完好，避免因急救器材准备不足、药品不全及使用不当引发相关的法律问题。

2. 严格按照急救工作流程进行

参与急救的医务人员，应在规定时间出车到达患者家中或急救现场；应态度和蔼，仔细询问病史，认真进行体格检查，并做必需的辅助检查，根据病史及体格检查作出疾病诊断；依据诊断进行相应治疗，做到病史、体检、诊断、治疗四个相符合，且转运途中密切观察患者病情变化，并及时给予相应处理；到达医院后详细向接诊医生交代病情及用药情况，办理各种交接手续。

3. 提高院前急救质量

强化急救意识，提高急救业务技术水平，加强技术练兵和严格的组织管理是院前急救成功的关键。医护人员必须树立"时间就是生命"的急救意识，随时处于应急状态，具备较高急救水平，掌握全面的医疗护理知识，具有全科医生的知识水平。在具体技能上，每个急救医护人员必须熟练掌握各种急救仪器的规范操作，如心电监护仪、除颤仪、心电图机、呼吸机等的使用。掌握各种急救技术，如徒手心肺复苏（CPR），气管插管术，电除颤术，呼吸机呼吸支持治疗，止血、包扎，固定与搬运等，且在考核管理上也应将此作为重要内容来体现。

4. 注意全身和局部的关系

造成创伤的原因和伤势的情况有时十分复杂，如果在现场急救中只将注意力集中在处理局部损伤，而忽视了危及生命的并发伤或并发症，有时会导致无法挽回的失误。此失误的出现，主要是抢救者经验不足，在抢救患者时因慌乱和疏忽所致。主要表现在：①忽视询问必要的病史，如致伤原因、受伤时的体位、受伤时间、致伤物的性质及伤后的意识等；②忽视了是否存在创伤性休克及其他损伤，而只忙于处理骨折。忘记骨折本身往往不是致命的原因，而骨折并发症（如股骨干骨折、骨盆骨折往往失血在 800 mL 以上，容易致失血性休克或大血管损伤），并发内脏损伤（如颅脑损伤，气胸，肝、脾、肾损伤等）也易造成休克。因此，在抢救患者时，应首先了解生命体征是否平稳，有无其他损伤及并发症，在抢救患者生命的前提下，处理局部损伤。

5. 强化法律意识，加强自我保护

院前急救对象均为急、危、重症患者，或随时出现的各类灾害事故，成批伤员可造成紧张甚至恐怖的现场抢救环境，以及酗酒、吸毒、自杀、他杀等现场，抢救时本身带有的法律纠纷。目前，患者不仅对医疗护理质量、服务质量的要求高，而且对医疗消费和自我利益保护观念日益增强，这就要求管理者及院前急救人员增强法律意识，学习有关法律知识，如《中华人民共和国执业医师法》《医疗事故处理条例》等法律法规，依法办事，将法制教育纳入继续教育的规范化培训中，加强工作的责任心，在工作中应用法律知识保护患者和自身的合法权益，提高遵照法律程序处理医患矛盾的能力。

6. 尊重患者及家属知情权，完善院前急救各项记录

院前急救记录要详细、完整、规范，使用医学术语，执行口头医嘱后及时补充医嘱记录，完善出诊登记和院前急救病情告知书及医嘱记录，详细记录院前急救过程。医护人员向家属交代病情，病情的严重性及可能发生的后果和治疗方案，并签字表示知情。对病情危

重，拒绝救治，不配合检查、治疗者，应让其在病历中签字，拒绝签字者急救医生应在急救病历中注明，做到有据可查。急救病历的书写应认真、及时、规范、准确，字迹清楚，所有院前急救的各种记录均应装订交病案室归档保存。

（冯喜平）

第四章

上肢损伤

第一节　掌骨骨折

第二至第五掌骨与其基底及颈部相连，如果有损伤，则局部明显肿胀、疼痛及活动受限。20世纪40年代以前掌骨骨折的治疗主要是将手部缠于一绷带卷上，基本不尝试复位。随着掌骨骨折治疗的发展，目前的治疗方案是根据骨折部位、有无成角畸形或移位、内在稳定性、相关软组织损伤情况及患者功能要求来制订的。

掌骨治疗时需恢复手的纵弓及横弓的完整，预防旋转畸形，因其可导致手指相互重叠现象。掌骨干5°的旋转可导致手指重叠约1.5 cm。掌骨短缩不超过3 mm时，此时仅有掌指关节屈曲时掌骨头轮廓消失。如超过此限度，会导致内在肌及外在肌肌力的不平衡。因掌指关节代偿不同，第二、第三掌骨背侧成角不应超过10°，环指不超过20°，小指不超过30°。第五掌骨颈所能允许的背侧成角畸形角度，目前尚有争论。一些学者认为畸形达70°也能接受。屈曲畸形越重，手掌部掌骨头越突出。

掌骨骨折可简便地按解剖位置分类：基底骨折、掌骨骨干骨折、掌骨颈骨折及掌骨头骨折。Dobyns及其同事统计了1 621例手及腕部骨折脱位病例，其中421例掌骨骨折。

这些骨折需拍摄标准的前后位、侧位及斜位X线片。因骨骼的重叠，有时判定屈曲畸形很困难。在这种情况下可多拍摄几张斜位片、侧位片或用CT平扫来鉴别。但评估手部畸形，特别是旋转畸形时，X线片绝不能替代仔细的手部物理检查。

一、关节外骨折

（一）关节外基底骨损伤

一般来说，因掌腕关节强有力的关节囊和骨间韧带，使掌骨基底关节外骨折比较稳定。如果为直接外力所伤，关节外骨折常为嵌插性，且多为稳定骨折。对这些病例，使用支持夹板即可。如创伤力加大，可引起复杂的软组织损伤，应使用克氏针内固定。如用2.0 mm或2.7 mm的髁钢板则稳定性更好。

（二）腕掌关节（CMC）部骨折脱位

腕掌关节骨折、脱位在治疗上要比关节外基底骨折困难。这种损伤常为高能量损伤的后遗症，周围软组织肿胀明显。

如果检查发现局部严重肿胀、疼痛、骨擦音，检查者应当心 CMC 损伤的可能。因邻近 CMC 重叠，阅读前后位及侧位 X 线片时，CMC 损伤有时看不清，必须拍两个 30°斜位片，即前臂旋前位及旋后位。这样可突出第二、第五 CMC。CT 在诊断 CMC 骨折脱位中很有帮助，并可显示关节损伤范围。

第五 CMC 骨折脱位对关节恢复的要求高于第四 CMC。钩骨远端被分成两个关节面，分别与第四、第五掌骨部关节面相关节。第五腕掌关节面呈"鞍"状，与拇指 CMC 类似。此关节可使第五腕掌关节屈 20°，伸 30°，也可以轻度旋转以利于对掌。钩骨的桡侧关节面较平坦，仅允许第四掌骨 10°～15°的活动范围。

这两个关节的损伤常是复合力作用的结果，纵向力可导致粉碎性骨折。止于第五掌骨基底的尺侧伸腕肌，在关节损伤后可导致畸形，造成一定程度的"反 Bennett"骨折的不稳定。尺神经深支经过钩骨钩附近，如发生骨折，可引起深支损伤。

与第一掌骨基底骨折类似，这些骨折可分为 4 种：基底骨折，两部分骨折（反 Bennett 骨折），三部分骨折，粉碎性骨折。移位的基底上骨折及两部分骨折脱位，在充分麻醉下，经第五掌骨的纵向牵引，再用手挤压掌骨基底，即可复位。拍片时，充足的麻醉是必要的，应用手部牵引装置以维持复位。因为此骨折不稳定，复位后需经皮打入两根 1.2mm 的克氏针。一针要经过掌钩关节，另一针要进入第四掌骨基底。在打克氏针时，可用一粗皮针作为导针，针尾留在皮外，用尺侧槽形石膏固定 6 周。

对于三部分骨折或粉碎性骨折来说，单纯纵向牵引复位困难。在高能量损伤时，粉碎性骨折很常见。因为单纯牵引不易完全复位，所以 CT 对明确损伤情况很关键。对于以手维生的患者来说，如果骨折未经治疗，有症状的创伤后关节炎将带来无尽的烦恼。

关节内骨折块很小，且很难复位和固定。因此，尝试用外固定器固定于掌骨干及钩骨，通过韧带拉力复位是可行的。如果 X 线检查证实骨折仍未复位，可于尺背侧小切口复位或结合内侧及掌侧入路，并用 0.8mm 或 0.9mm 的克氏针固定。嵌插性骨折复位后常有骨缺损，此时可用少量桡骨远端松质骨来填塞。外固定器再固定 6 周，并用尺侧槽形石膏或夹板予以保护。

多发腕掌关节骨折脱位：如果检查发现多发腕掌关节骨折脱位，早期很好复位。但对大多数病例来说，复位后并不稳定，需用 1.2mm 的克氏针斜行经腕掌关节到近排腕骨加以固定。软组织常有肿胀。肿胀开始消退时，应用石膏管型进行保护。如果 5～7 天后才发现此种复合腕掌关节骨折脱位，就不适于闭合复位了。可行纵向切口切开复位，这样对静脉及淋巴回流影响小。复位多发腕掌关节骨折脱位的关键是，先复位第三腕掌关节。复位后可用克氏针制动。需告知患者关节可自发融合，或者如果出现创伤性关节炎，则可行关节融合术。

在多发腕掌关节骨折脱位时，如为粉碎性骨折，可早期选择关节融合。对开放伤及复合伤来说，为使手部功能康复，早期融合可提供最大的稳定性。第二、第三掌骨的腕掌关节本身活动很小，即使融合也对功能影响不大，但对环指、小指的腕掌关节来说，则要尽量保护此关节。

二、骨干骨折

闭合的单一掌骨干骨折移位常很有限。这主要是因为四根掌骨被骨间肌包绕，近端及远端都被骨间韧带连接。在掌骨远端，掌深横韧带将掌骨颈连接在一起。因骨间肌牵拉，横断骨折常向背侧成角，掌骨头由于骨间肌的作用向掌侧移位。掌骨头向掌侧移位会影响抓握力，成角畸形可导致掌指关节过伸及近指间关节伸直受限。第四及第五腕掌关节可允许一定程度的背侧成角，但相对比较固定的第二、第三掌骨则不允许向背侧成角。第四、第五掌骨可允许20°背侧成角，第二、第三掌骨不能超过10°。如第四、第五掌骨骨折接近掌骨颈，则允许的成角还可稍大些。

斜行骨折可导致短缩畸形，螺旋形骨折可导致旋转。如掌骨缩短不超过 3 mm，还可接受，只是在掌指关节屈曲时，掌骨头的轮廓变小。旋转畸形必须矫正。总之，第二、第五掌骨骨折不如第三、第四掌骨骨折稳定，因为后者有更多的骨性支撑。

（一）单一的掌骨干骨折

如果骨干骨折为闭合性横行骨折，无或仅有很小移位，此种骨折比较稳定，可用石膏夹板或管型固定3~4周。石膏管型固定于掌指关节屈曲60°~70°，要仔细塑形，以使三点与石膏接触：一点是骨折线背侧，两点在骨折近、远端掌侧。Debnath 等报道，对于小指掌骨骨折在成角小的畸形时，使用一短手石膏管型固定，掌指关节及腕关节不固定的效果非常好。

如果骨折移位大或石膏管型固定时发生移位，可考虑经皮穿针固定。穿针的方法有几种，可选用1.2mm的克氏针。第一种技术特别适用于第二、第五掌骨，即将骨折远近端各横穿一根克氏针，固定于邻近掌骨上。此种方法由 Massengill 及其同事报道，经生物力学检测，固定很可靠。第二种技术是经掌骨头结节纵行穿针，将掌指关节固定以屈曲位。但此方法可带来一潜在问题，即影响掌指关节的活动。第三种技术由 Hall 描述，他将此技术命名为"弹性髓内针"。此种技术采用针直径为0.8 mm，长度为10 cm，有一圆尖。于掌骨基底做一1.0 cm切口，用一1.2mm的克氏针打几个孔，注意只穿透一层皮质。在 X 线下复位，将髓内针穿过预先打好的孔，经骨折线到远端软骨下骨。术中注意拍片证实骨折未再移位。髓腔需填满髓内针，将针剪短，剩余1~2 mm露出骨外。Hall 提醒，针的入口尽量离骨折线远一些，以减少再移位的发生。此技术也可适用于脱位的掌骨颈骨折。这三种穿针技术，都需用石膏管型固定3~4周，去除针后开始主动及被动活动。

单一闭合的斜行或螺旋掌骨干骨折，如对位差，即使尝试手法复位也不稳定。尽管闭合经皮穿针技术有其优点，但要固定可靠且无旋转常很困难。在这种情况下，如又有成角及旋转移位，应该考虑切开复位。

（二）多发掌骨干骨折

多发掌骨干骨折，特别是伴有软组织损伤时，是切开复位内固定的一个指征。

于手背行纵行切口，常不用横行或 S 形切口。第二、第五掌骨的显露可于第二、第三或第四、第五掌骨间做切口。第三、第四掌骨显露可在二者之间切开，近远端显露不清楚时可做"Y"形延长。4根掌骨都需显露时，可做两个切口，即于第二、第三掌骨间及第四、第五掌骨间切口。

指总伸肌腱间的腱联合，在显露时可劈开，闭合伤口前再修复。纵向切开骨膜，显露骨折端。手术时尽量减少对骨间肌起点的剥离，只要切口能完成固定即可，不要盲目增加显露范围。为减少软组织损伤，应用小拉钩及锐尖的固定钳。骨膜在完成固定后尽量缝合。

多发掌骨骨折内固定方法主要取决于术者的选择及经验。使用内固定的基本原则就是固定稳定，以利于术后早期恢复功能锻炼，避免石膏固定。

螺旋形掌骨骨折可用拉力螺钉固定。在使用小螺钉时关键要注意一些细节。在成人，粗大的掌骨用2.7 mm螺钉，在较小的掌骨，可用2.0 mm螺钉。单用螺钉固定适用于骨折线至少是骨干直径的2倍，而且螺旋骨折至少需要两个螺钉。螺钉放置的位置取决于骨折面。如果用两枚螺钉，要阻止剪力及扭转力，一枚必须垂直于骨折线，另一枚必须垂直于掌骨干。固定稳定后，只要患者感觉舒适，就可开始主动活动。

如果术中发现用螺钉内固定稳定性不好，则可用Belsole及Greene提倡的张力带固定技术，因为此种固定很稳定，术后不用石膏管型固定就可开始功能锻炼。采用环形钢丝固定也可获得成功。

用螺钉固定短斜行骨折时，必须用一钢板来中和剪力及旋转力。钢板的选择取决于骨折的位置。但使用钢板的一般原则是，在骨折远近端各拧入两枚螺钉，螺钉需穿过对侧皮质。大多数成人在掌骨干中部常用1/4管状钢板并采用2.7 mm螺钉，或用2.0 mm螺钉（使用加压钢板）。如果骨折位于掌骨近端1/3，应使用"T"形或"L"形钢板。先拧入"T"形或"L"形钢板短轴部分，再固定长轴部分。如果此过程弄反了，则在拧紧螺钉时，易导致旋转畸形。用一枚拉力螺钉时，可穿过钢板，也可不经过钢板。使用钢板时，应仔细将钢板塑形，以使"T"形或"L"形钢板螺钉拧紧时无扭转力，从而避免导致骨折移位。

在多发骨折中常伴有软组织损伤，此时是钢板固定很好的适应证。如无粉碎性骨折且掌侧骨皮质完整，可用2.1 mm螺钉的钢板或2.0 mm的加压钢板。如果将钢板放于掌骨背侧，此时钢板类似于张力带。拧紧螺钉时，可对掌侧皮质加压。这样可以防止屈曲。

当骨折为粉碎性骨折时，应尽量减少软组织损伤，不破坏骨片血运。此时可应用生物力学钢板或间接复位。钢板只固定远端及近端，可作为骨块间的桥梁。骨折块被周围软组织牵拉而贴近钢板并复位。另外可用几枚螺钉经钢板固定骨片。通过这种方法，可用2.4 mm或2.7 mm加压钢板固定。如果骨折有一个或两个蝶形骨块，也可用张力带钢丝技术，将骨块组装成一完整骨干。此技术也很有效，但要特别注意细节。单用克氏针固定不能防止旋转，并且需石膏制动。特别强调的最后一点是，因为此种损伤的软组织损伤广泛，除非万不得已，才可用克氏针固定。

Fusetti和Della Santa回顾了采用钢板固定的104例掌骨干骨折，发现骨折类型、患者的职业与固定不良之间有明显相关性。12例患者出现固定不稳，其中8例患者为横行骨折。

（三）伴骨缺损的掌骨骨折

伴有骨缺损的掌骨干骨折通常只是骨与软组织复合损伤的一部分。传统方法是先用外固定架或克氏针维持骨骼长度，修复软组织损伤，软组织愈合后再次手术，以恢复骨的连续性，而且远端指间关节会有一定的活动度。

随着骨折固定技术及软组织修复技术的发展，人们逐渐意识到早期修复缺损可加速功能恢复，减少制动时间。Freeland及其同事报道，在损伤10天内修复掌骨缺损，效果非常满意。他们的主要方法是，彻底清创，去除失活组织，用一系列技术保持骨的长度及排列，包括用克氏针作支架及使用外固定器等，3~7天后做二次清创。如果伤口很干净，可用自体髂骨移植，并做坚强内固定，同时做全厚软组织重建。据Freeland及其同事报道，不伴有感染的骨折愈合率很高。此方法在处理严重复合伤时有明显优点，骨长度及外形容易保证，而不像传统方法那样周围软组织已挛缩，顺应性很低。将移植骨块置于血运好的环境下并做坚强内固定，很容易愈合。早期修复骨缺损可以使患者早期开始功能锻炼，并减少关节挛缩及肌腱粘连的机会。

三、掌骨颈骨折

手部掌骨颈骨折比较常见，常见的损伤是手握拳时掌骨头受力所致。第五掌骨颈骨折最常见。

掌骨颈骨折时，常发生背侧成角，掌骨头向掌侧移位。这可导致内在肌力不平衡，出现爪形指畸形。查体时应确保无旋转，如果成角明显，则突出的掌骨头会使抓握受限，特别是在使用螺丝刀及锤子时更明显。

测量移位角度时需拍摄侧位 X 线片。第四、第五掌骨掌腕关节在一定范围内成角是允许的。一些学者认为，向掌侧 30° 成角可以接受，另一些学者则认为，只要不超过 50° 成角，即不考虑复位。

因为第二、第三腕掌关节基本无活动度，所以在其治疗上没有什么异议。只要成角超过 10° 即可引起症状。评估第二、第三掌骨骨折时侧位片用处很大。不需要复位的掌骨颈骨折，可用槽形石膏固定 2 周，掌指关节屈曲 60°。

如掌骨头向掌侧移位超过限度，可在腕部阻滞或直接于骨折处阻滞后，将掌指关节屈曲 90° 位，进行手法闭合复位。握住近节指骨牵引，纠正旋转及向掌侧成角，然后纵向推挤掌骨头。复位后用一短石膏管型或槽形夹板固定 3 周，固定位置为掌指关节屈曲 90°，指间关节伸直位。复位后 7~10 天进行 X 线复查。目前人们已经接受了 Jahss 的观点，即近指间关节不能屈曲位固定，否则可导致严重的屈曲挛缩，甚至因关节处皮肤受压坏死而致皮肤缺损。

目前市场上推广的支架，使用三点固定的原理维持复位，有一定的价值。尽管支架小巧、舒服，构思合理，但使用时会出现一定的问题。常见的并发症是支架接触点因受压而导致皮肤坏死，这方面已有报道。因此，建议使用支架时要仔细观察，以防止此类问题的发生。

Poolman 等在一篇综述中提出，没有任何一种非手术治疗方法的最终结果优于其他的手术方法。

如果掌骨颈骨折成角超过 50°，或 5~7 天后才发现骨折，则闭合复位后石膏固定就不太有效了。在这种情况下，可经皮穿针固定。我们的观点是尽量避免将针通过或接近掌骨头的滑行结构。在这种情况下，可采用多针固定技术。术后掌骨需要制动 2~3 周，再用可除去的夹板固定 1 周。

掌骨颈骨折很少需要行切开复位。如果患者受伤 3~4 周后才发现骨折，且闭合复位不成功，在这种情况下，可于手背侧纵向皮肤切口暴露骨折线。通过伸肌行纵向切口也可暴露骨折线。我们的内固定方式选择两枚克氏针固定后再行张力带钢丝固定。此时其他的选择是手背侧放置 "T" 形或髁钢板，效果也很好。已形成的骨痂在复位时必须去除，然后作为局部植骨以加速愈合。

在此区域使用钢板固定，最好只限于合并软组织及骨缺损的复杂损伤。如果行带松质骨的骨移植，最常见的钢板是 2.4 mm "T" 形或 "L" 形钢板。伸肌腱下的这些内固定对功能恢复影响很大。但随着 2.0 mm 及 2.4 mm 髁钢板的出现，因其可放置于掌骨颈或掌骨干

（有骨移植）侧面，则上述问题得到很大改善。

这些病例还可应用外固定器。Pritsch 及其同事采用此技术，将一根斯氏针固定于掌骨头，另一根斯氏针固定于掌骨干，对闭合性骨折效果也很好。但针松动及影响肌腱滑动是其缺点。

四、掌骨头骨折

损伤中累及掌骨头的关节内骨折不常见。Hastirigs 及 Carroll 在统计 250 例开放性及闭合性关节骨折时，发现仅 16 例累及掌骨头，5 例为闭合性骨折。McElfresh 及 Dobyns 统计了 103 例这样的骨折，骨折形式从侧副韧带撕脱骨折到伴骨缺损的粉碎性骨折。McElfresh 及 Dobyns 将掌骨头两部分骨折分为 3 种：一种是纵斜行（矢状面）骨折（从掌骨干劈裂至掌骨头），一种是垂直（冠状面）骨折，还有一种是横行骨折（水平面）。最常见的是掌骨头粉碎性骨折，在 103 例骨折中，有 31 例掌骨头粉碎性骨折。第二掌骨最常见受累，一些学者推测，这主要是第二掌骨位于手掌边缘，且掌腕关节活动度小的原因。而掌腕关节活动度较大的第五掌骨，在纵轴向力作用时可有一定程度屈曲，但这使掌骨颈骨折在所有掌骨中最常见。

这些损伤的常规 X 线片不好阅读，尤其是侧位片因邻近掌指关节重叠而更不易看清。而 Brewerton 体位拍片对这些损伤比较好识别。具体位置就是手指背侧平贴 X 线胶片盒，掌指关节屈曲 60°~70°。球管从尺侧，与胶片盒成 15°角投照。前后位及侧位片不仅可显示骨折的存在，也可区别骨折类型。厚度为 1 mm 的 CT 扫描在确定骨折时用处很大。

掌骨头近端的小横伤口常提示为人牙所伤。在处理打架伤时，如未认识到此问题，很易感染。急诊处理时须冲洗、清创、引流，并静脉应用抗生素。

对大多数无移位的掌骨头骨折，都可采用非手术制动的方法。

对有移位的骨折，需特殊考虑。治疗这些关节内骨折的目的，就是解剖复位，并行牢固固定，以利手术后功能锻炼。如术前考虑达不到目标，就不要手术。对于手术成功机会不大的粉碎性骨折，可采用牵引或外固定架牵引治疗，或单纯制动。

手术采取背侧切口，于伸肌腱与矢状束间显露。手术操作应轻柔，以免影响小骨块的血运。Hastings 及 Carroll 曾报道用克氏针固定这些小骨块。这些克氏针虽可固定骨块，但稳定性不足以允许早期活动。另外，针尾可刺激周围的软组织，也限制了活动。因此，如果骨块足够大，可以用微型螺钉或自动加压 Herbert 螺钉，螺钉的头可埋于软骨面下，对一些这样的骨折很有效。将螺钉头放在背侧，埋头后可不影响肌腱活动。解剖复位后，如将骨片加压固定可增加愈合率。掌骨干或掌骨头骨折如有较多游离骨块，可用钢板固定。微型髁钢板，可作为支持结构，对关节骨块支持性及稳定性都很好。当将关节骨折复位时，常需在软骨下移植松质骨，松质骨可取自桡骨下端，也可取自尺骨近端。

在打架中，贯通伤引起的掌骨头骨折应被视为高度污染的伤口。彻底冲洗、清创很关键。一些医生会将伤口开放 24 小时，以后再二次清创，内固定后再关闭伤口。

此种骨折最严重后遗症是虽经细心手术，但关节运动丧失。早期损伤及手术操作都可引起缺血坏死。据 Hastings 及 Carroll 统计，16 例掌骨头骨折屈曲幅度为 1°~83°；在 Buechler 及 Fischer 统计中，17 例关节内掌骨头剪切骨折，掌骨远端内固定后有 3 例缺血坏死。

五、第一掌骨骨折

第一掌骨骨折发病率仅次于第五掌骨骨折，约占所有掌骨骨折的25%。在第一掌骨骨折中，约80%为基底骨折。此种骨折分为四型，与第五掌骨基底骨折分类相似：基底上部骨折、Bennett（两部分）骨折、Rolando（三部分）骨折及粉碎性骨折。四型骨折损伤机制都差不多，大多为掌骨干部分屈曲时轴向暴力的结果。

（一）基底上部骨折

在第一掌骨基底上部不影响关节的骨折中，横行骨折比斜行骨折多见。此段的骨折如成角小于30°，对第一腕掌关节活动和力量无明显影响。大多数横行骨折比较稳定，可将拇指用"人"字形绷带固定4~6周。如成角大于30°，可手法复位后经皮克氏针固定。克氏针可纵行穿入大多角骨，也可用两根克氏针横行穿入第二掌骨。

基底上斜行骨折 X 线片有时会与 Bennett 骨折相混，用薄断层 CT 可以明确有无关节受累。如果骨折有移位，应考虑闭合复位后克氏针固定。

（二）Bennett（两部分）骨折

在拇指骨折中，累及第一腕掌关节的骨折最常见。自从 Bennett 在 1882 年描述此骨折后，治疗方案花样百出，结论多种多样，但没一种治疗方案对所有病例都理想。

第一腕掌骨关节由两个相互对应的鞍状关节面组成，分别允许屈、伸、内收及外展。Cooney 及其同事将拇指腕掌关节定性为多向关节，可做屈、伸、收、展及旋转运动，但活动受关节囊、韧带及外在肌腱限制。掌斜韧带在关节稳定中起关键作用，其起于大多角骨结节，向尺侧斜行止于第一掌骨基底掌尺侧结节。此韧带在第一掌骨屈曲、外展、旋后位时张力最大。在 Bennett 骨折时，掌骨内前结节被撕脱，限制此骨块的就是掌斜韧带。结果是因拇长展肌牵引，而使掌骨基底旋前并向背侧脱位，掌骨头也因拇收肌牵拉向掌侧移位。

Bennett 骨折，与其他骨折类似，是第一掌骨部分屈曲时轴向作用力的结果。男女比例约为 10∶1，其中约 2/3 发生于优势手。在 Gedda 的详细研究中，发现近半数 Bennett 骨折患者年龄小于 30 岁。

因为第一掌骨与手掌不在一平面上，常规 X 线检查常不能显示真实的骨折形状以及掌骨半脱位。Roberts 描述了用以下方法可获得第一掌骨真正的前后位片：将前臂最大限度旋前，将拇指背面贴于胶片盒上。Billing 及 Gedda 描述的侧位片价值更大，即前臂平放于桌上，手约旋前 20°，以使拇指平放于胶片盒上，X 线球管从正上方倾斜约 10°投照。这种投照可准确评估骨折移位情况，掌侧骨块大小及位置，以及骨块与掌骨基底间隙。当提示有嵌插骨折时，通常考虑断层扫描。

治疗 Bennett 骨折的方法有多种，目前尚未确定哪种方法最好。治疗此种骨折缺少共识的根本原因是对关节解剖及后期疗效评估缺乏共识。Gedda 的数据显示了骨折未复位与形成关节炎的逐步 X 线变化的关系，但在其他统计中未显示有此因果关系。Pellegrini 及 Burton 发现，在有拇指掌骨基底骨折病史的患者中，约 2.8% 需二次手术治疗有症状的关节炎。据这些学者解释，解剖复位与好的愈合关系不大。其原因主要是，功能恢复取决于关节活动是否受限。但他们也推荐对移位小于 3 mm 的骨折使用闭合穿针，克氏针固定。对移位大于 3 mm 的骨折使用切开复位内固定。Lutz 等对 32 例 Bennett 骨折采用切开复位内固定经皮克氏针固定进行了比较，尽管结果似乎相同，但克氏针组有较高的内收畸形。

Gedda 注意到尺掌侧骨折块的大小有很大变异，他描述了一些关节内嵌插骨折的例子。Buechler 用 3 种方法来区别骨折：①骨折部位及移位情况；②掌骨基底压缩或嵌插范围；③大多角骨桡侧关节面是否有剪切伤或嵌入伤。

Buechler 将掌骨基底分为三区，中部区域为负荷区。如果损伤发生于其他两个区域，不会出现什么后遗症。即使损伤发生于中部区域，如果掌骨半脱位被矫正，关节面无嵌插，则预后也相当好。只有当 Bennett 骨折中关节面有嵌插时，才会导致对大多角骨较大的剪力，日后会发展成创伤后的一系列病变。

目前，治疗移位性 Bennett 骨折的方法，主要取决于骨折类型。Bennett 骨折发生在 1 区、3 区及无嵌插的 2 区骨折，可闭合复位后经皮穿针固定。治疗目的是复位后将掌骨基底与未移位骨块固定。因为闭合操作大多效果不错，所以切开复位常无必要。复位方法：牵引拇指末端，将第一掌骨置于伸直外展位，再将拇指旋前，即可复位。一根克氏针经掌骨基底固定于大多角骨，另一根克氏针固定于第二掌骨近端。第二根克氏针可控制拇指旋转及外展，没有必要一定穿过小骨块。Geissler 证实在第一掌骨基底，存在大块关节骨块时采用经皮空心钉固定有效。

如果单独应用石膏固定，会出现以下问题：①对第一掌骨进行精确的三点固定很复杂，特别在软组织消肿后石膏加压点不好保持；②经石膏照相常不能清晰显示骨折情况；③用石膏管型固定 4 天后结果常不好。

Bennett 骨折切开复位内固定的指征：①闭合复位后关节面移位仍超过 2 mm；②X 线检查证实有嵌插骨折，特别是在 Buechler 2 区（最好用 CT 证实）；③因为社会经济原因。Gedda 及 Moberg 提倡于掌侧切口显露。术中应注意保护桡神经浅支（常绕经第一掌骨基底部）。于掌骨近端骨膜下剥离拇短展肌及拇对掌肌，证实腕掌关节后打开，去除血肿。检查关节内有无游离骨片，嵌插部位及大多角骨关节面损伤情况。用牙科凿子去除血肿，牵引复位掌骨，复位后用一根 0.9mm 的克氏针做临时固定。如果尺侧骨块很小，可将第二根克氏针固定于第二掌骨，并用石膏管型固定 6 周。

如果 2 区骨折块较大，可用拉力螺钉固定。大多角骨的关节面如有嵌插，则需复位。如软骨下可见骨缺损，可取桡骨远端松质骨进行骨移植，以支持抬起的软骨面。在决定用什么型号螺钉时，医生需谨记螺钉直径需小于骨块的 30%，否则会使骨块再次骨折。大多数情况下可用 2.7 mm 螺钉，如骨折块很大，可再用一枚 2.0 mm 螺钉。需拍单纯前后位片及侧位片，以证实复位的精确度及螺钉的长度。

松开止血带后，缝合大鱼际肌及伤口。使用术后可去除的夹板固定，一旦患者无不适，即开始主动活动。在术后 1 个月内应禁止做捏捏动作，术后 6～8 周即可恢复正常活动。

对简单的 Bennett 骨折，应用拉力螺钉与应用经皮克氏针相比，其长期疗效没有优势。应用拉力螺钉操作困难，且容易出现并发症。因此，克氏针应用较多。

（三）Rolando（三部分）骨折

1910 年，Rolando 描述了这种目前以其名字命名的骨折。他报道了三种经第一掌骨基底的"Y"形关节内骨折。此种骨折的预后很差。

尽管早先 Rolando 描述的是三部分骨折，但其他学者使用 Rolando 名字命名骨折常指比较粉碎的骨折。我们仍将此种不常见的、真正的三部分的第一掌骨关节内骨折，命名为Rolando骨折。需拍前后位及侧位片证实 Rolano（三部分）骨折。CT 价值不大，拍 X 线片时可在纵向牵引拇指时拍片。

如果拍片发现一大骨块，最好的治疗就是切开复位内固定。手术路径与 Bennett 骨折相似。纵向牵引复位后，临时用 0.8mm 或 0.9mm 的克氏针固定，骨块间以一枚 2.0 mm 螺钉固定。然后用一块 2.7 mm 的"T"形或"L"形钢板固定。骨折块偶尔存在嵌插，需撬起后用桡骨远端的松质骨来支撑。术后处理与 Bennett 骨折类似。

另外，还可以进行牵引治疗。牵引有静态牵引（用外固定器）及动态牵引（用一枚牵引针从掌骨基底穿经虎口，再连于牵引器上）。使用外固定器的牵引（固定于大多角骨干），可与有限的内固定（如螺钉或克氏针）合并使用，牵引器可减轻经关节的轴向负荷，中和移位的各种力量，从而使内固定物发挥其作用。最后，如果对这些小骨块应用内固定困难，这两种方法都是最后的补救措施。

需注意的是，Demir 等通过对 30 例采用手术治疗的第一掌骨基底骨折随访，发现 X 线片关节面修复质量与主观感觉结果间基本没有关联。

（四）粉碎性骨折

粉碎性骨折处理起来相当困难。Gedda 在对 14 例患者进行充分的随访后，发现 50% 以上的患者出现创伤性关节炎。与 Rolando 骨折一样，治疗这些骨折时，牵引扮演了一个重要角色。如果关节面碎裂成多块，要解剖复位将很困难。在这种情况下，可行简单的外固定器牵引，克氏针固定于邻近掌骨，或行动力牵引（将一钩形针固定于掌骨，然后弹性固定于远端），这些治疗可能效果最好。动力牵引是由 Spangberg 及 Thoren 提出的，可对抗缩短力及掌骨颈向内成角的力。牵引应用后，韧带轴向力可使大多数骨折复位，只有少部分嵌插骨折未复位。闭合经皮操作（可撬拨），在复位时对软组织损伤最小。如果骨折粉碎不严重，骨折块较大的，则可以切开复位。术中可应用牵引器，通过周围韧带来帮助复位。

手术路径前面已经有描述。针可分别进入大多角骨体及远端掌骨干，然后固定于微型牵开器。经长轴牵引后，骨块可复位，再用 0.8mm 的克氏针固定，可同时行松质骨移植。牵开器固定 4 周后去除，再用拇指"人"字形夹板或管型石膏管型固定 2 周。Thoren 描述的将一枚克氏针纵向经过虎口，也很有效。

这些骨折多是高能量损伤的结果，常伴有软组织及其他骨骼的损伤。微型外固定器如用于粉碎性关节骨折，也可作为一种牵开器，而且通过连接在外固定器上的第二掌骨，可以有效地维持指蹼的间隙。

（吴丽娟）

第二节　豌豆骨骨折

豌豆骨骨折很少见，占全部腕骨损伤的 1%~3%。几乎一半伴有桡骨远端、钩骨或三角骨骨折。

局部疼痛及压痛和手尺侧面的直接打击病史可提示骨折诊断。有的会出现尺神经症状。30°旋后斜位片、腕管位片或 CT 扫描能进一步证实诊断。治疗可采取腕关节屈曲 30°尺偏位短臂石膏制动 6 周。晚期可出现豌豆三角关节游离体。如果出现疼痛性骨不连或游离体，切除豌豆骨效果较好。纵行劈开尺侧腕屈肌后可以看到豌豆骨。仔细进行骨膜下切除，然后修复尺侧腕屈肌腱。注意不应把未成年患者出现的不规则骨化中心与骨折相混淆。

（袁方萍）

第三节　肩胛骨骨折

肩胛骨骨折可以通过 3 种方式影响肩胛带的功能。①关节盂损伤伴有对线不良，造成肱盂关节不稳和关节炎。②肩胛骨颈部对线差，可引起旋转袖和肩胛带肌肉组织功能不良。③肩胛骨体部错位能引起疼痛的肩胛骨胸廓骨摩擦音。然而，因为难于制定如何才是不可接受对线差的标准，以及此区域手术技术困难及危险性，使手术治疗的指征受到限制。

一、手术暴露

（一）前方入路

前路暴露关节盂骨折常使用标准的三角肌胸肌暴露法。偶尔，切开旋转间隙或者沿肩胛下肌的肌纤维劈开肌纤维也能够充分暴露手术切口。另外还可以去除肩胛下肌，在肱盂关节内放入牵引器（如 Fukada 方法）来牵引肱骨头。

（二）后方入路

后方入路对大多数骨科医生来说较陌生。患者取侧卧位，使肩关节和躯干稍稍向前下垂。为了暴露好关节盂，可以行横向或纵向皮瓣切开。沿三角肌纤维劈开，暴露冈下肌和小圆肌。如需扩大暴露，冈下肌可以先被部分或全部剥离以后，再行重建，或者直接劈开肌纤维，或者扩大棘下肌和小圆肌间隙。为了进入肩胛骨体部下缘，需行纵向皮肤切开。冈下肌和小圆肌的间隙靠内侧扩大，以分离肱三头肌长头腱附着点。外科医生需小心保护肩胛上神经和腋神经。

（三）上方入路

假如前路和后路均不能很好地暴露关节盂上部，手术切口可以向上延伸至肩胛骨的冈部和肩锁关节之间。可以沿着斜方肌和冈上肌的肌纤维到达关节盂的上方。

二、关节盂骨折

Goss 通过对 Ideberg 及其同事的分类方案进行修改，提出了 6 种骨折分型和许多亚型的分类。这种分类的重要鉴别点在于，以组成肱盂关节稳定性的关节盂前、后缘骨折为界，分为Ⅰa 型和Ⅰb 型；关节盂下部的骨折为Ⅱ型；关节盂上部的骨折为Ⅲ型、Ⅳ型和Ⅴb 型；多部分骨折为Ⅴa 型、Ⅴb 型和Ⅵ型。关节盂隐窝的压缩性骨折，易于产生横向劈裂，从而造成上缘或下缘的骨折块，或者上、下缘同时造成骨折块。许多因素可以造成这种损伤形式，包括在中央区域的压缩力量的集中释放，软骨下横行骨小梁的方向，以及沿关节盂前缘的方向。后两种特点可能与在关节盂胚胎组成时分别由上、下两个骨化中心发育形成有关。

（一）Ⅰa 型与Ⅰb 型骨折：关节盂前缘与后缘的骨折

关节盂前缘或后缘的骨折（即Ⅰa 型和Ⅰb 型），可以造成肱骨头盂状窝关节的不稳定。不能够恢复或复发的稳定性破坏，均需要手术治疗，但是当盂肱关节骨折无明显移位时，手术治疗的指征很小。DePalma 建议，如果关节盂骨折移位大于 10 mm，同时包括关节盂前缘 1/4 以上或后缘 1/3 以上出现骨折，易于产生肩关节不稳定，应当行手术治疗。应根据患者骨折类型的具体情况进行评估。三维计算机体层扫描（三维 CT），对于骨折的分类和治疗具有实用性。

关节盂前缘骨折的手术入路是，经过标准的三角肌胸大肌入路，同时游离肩胛下肌。而后方关节盂的骨折，盂肱关节后方可通过游离冈下肌来获得良好的暴露。大的骨折块可以通过两枚螺钉固定，较小的或粉碎的骨折块需要用重建钢板或更小的螺钉固定。有时，骨折块需要切除，而使用髂骨取骨皮质松质骨植骨，来恢复肩关节稳定。

（二）Ⅱ型：关节盂下部的骨折

关节盂下部发生骨折时，肱骨头通常和关节盂保持同心圆位置。由于肱骨头对于关节盂剩余部分的非同心圆性复位造成的不稳定，是手术治疗的指征。如果稳定性良好，可以避免手术治疗。关节表面可接受的移位通常是 5 mm，但缺乏科学依据。肩胛带损伤后，在关节内存在骨折时，需要强调恢复关节的稳定性，另外要关注手术潜在的并发症。单一较大的骨折块，可以直接获得重新塑形和良好固定。粉碎性骨折复位固定较困难，手术治疗的改善不明显。

（三）Ⅲ型、Ⅳ型和Ⅴb型：关节盂上部的骨折

关节盂上部骨折时，由于很多结构阻止移位，出现较大移位的可能性不大。移位不超过 5 mm 可以接受，换句话说，明显移位时应该手术治疗。其他手术指征包括：神经、血管损伤，或者肩关节悬吊复合体的双重断裂。如果怀疑存在肩胛上神经麻痹，应考虑应用肌电图检查来确诊。如果神经损伤得到证实，某些外科医生认为，应通过手术来获得神经减压，以达到神经康复最好的机会。

如果神经损伤是肩关节悬吊复合体更广泛损伤的一部分，对于锁骨骨折等其他损伤因素的重新塑形，可以恢复关节盂骨折块可接受的对线位置，并且这样处理可以避免对关节盂行手术治疗。当选择对关节盂骨折块的直接手术治疗时，这一区域的手术入路可以选择前路或后路手术入路。三维计算机体层扫描，有助于计划选择最好的手术方式。可以用克氏针来帮助复位骨折块，达到骨折暂时复位，但要用空心螺钉进行坚强的固定。

（四）Ⅴa型、Ⅴb型和Ⅵ型：粉碎性骨折

骨折所造成的骨折块，大部分不能通过手术获得最终的改善。如果关节盂上下部分的骨折块较大，但是关节盂颈部没有粉碎，应考虑通过后路手术来使用钢板螺钉固定。粉碎性骨折通常应对症治疗，如悬吊和绷带。一些医生认为，早期的被动负重辅助活动，如钟摆练习，有助于骨折对线的恢复和骨折的愈合。

三、关节盂颈部骨折

如果合并有肩胛部其他骨折，关节盂颈部术前有较大移位（10 mm）和成角（40°），是不能够接受的。如果骨折移位非常大，会引起肩袖及肩胛带肌肉功能障碍，导致撞击综合征。骨折的分类系统是根据上出口点的位置（即喙突外侧、喙突内侧或通过肩胛骨体）来确定骨折类型的，但是这种区别对治疗没有什么影响。

肩胛盂骨折伴随锁骨骨折移位时，这种损伤称为"漂浮肩"。如果关节盂颈部最初损伤

时对位差，那么对锁骨的重新对位和稳定内固定可以很好地恢复肩胛骨的对位，同时也避免对此进行手术。

当需要对关节盂颈部进行手术时，最好是通过后路暴露的方式。理想的方式是通过穿越骨折线的钢板固定，如直径 2.7 mm 的髁钢板或直径 3.5 mm 的复合钢板，这种有固定成角的钢板对关节盂干骺端的固定是有效的，而且两块钢板固定时的角度要稍有不同。另外，也可使用空心钉。

四、肩胛骨体部骨折

肩胛骨体部骨折易于愈合，很少需要手术治疗。然而肩胛骨骨折后的骨性突起，会形成疼痛性肩胛胸壁骨擦音。如果症状明显，可以通过手术来去除疼痛性赘生物。

五、喙突和肩峰骨折

喙突和肩峰骨折相对不常见，没有迫切要求手术治疗的争论。在合并有肩胛部其他骨折时，只有那些对肩关节要求很高，同时骨折移位明显的患者，才考虑进行手术。

（张晶晶）

第四节 锁骨骨折

传统上，骨科界对锁骨骨折的治疗充满自信，但目前开始意识到一些骨折不愈合，以及一些畸形愈合会导致肩胛带功能障碍。锁骨骨折很常见，长期以来学者们一直认为锁骨具有很强的修复能力，所以在骨折后可以很快愈合，除了对症治疗外，不需要其他干预。畸形只是在美容方面关心的问题，因为即使骨不连也可以获得良好的功能。很多医生认为，最初的手术干预是不明智的，并且只能使情况更糟。即使锁骨周围具有重要的血管、神经和心肺结构，复合性损伤也并不常见。

锁骨中段骨折移位超过 10% 或短缩超过 2 cm，应该考虑手术治疗。目前证据证明，锁骨中段骨折移位，特别是骨折粉碎时，有 10% ~ 15% 出现骨折不愈合，另外还会出现畸形愈合伴发的肩关节畸形、疼痛、功能损失以及神经、血管受压。

过去热衷于一期手术治疗锁骨中段骨折，目前术者开始热衷于手术治疗移位的锁骨外端骨折。这种现象特别有趣，因为在最近的大宗病例报道中，开始采用非手术治疗后需要手术治疗的风险是 14%（另有 21% 不愈合）。该文章对过去争论中偏爱一期手术治疗的锁骨干骨折，转为反对一期手术。很显然，医生及患者需要考虑手术与非手术的风险及收益，然后作出选择。

一、分类与病因

传统上将锁骨分为 3 段的方法，看起来有些武断，因为多数骨折发生于邻近中段和远端 1/3 的连接处。另有学者认为，应将锁骨分为 5 段，中间的 3/5 代表锁骨中段的骨折，外侧 1/5 代表锁骨远端骨折。使用节段性分类不能充分地鉴别锁骨骨折伴有喙锁韧带的损伤。

Neer 将锁骨外侧的骨折定义为斜方肌韧带内侧边界外侧的骨折。他将锁骨远端骨折，没有喙锁韧带损伤定义为 I 型；将伴有喙锁韧带撕裂，同时骨折块有明显移位的定义为

Ⅱ型。Ⅱ型伴有广泛移位和不稳定的骨折，骨不连的危险性更大。

没有损伤的为ⅡA，有喙锁韧带断裂的为ⅡB。因为缺少对ⅡA骨折和锁骨中远端骨折的明确鉴别，这种分类让人产生混淆。在锁骨远端骨折没有韧带损伤的情况下，很少出现不稳定的情况。当喙锁韧带附着在下方骨折块，而骨折块缺少对原有内侧或外侧骨折块任何附着时，容易出现不稳定。Neer 在他最初的报道中注意到，远端的锁骨偶然会延伸至喙锁关一节。他将这种骨折分类为Ⅲ型锁骨骨折。

锁骨内侧骨折不常见，并且均应对症治疗。锁骨内侧骨折可能与年龄较大及骨质疏松有关，也可能与高能损伤有关。不同种类的骨折，如何影响治疗和预后，尚没有明确。

有研究者统计，内侧锁骨骨折的发生率是每年 1/100 000，中段锁骨骨折是每年 20/100 000，外侧锁骨骨折是每年 8/100 000，相比之下中段锁骨发生移位和无移位的骨折比例是 2.7/1，而外侧锁骨骨折发生移位和无移位的比例是 2/1。

二、发生机制

在青少年和成人中，各个位置典型的锁骨骨折是由于中到高能量的创伤造成的，包括高处坠落、机动车事故、运动损伤、肩关节点撞击伤等，但很少是由于锁骨的直接创伤造成的。在老年人中，锁骨骨折通常发生在单纯性摔伤等低能量损伤后。

锁骨在压缩暴力作用下易于发生骨折，这一点已经很清楚。压缩暴力致伤，可以在肩关节摔伤和对肩关节的直接冲击力作用下造成。对锁骨的直接冲击力，可以发生在体育运动中（如曲棍球）。过去认为伸直位手臂的摔伤是中段锁骨骨折常见的发生机制，但近期的观察对这一观点提出了质疑。

三、评估

锁骨骨折的诊断通常是直接的，并且以损伤的机制、肿胀和瘀斑的位置，以及所伴有的畸形、压痛和骨摩擦音为基础。开放性锁骨骨折并不常见，甚至在高能量创伤性损伤后，通常也是对锁骨的直接冲击力所造成。受伤后，局部皮肤被主要的骨折块顶起，或者被互相交错的粉碎骨折块顶起的情况很常见。但是，很少对皮肤完整性真的造成威胁。

锁骨骨折伴有神经和血管损伤、气胸和血胸已有报道，但是这些并发症并不常见。和锁骨骨折后迟发性臂丛神经功能障碍相比，锁骨骨折同时发生的急性臂丛神经损伤通常是由于牵拉所致的上部颈神经根损伤，而前者的典型损伤是由于内侧束结构的位置受累。这样的神经根牵拉性损伤，通常发生在高能量损伤的机制中，并且预后相对较差。

气和血气胸可能是由于广泛的胸壁损伤所造成，而不是由于锁骨骨折造成胸膜顶部的直接损伤。然而，通过查体和包括同侧上肺野的放射学扫描检查的密切观察来发现可疑气胸的存在是很重要的。

当锁骨骨折以高能量创伤的形式造成时，例如机动车事故或高处坠落，应首先把对生命构成威胁损伤的评估摆在首位。重要血管的断裂可以伴随锁骨骨折的发生，但这种情况很少见。在内膜损伤后，可能发生动脉血栓。多数伴随锁骨骨折的血管损伤，合并有胸肩胛的分离。

对于上肢血管状态的评价，应当包括和健肢相比其温度和颜色的评价。因为上肢有广泛的侧支循环血供，所以即使重要血管损伤，肢体的循环也可以得到保证。健肢和患肢外周脉搏和血压的区别，可能是血管损伤表现的唯一线索。如果肢体有血管损伤的危险或是持续性的血管损伤，会发生不能解释的出血，此时，血管造影有助于检查和定位血管损伤，因此有助于准确的处理。

四、放射学评价

锁骨前后位角度，对大多数锁骨骨折可以进行鉴别和定位。前后位平片能够对明显移位、无移位和微小移位的骨折进行鉴别。放射学影像平片应当足够大，以便能够评估喙锁关节和胸锁关节，同时也应当包括肩胛带和上肺野。斜位片用来进一步测量移位的程度和方向。实际上，单纯 20°～60° 向头端倾斜的投射角度就能够提供充分的第二角度，因为这样投射可以使胸廓的影响最小。内侧锁骨骨折，很难在这样的角度上发现其特点，因此常需要行计算机体层扫描。三维 CT 重建有助于理解复杂的锁骨畸形。

在前后位平片上，远端锁骨骨折移位的评价需要不同的放射学方法，因为向头端倾斜和向尾端倾斜角度会由于肩部骨性结构和锁骨远端暴露的重叠而受影响。这样，向头端和尾端倾斜位通常不能准确描述移位的程度。

外展脊柱前凸位像，是在肩关节外展大于 135°、中心放射线向头端呈 25° 时采集的。这种角度可用来评价锁骨骨折使用内固定后的情况。肩关节外展使锁骨在纵轴方向上旋转，可造成内固定钢板的向上旋转，这样就可以暴露锁骨干和钢板下方的骨折处。

五、特殊损伤的处理方法

（一）锁骨中段骨折

1. 非手术治疗

锁骨骨折的闭合复位，因为其复位通常不稳定，而且没有能提供可靠外固定的方法，所以学者们很少尝试。曾描述的复位手法用于对胸锁关节脱位的复位。

在很多设计用来试图有效的复位或维持闭合复位，而同时将伴有锁骨骨折的畸形减小到最低的器械中，多数器械证明无用，会造成患者的疼痛，甚至有危险。然而，用来维持骨折复位和锁骨骨折制动的设计，有时仍在使用。"8"字绷带的优点在于，上肢可以活动，而且限制在有限范围内。缺点包括不断增加的不舒适的感觉，同时需要不断地调整，需要不断地门诊就诊，并且有发生并发症的潜在危险，如腋窝的压迫性溃疡和其他皮肤问题，上肢水肿和静脉充血，臂丛神经麻痹。

最常见的非手术治疗是使用简单的上肢悬吊方法，同时避免采用任何复位。一些学者将"8"字绷带或复位绷带和单纯使用上肢悬吊或支持绷带的治疗效果进行了一些比较。由于公布的数据不够完善，在这些调查中患者的挑选和评价的细节并不十分清楚。有学者认为，有肩关节功能、残余畸形，或完全恢复肩关节运动范围和全部活动的时间早晚上，这些治疗没有区别。

锁骨短缩 2 cm 或更多会影响肩关节功能，这一点已经比较清楚，但由于畸形愈合后活动一般不会消失，功能障碍不好定量。McKee 等采用客观力量测试设备对锁骨移位骨折愈合后的患者进行评估，发现伤侧力量及耐力是健侧的 70%～85%。他们还发现，对畸形愈合后功能障碍者，进行截骨后有一定缓解。这些发现证实锁骨畸形愈合会影响肩胛带功能，但多数患者会接受此功能障碍程度。如果考虑手术，医生与患者需要共同考虑手术与非手术的风险。

2. 手术治疗

在传统上，不鼓励对锁骨骨折进行手术治疗。早期文献记录，若不早期采用手术治疗，锁骨骨折照样易于预期愈合。根据 Neer 的统计，2 235 名锁骨中段骨折接受闭合复位固定的患者中，只有 3 名（0.1%）发生骨不连；而在即刻进行切开复位内固定的 45 名患者中，只有 2 名（4.4%）发生骨不连。Rowe 发现，闭合复位固定治疗的骨不连发生率为 0.8%，而在最初接受切开复位治疗的患者中，其骨不连的发生率为 3.7%。这些数据的解释因选择偏差的可能性而受影响，因为接受手术治疗的是更复杂的骨折。

使用小号钢板时会出现弯曲或折断，使用重建钢板及小于 3.5 mm 的限制接触动力加压钢板时需要小心。由于锁骨的复杂解剖及有内植物会突出产生刺激症状，建议使用小型钢板、容易塑形的钢板及预弯钢板。目前提倡采用厚度为 2.7 mm 的弧形重建钢板（比普通钢板厚），以及厂商提供的合格的预弯钢板。

为限制钢板突出，合理塑形，并且使钻头不要伤及臂丛神经，建议将钢板放于锁骨前面。缺点是需要剥离较多肌肉，在固定锁骨外端骨折时可能需剥离部分三角肌起点。

切开后髓内固定比较常见。典型的是螺纹针穿过骨折端，而针尾在外侧突出，会刺激皮肤或穿透皮肤。术后 3 个月行二次手术取出螺纹针。在锁骨中段骨折时，可采用一根平滑的坚固钛针固定，在可能的情况下，不切开暴露骨折。两种针固定技术都有引起医源性臂丛神经瘫的危险，而钢板—螺钉技术很少会出现。

外固定也可用于治疗锁骨骨折，但因其不方便而使其应用前景不明。

3. 作者推荐的治疗方法

无移位和极小移位的锁骨中段骨折，只需要对症治疗。这样的治疗最好是通过上肢悬吊完成，如果需要在伤后早期给患者提供舒适条件，可给予一条宽而长的固定带作为补充。此种固定比较舒适，但不能抬肩及外展。6 周后，基本达到愈合。可以允许主动肩关节活动。锁骨骨伤后一般不会出现冻结肩。在放射影像和临床证实骨折愈合后至少 8 周，应限制患者活动，以降低再骨折发生的危险。

明确的手术指征包括开放性骨折、肩胸脱位及骨折合并大血管损伤（需进行切开修复血管）。骨折移位超过 100% 或短缩大于 1.5 cm，特别是粉碎性骨折，需要考虑手术治疗。浮肩损伤（锁骨骨折合并肩胛盂颈的骨折）及肩关节悬吊复合体的两部分断裂，如果移位很小则最好采用非手术治疗。锁骨骨折固定后可进行相应的康复治疗。如果骨折端将要刺穿皮肤，则常强调手术治疗，但真正出现皮肤被穿破的情况比较少见。如果骨折对位差压迫臂丛，则应进行切开复位内固定，但此手术是亚急性手术指征。

当对锁骨骨折进行切开复位内固定时，推荐钢板—螺钉内固定。在 AO/ASIF 技术应用之前，使用小的、细的钢板，效果较差，这就使许多医生更倾向于使用钢丝和螺钉做髓内固定。锁骨髓内固定在理论上存在一定的困难，因为锁骨的曲线、高密度和骨髓内腔不很明确。医生们在不断改变髓内固定的设计，试图防止由于髓内钉移位而造成的并发症；带有螺纹的髓内钉、带头的髓内钉以及在骨折断端可以折弯的髓内钉都曾被广泛使用。然而，即使是带螺纹的和在断端可折弯的髓内钉，仍旧会出现移位，特别是出现折断时。对髓内固定的潜在优势（即瘢痕较小且不影响美观）一直有争议，即切开复位需要的切口，并不比钢板固定所需的切口小很多，而且需要做另外一个更靠外侧的切口来取出内固定物。使用髓内固定的缺点是，不能够控制锁骨受到的旋转力，使其不适用于粉碎性骨折。患者取半坐位（沙滩椅姿势）。对侧的髂骨通常需要备术和贴手术膜。手术切口通常选择平行，在锁骨长轴的正下方。穿越手术视野的锁骨上神经，利用小型放大镜发现后给予保护。骨折断端的对位对线通常使用小型牵开器来实现，不需要对骨膜和周围肌肉组织进行广泛剥离。这样的小型牵开器有助于控制骨折断端，同时有助于获得需要的长度和对线，从而避免了对锁骨血供的破坏，以及潜在的对周围组织钳夹的危险。

我们应用直径 3.5 mm 限制接触动力加压钢板（LCDC 钢板），作用于锁骨的上表面。最少要在骨折断端两侧各放置 3 枚螺钉。如果是粉碎性骨折，那么在骨折断端间应用拉力螺钉，可在很大程度增强结构的稳定性。如果骨折断端的血运得到保护，就不需要植骨。在钢板对侧皮质骨被广泛剥离或出现分离时，术者应考虑应用少量自体髂骨松质骨植骨。如果皮肤条件合适，可以采用皮内缝合的方法。

因为我们相信这种内固定的坚固性，所以当前的临床实践是在术后最初的 10 天内使用悬吊而使患者更舒适些。此后，上肢便可以进行功能锻炼，主要是上肢在体侧悬垂活动，而吊带只在需要时使用。患者有时可以进行被动的肩关节钟摆样锻炼。肩关节主动前屈和外展动作，可以在损伤后 6~8 周开始。一旦证明骨折已经愈合了，便允许患者进行循序渐进的力量锻炼。通常在手术后 3 个月，患者即可重返工作岗位，并可进行娱乐活动。

在多数病例中，钢板不需要取出。当患者因美容或舒适的原因需要将钢板取出时，我们建议在术后至少 12 个月，最好到 18 个月时再将钢板取出，此时在肩外展脊柱前凸位 X 线片上，可以看到钢板下皮质骨已得到重建。

（二）锁骨远端骨折

有微小移位或者无移位的锁骨远端骨折，可以用肩关节悬吊对症治疗。虽然曾报道过一些这类骨折后出现骨不连的病例，但是骨不连的发生率很低，而且症状不一。

移位的锁骨远端骨折，被看作是锁骨骨折的唯一常见类型，通常应考虑一期手术治疗。这种手术指征是以 Neer 和其他研究者的研究工作为基础的，他们发现，有 22%~33% 的这类骨折在非手术治疗后发生骨不连。另外，45%~67% 的患者骨折愈合时间超过 3 个月。但另外一些学者始终坚持非手术治疗，而且 Robinson 等对 101 名锁骨远端移位者非手术治疗后发现只有 14% 最终需手术治疗。移位骨折中，未愈合的 21% 患者无症状，这使他们支持一期非手术治疗。

应用各种技术对 2 型骨折进行手术治疗，都获得了良好的效果。锁骨远端骨折的其他固定技术包括喙锁螺钉固定、缝线固定、肩锁关节固定等。AO/ASIF 推荐使用张力带钢丝结构，两枚克氏针在锁骨的上面进入，以避免肩锁关节的损伤。另外他们建议使用小钢板，特别是"T"形小钢板，用一枚螺钉直接固定于喙突。一种特殊设计的钢板已得到广泛使用，这种钢板经过塑型，其远端的弧经过肩锁关节固定于肩峰下。如果采用普通钢板，由于固定于肩峰的螺钉常会脱出，从而导致固定失败。此部位的内植物需在 6 个月后取出。

（三）锁骨内侧骨折

锁骨内侧骨折较少见，因此大多数医生对其治疗经验少。文献报道少，大多数以病历报告形式为主，且大多数报道的是内侧骨骺分离损伤。尽管某些学者建议切开复位内固定，但大多数学者主张首先非手术治疗，若症状持续可切除内侧锁骨。鉴于此区域存在内固定物插入和移位的危险，我们很少考虑手术治疗。骨折移位需从 CT 扫描来判断，从而确定骨块后移是否对颈根部的神经、血管造成威胁。

六、并发症

（一）骨不连与畸形愈合

有一篇对已发表文章的综述估计了移位的粉碎性锁骨骨折采用非手术治疗的不愈合率为 15.1%。一项回顾性随机试验的病例研究中，非手术治疗 49 名患者，7 例（14%）骨折不愈合；手术 62 例，2 例出现骨折不愈合，1 例出现早期（6 周）固定失败（失败率 5%）。Robinson 等认为以下 3 个因素影响骨折愈合：①缺少皮质（相对危险，$RR = 0.43$）；②女性（$RR = 0.70$）；③骨折粉碎（$RR = 0.69$）。

随着现代技术的使用，术后骨折骨不连已很少见，主要发生的原因是钢板长度和厚度选择不当。

锁骨骨不连的患者，可能对于畸形有特别的主诉，包括肩关节内收、短缩、内旋畸形，并且由于畸形或疼痛造成肩关节功能改变；或者局部形成对臂丛神经或血管压迫。偶尔，患者会于初次受伤 20 余年后才首次就诊，部分原因可能是之前有人建议手术不用做，或做了也没有太大的用处。

锁骨骨折骨不连，可以伴有神经、血管方面的问题，如胸廓出口综合征、锁骨下动静脉压迫、血栓形成、臂丛神经麻痹。锁骨骨折骨不连引起的神经、血管功能不全，其发病率各文献报道不一，最低为 6%，最高可达 52%。

锁骨骨折骨不连的治疗包括重建疗法和补救疗法。重建疗法目的是缓解疼痛和神经血管的压迫，通过重构锁骨的对线和连续性来强化肩关节功能。而补救疗法目的有限，只是通过切除、修剪锁骨或避免骨与骨碰撞（如第一肋切除）达到缓解症状。尽管电刺激疗法已经被尝试应用到锁骨骨折骨不连的治疗中，但应用指征有限。典型的症状性锁骨骨折骨不连，其症状包括有肩关节畸形和功能异常，以及神经、血管问题，这些都不能通过电疗来解决。

随着坚强的固定技术的不断出现，重建疗法结果在不断提高，其结果使补救疗法在很大程度上将成为历史。只有一些特殊情况才考虑行部分锁骨切除，例如患有内科病患的锁骨慢性感染患者，以及锁骨远端骨折骨不连的患者。锁骨远端小的骨折块可被切除，切除后将喙锁韧带牢固地连接在内侧骨拆段外侧面上。

锁骨骨折骨不连治疗方法已经从胫骨或髂峰取骨螺钉内固定术发展到有些学者倡导的应用髓内钉固定技术和目前流行的钢板螺钉内固定技术。我们已经就钢板内固定术的选择、手术技术和康复计划都进行了讨论。关于治疗中段锁骨骨不连的一些观点还有待进一步讨论。

在增生性骨不连中，过度增长的骨痂可被切除，并保留作为植骨材料，这就使得在一些手术中不需要髂骨取骨。骨不连处无须进行清创处理，因为在稳固内固定术后，纤维软骨可以促进愈合。若为斜行骨折，有时需要在锁骨上表面进行钢板固定后，应用穿过骨折块的拉力螺钉技术固定。如果需要维持长度，可以在使用拉力螺钉前移动斜行骨折块。

萎缩性骨不连硬化的末端多有纤维组织插入，而假性关节有假滑膜连接。上述两种情况均需切除骨折末端和插入的组织。在这种病例中，小的撑开器对于维持骨折的长度和形态起到重要作用。从髂峰凿下的三皮质移植骨对重建锁骨的长度、形态和促进愈合十分有用。

于髂峰的中点斜行切开，将髂峰暴露至骨膜下，使用骨刀或摆锯切下比预期植骨块大

1.5 倍的骨块。然后在骨块两端雕凿出两个松质骨的栓子插入锁骨骨折断端的骨髓腔内。这种嵌插方法有利于维持结构稳定和钢板的固定。移植骨固定时，髂嵴背侧皮质正好在锁骨的下面能很好地支撑螺钉，也为骨不连处提供较强的抗弯曲的能力。在完成皮质松质骨块移植前，先在断端的骨髓腔内填塞适量松质骨，接着用一块厚 3.5 mm 的限制性接触加压钢板进行固定，每侧最少用 3 颗螺钉固定骨折块两端，一个单独的螺钉穿过移植骨块。在移植骨块两面加压有利于加强早期的稳定性并减少骨痂形成。皮下缝合关闭切口，留置吸引管引流。

尽管畸形愈合过去认为主要是美观方面的问题，但研究发现，在锁骨畸形愈合的肩关节与对侧肩关节进行比较时，通过力量测试发现伤侧力量差，而截骨矫形后有所改善。另外，有的学者报道形态不良的锁骨骨折存在下方血管、神经压迫，骨折使肋锁间隙变窄，造成臂丛神经或锁骨下动、静脉压迫。畸形愈合的骨折由于骨痂增生引起神经、肌肉症状，这些症状会在受损后数周或数月后加重。

截骨术治疗有症状的锁骨畸形愈合越来越普遍，从畸形处截去畸形愈合部位，用小型撑开器重建形态再用钢板螺钉固定。

（二）神经、血管并发症

急性神经、血管并发症少见，通常都伴有胸肩胛关节脱位或与锁骨骨折无关（如臂丛神经牵拉伤）。由于胸廓出口狭窄引起的血管、神经功能异常，当骨折畸形愈合时可在伤后最初 2 个月内发生，或者在骨不连时可作为骨痂增生的结果在数月甚至数年后出现。

要进一步提到的是，受伤以后血栓形成及腋动脉和锁骨下动静脉假性动脉瘤的形成。腋动脉或锁骨下动脉血栓提示有急性隐性内膜损伤，患者于晚期出现全上肢萎缩或怕冷症状，而肋锁间隙狭窄引起压迫时也可出现相同症状。据报道锁骨下动脉血栓后可引起脑血栓。

真性锁骨下动脉瘤可在肋锁间隙狭窄时出现，如胸骨后动脉瘤。移位的锁骨骨折块很少引起锁骨下动脉的小穿孔。偶尔由于假性动脉瘤的压迫，在数月或数年后引起臂丛神经功能异常。

锁骨下静脉血栓形成与压迫及内膜损伤有关。肺栓塞也同样会出现。

因增生性骨不连压迫引起的神经、血管症状，过去一直被误认为是交感性疼痛（手肩综合征）。锁骨上神经损伤可引起前胸壁痛，神经有时被卡压于骨折端。

（三）再骨折

锁骨反复的骨折多发生在过早的体育活动，特别是接触性运动。由于锁骨良好的愈合通常能迅速缓解疼痛和恢复肩关节功能，这样就使较活跃的患者忽视了医生的劝告：在骨折愈合后至少 3 个月才可从事接触性运动。如果钢板在骨折愈合后的 12 ~ 18 个月取出，很少会发生再骨折。

（四）手术治疗的并发症

尽管锁骨与其下方的重要解剖结构很接近，但术中的并发症很少见。Eskola 等报道，在锁骨骨不连切除术中有 1 例出现了锁骨下静脉撕裂、气胸、气体栓塞和臂丛神经麻痹。另外，钢丝和针具有很强的移动能力，曾在腹主动脉、降主动脉、心包（引起致死性心脏压塞）、肺动脉、纵隔、心脏、肺（有时到对侧的肺）或椎管等多处发现过移位的钢丝或针。据报道，Kremens 和 Glauser 曾治疗过一例患者，于内侧锁骨骨折行固定术后 1 个月后咯出一根 Steinmann 针。

　　加拿大骨创伤协会医院治疗的62名锁骨骨折患者，3名（5%）出现感染，此发生率与以前报道相一致。

　　许多学者认为增生性瘢痕是锁骨骨折手术治疗的潜在并发症之一，特别是髓内固定的支持者们，他们主张做较长的纵向切口。我们并未遇到过影响美观的瘢痕。

（宋祉璇）

第五章

下肢损伤

第一节 股骨粗隆间骨折

一、病因

随着社会人口老龄化，髋部骨折的发生率不断增高。美国目前每年髋部骨折发生人数高达25万人。专家预测到2040年该数字将达到50万人。约90%的髋部骨折发生于65岁以上的老年人。其中3/4发生于女性。Griffin和Boyd对300例股骨粗隆间骨折病例的研究显示，伤后3个月内的患者病死率为16.7%，大约是股骨颈骨折患者病死率的2倍。如此高的病死率有以下原因：患者年龄较大，造成骨折的创伤较重，骨折后失血量大，治疗手术相对较大。由此可见，股骨粗隆间骨折是较为严重的骨折。

有调查显示，在骨密度低于 0.6 g/cm³ 的女性中，髋部骨折发生率达 16.6%。Zain - Elabdien 等的研究表明，年龄与髋部骨折的发生率、骨折不稳定及粉碎程度具有明显的相关关系。目前对于骨质疏松诊断的主要方法有 X 线、双光子骨密度仪、定量 CT 检查等。其中双光子骨密度仪应用较为普遍。文良元等通过对 742 例老年髋部骨折患者骨密度测定的研究指出，男性测定的敏感部位在 ward 三角区，而女性则在大粗隆。骨密度降低与髋部骨折相关阈值男性为 2.5 秒，女性为 4.5 秒。

二、发病机制

多数患者的股骨粗隆间骨折为跌倒所致，并主诉粗隆部受到直接撞击。由于患者多为老年人。其跌倒的原因与其原有疾病引起的步态异常有关，如心脑血管疾病，视力、听觉障碍，骨关节疾病等。此类患者中合并其他部位骨折的发生率为 7%~15%。常见有腕部、脊柱、肱骨近端及肋骨骨折。

高能量所致的股骨粗隆间骨折较为少见。多为机动车伤和高处坠落伤。其骨折类型多为逆粗隆间骨折或粗隆下骨折。Barquet 发现在此类患者中合并同侧股骨干骨折的发生率为 15%。如不注意则容易漏诊。

三、辅助检查

标准的 X 线正、侧位片对于正确诊断尤为重要。X 线正位片应包括双侧髋关节。对于患侧应施以轻度内旋牵引，以消除患肢外旋造成的重叠影像，从而对于骨折线方向、小粗隆是否累及、骨折粉碎和移位的程度作出正确判断。标准 X 线侧位片可以显示后侧骨折块及其移位程度。健侧 X 线片可以帮助医生了解正常的股骨颈干角及骨质疏松情况，以便正确选择治疗方法。多数情况下普通 X 线检查足以诊断。极个别患者由于骨折无移位而 X 线检查显示阴性，但主述髋部疼痛并体检高度怀疑时需行 CT 或 MRI 检查。

四、分型

股骨粗隆间骨折的分型很多，目前公认并得以应用的有 Evans 分型、Boyd-Griffin 分型、Ramadier 分型、Decoulx-Lavarde 分型、Endefs 分型、Tronzo 分型、Jensen 分型、Deburge 分型、Briot 分型、AO 分型。

所有分型可归为两类：①解剖学描述；②提示预后。任何骨折分型必须应用简便并能指导治疗，同时提示预后才能具有临床意义。就股骨粗隆间骨折分型而言，能够对于骨折的稳定性及复位，固定之后骨折部位能否耐受生理应力作出判断尤为重要。Evans 分型、Jensen 型、Boyd-Griffin 分型、Tronzo 分型和 AO 分型广泛应用。

（一）Boyd‑Griffin 分型

Boyd 和 Griffin 将股骨粗隆周围的所有骨折分为 4 型，其范围包括股骨颈关节囊外部分至小粗隆远端 5 cm（图 5-1）。

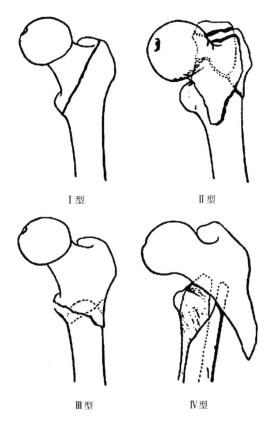

Ⅰ型　　　　　Ⅱ型

Ⅲ型　　　　　Ⅳ型

图 5-1　Boyd‑Griffin 分型

（1）Ⅰ型：骨折线自大粗隆沿粗隆间线至小粗隆。此型复位简单并容易维持。

（2）Ⅱ型：粉碎性骨折。主要骨折线位于粗隆间线，但骨皮质多发骨折。此型复位困难，因为骨折粉碎并存在冠状面骨折。

（3）Ⅲ型：此型基本上可以认为是粗隆下骨折。骨折线自股骨干近端延至小粗隆，可伴不同程度粉碎。此型骨折往往更难复位。

（4）Ⅳ型：骨折自粗隆部至股骨近端，至少有两个平面的骨折。

（二）Evans 分型

Evans 分型根据骨折线方向，大小粗隆是否累及和骨折是否移位而将股骨粗隆间骨折分为 6 型。其中 1、2 型为稳定型。其余均为不稳定型。Evans 的结论基于保守治疗的结果。

（三）改良 Evans 分型

（1）Ⅰ型：无移位顺粗隆骨折。

（2）Ⅱ型：移位型顺粗隆骨折。

（3）Ⅲ型：移位型顺粗隆骨折合并大粗隆骨折。

（4）Ⅳ型：移位型顺粗隆骨折合并小粗隆骨折。

（5）Ⅴ型：移位型顺粗隆骨折合并大、小粗隆骨折。

（6）Ⅵ型：反粗隆骨折。

（四）AO 分型

AO 将股骨粗隆间骨折划分至股骨近端骨折 A 型。

（1）A1 型：股骨粗隆部简单骨折。①Ⅰ型：沿粗隆间线骨折；②Ⅱ型：骨折线通过大粗隆；③Ⅲ型：骨折线向下至小粗隆。

（2）A2 型：股骨粗隆部粉碎性骨折。①Ⅰ型：有一块内侧骨块；②Ⅱ型：有数块内侧骨块；③Ⅲ型：骨折线向下至小粗隆远端 1 cm。

（3）A3 型：股骨粗隆中部骨折。①Ⅰ型：简单骨折，斜行；②Ⅱ型：简单骨折，横行；③Ⅲ型：粉碎性骨折。

无论选择哪种分型，在术前对于骨折的稳定性作出判断十分重要。股骨粗隆间骨折稳定与否取决于两个因素：①内侧弓的完整性（小粗隆是否累及）；②后侧皮质的粉碎程度（大粗隆粉碎程度）。另外，逆粗隆间骨折非常不稳定。小粗隆骨折使内侧弓骨皮质缺损而失去力学支持，造成髋内翻。大粗隆骨折则进一步加重矢状面不稳定。其结果造成股骨头后倾。逆粗隆间骨折常发生骨折远端向内侧移位，如复位不良则会造成内固定在股骨头中切割。骨折的不稳定是内固定失用（弯曲，断裂，切割）的因素之一。

五、治疗

股骨粗隆间骨折多见于老年人，保守治疗带来的肢体制动和长期卧床使骨折并发症的发生难以避免。牵引治疗无法使骨折获得良好复位，骨折常愈合于短缩、髋内翻的畸形状态，从而造成患者步态异常。因此，手术治疗、牢固固定是股骨粗隆间骨折的基本治疗原则。

（一）保守治疗

只在某些情况下考虑应用。对于长期卧床肢体无法活动的患者，有全身感染疾患的患者，手术切口部位皮肤损伤的患者，严重内科疾患无法耐受手术的患者，保守治疗更为安全。保守治疗根据患者治疗后有无可能下地行走可以归为两类方法。对于根本无法行走的患者无须牵引或短期皮牵引，给予止痛对症治疗，积极护理防止皮肤压疮，鼓励尽早坐起。对于有希望下地行走的患者，骨牵引 8～12 周，力求骨折复位，定期拍 X 线片，对复位和牵引重量酌情进行调整。去除牵引后尽快嘱患者功能练习及部分负重。骨折愈合满意后可以完全负重。

（二）手术治疗

目的是使骨折得以良好复位，牢固固定，以允许患者术后早期肢体活动及部分负重，从而尽快恢复功能。

骨折能否获得牢固固定取决于以下因素：①骨骼质量；②骨折类型；③骨折复位质量；④内固定物的设计；⑤内固定物在骨骼中的置放位置。

（三）手术时机

Kenrora 等的研究显示，24 小时内急诊手术患者病死率明显增加。Sexsen、White 等指出，24 小时后立即手术病死率有所增加。目前多数学者认为，伤后 72 小时手术较为安全。在最初 12～24 小时应该对患者进行全面检查，对于异常情况予以纠正，其中包括补充血容量、吸氧及原有疾患的相关药物治疗。同时，进行充分的术前计划和麻醉准备。

骨折复位：骨折的良好复位是下一步治疗的关键。如果复位不佳，不论选择哪种内固定材料都难以获得满意的固定。

对于稳定骨折，轴向牵引，轻度外展、内旋即可获得解剖复位。由于骨折端扣锁后完整的内侧弓可以提供稳定的力学支持，任何内固定物置入后均可得到牢固固定。

对于不稳定骨折，难以达到完全解剖复位。强行将大、小粗隆解剖复位使手术创伤增加。另外，术后的解剖复位往往不易维持。Rao、Banzon 等对 162 例不稳定股骨粗隆间骨折均进行解剖复位，滑动髋螺钉固定的患者随访显示，98% 的病例发生继发移位。目前多数学者主张对于不稳定骨折恢复股骨颈干的解剖关系即可，而无须追求解剖复位。

近年来治疗股骨粗隆间骨折的内固定材料不断发展更新，其中常用的标准内固定物可分为两类：①滑动加压螺钉加侧方钢板，如 Richards 钉板、DHS（图 5-2）；②髓内固定，如 Ender 针、带锁髓内针、Gamma 钉等。

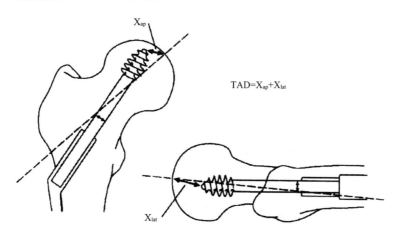

$$TAD=X_{ap}+X_{lat}$$

图 5-2　DHS

1. 滑动加压螺钉加侧方钢板固定

20 世纪 70 年代，滑动加压螺钉加侧方钢板应用于股骨粗隆间骨折的治疗。其基本原理是将加压螺钉插入股骨头颈部以固定骨折近端，在其尾部套入一侧方钢板以固定骨折远端。Sanstegard 等对 Richards 钉板固定的研究表明，骨折固定后，大部分负荷由 Richards 钉板承担，而骨折部位承受负荷很小。另外，加压螺钉穿出股骨头、加压螺钉切割股骨头等情况极少发生。Gudler 等对不稳定股骨粗隆间骨折应用 Enders 针及加压螺钉加侧方钢板固定后的比较研究，发现后者的固定强度较前者高 5 倍。由于滑动加压螺钉加侧方钢板系统固定后承受大部分负荷直至骨折愈合；固定后股骨颈干角自然恢复，骨折端特别是骨距部分可产生加压力，目前已成为股骨粗隆间骨折的常用标准固定方法。

滑动加压螺钉加侧方钢板根据加压螺钉与加侧方钢板之间的角度不同，分为低位（130°、135°、140°）和高位（145°、150°）。低位钉板应用于大多数股骨粗隆间骨折，特别是稳定骨折。术前应根据健侧 X 线片确定正常颈干角后选择相应角度的钉板。由于钉板置入后骨折端可沿加压螺钉滑动而产生动力加压，如钉板角度与解剖复位后的颈干角不一致，加压螺钉则会对骨折端滑动产生阻力而减弱动力加压作用。某种情况下需行外展截骨以增加骨折端稳定性，此时应用高位钉板。

关于头钉置放的合理位置存在争议。Baum - gaertner 认为，头钉置放于股骨头颈中心最为牢固，不易发生头钉切割；并提出 TAD 值的概念，TAD 值是指正常解剖状态下股骨头颈中轴线在正、侧位与股骨头关节面交点与头钉顶点的距离之和。Baum - gaertner 和 Solberg 的研究发现，在 118 例滑动加压螺钉加侧方钢板固定的股骨粗隆间骨折中，TAD 值 < 20 mm 组无一例发生切割，而 TAD 值 > 50 mm 组中切割率高达 60%。

有学者主张头钉的位置位于股骨头颈中下 1/3（正位），偏后（侧位）。股骨头中下 1/3 偏后部位骨质较密，头钉置入后不易发生切割。Hartog 等的尸体标本实验结果认为，偏心位固定抗旋转力较差，主张以中心位固定为佳。

内上方固定应该避免，其原因为：①股骨头内上方骨质薄弱，内固定难以牢固，切割发生率较高；②外侧骺动脉位于股骨头上方偏后，该动脉供应股骨头大部分血供，头钉内上方置放极易损伤外侧骺动脉而引起股骨头缺血坏死。

头钉进入的深度应位于股骨头关节面下方 5 ~ 12 mm。此区域骨质致密，螺钉拧入后具有良好的把持作用。头钉进入的深度如果距离股骨头关节面 12 mm 以上则把持作用明显减弱。螺钉松动及切割的发生率增加。

头钉的长度应为位于股骨头关节面下方 5 mm 为宜。考虑动力加压因素，可将实测距离再减去 5 mm。

2. 髓内固定

目前常用的髓内固定可分为两类：股骨髁—股骨头髓内针和股骨头—髓腔髓内针。

（1）股骨髁—股骨头髓内针：1950 年 Leizius 应用髓内针自股骨中段向股骨头穿入，以固定股骨粗隆间骨折。1964 年 Kuntcher 将其入点移至股骨内下侧。由于股骨内下侧皮质较薄，软组织覆盖少，因此更容易插入髓内针。1970 年 Enders 等报道，应用 3 根较细而且更有弹性的髓内针治疗股骨粗隆间骨折。与 Kuntcher 髓内针相比，Enders 针更容易插入。在股骨粗隆部可分别放置于压力、张力骨小梁处，提高了固定的稳定性。

Enders 针固定的优点：手术时间短，创伤小，出血量少；患者肢体功能恢复快；感染率低；骨折延缓愈合及不愈合率低。

Enders 针由于以上优点，20 世纪 70～80 年代曾广泛应用，与此同时也暴露出一些缺点，包括术后膝关节疼痛、髓内针脱出、髓内针穿出股骨头、术后外旋畸形愈合等。近年来，Enders 针的应用逐渐减少。

（2）股骨头—髓腔髓内针：股骨头—髓腔髓内针固定股骨粗隆间骨折在近年来有很大发展，主要有 Gamma 钉、Russell-Tayler 重建钉、PFN 等。其特点是通过髓内针插入一螺栓至股骨头颈。其优点为：①有固定角度的螺栓可使股骨颈干角完全恢复；②有效地防止旋转畸形；③骨折闭合复位，髓内固定使骨折端干扰减少，提高骨折愈合率；④中心位髓内固定，内固定物所受弯曲应力较钢板减少，内固定物断裂发生率降低。目前股骨头—髓腔髓内针已逐渐成为股骨粗隆间骨折，特别是粉碎性骨折、不稳定骨折的首选固定方法。

Gamma 钉自 1980 年问世以来曾经得以广泛应用。近年来，许多医生通过长期随访观察，发现 Gamma 钉在股骨粗隆间骨折治疗中存在很多问题。Gamma 钉近端部分直径较大，固定牢固。生物力学结果发现固定之后股骨近端所受应力明显减少而股骨远端所受应力是增加的。因此，在靠近钉尾部的股骨远端常发生继发骨折。文献报道的发生率为 1%～8%。另外，其头钉较为粗大，又只是单枚螺钉。抗旋转能力较差，螺钉在股骨头中切割的发生率较高。

AO 近年来所发明的 PFN 具有以下优点：一是近端直径较 Gamma 钉细小，远端锁定螺栓距钉尾较远，从而避免因股骨远端应力集中造成的继发骨折；二是股骨头颈部有两枚螺钉固定，有效地防止了旋转应力，大大降低了头钉切割的发生率。

对于股骨粗隆间骨折是采取髓内固定还是髓外固定要酌情而定。一般认为髓内固定对于骨折端血供干扰小，手术创伤轻微。骨折愈合率高。近年来多名学者对于股骨粗隆间骨折髓内外固定进行了回顾性研究。特别是 Parker 的 2 472 例大样本，多中心统计结果显示，两种固定方式在骨折愈合、手术时间、术中出血量及并发症等方面差异无统计学意义。髓内固定手术操作要求较高，固定之前骨折需获得良好复位。在某种情况下只有外展位才能获得复位而在此位置髓内针则无法打入。另外，髓内针操作技术的学习曲线较长。目前认为，对于稳定股骨粗隆间骨折髓外固定即可。而对于不稳定股骨粗隆间骨折，特别是反粗隆间骨折，由于髓内针属于中心位固定而具有很好的抗弯能力，建议首选。

3. 外固定支架

外固定支架治疗股骨粗隆间骨折的优点是手术操作简便，创伤轻微；缺点是术后活动不方便，需严格进行针道护理。主要应用于严重多发创伤及老年体弱多病，无法耐受内固定手术的患者。

4. 人工关节置换

主要应用于严重粉碎性股骨粗隆间骨折并伴有严重骨质疏松的患者。其目的在于减少卧床时间，早期下地部分或完全负重。Green 报道的一组双极骨水泥伴髋关节置换的患者平均手术后 5 天可下地负重。有学者认为，患有类风湿疾患的患者内固定失用以致骨折不愈合的发生率较高，建议行一期人工关节置换。股骨粗隆间骨折常累及股骨矩，使人工关节置换后的稳定性降低，因此适应证的选择非常严格。

（刘丽萍）

第二节　股骨大粗隆骨折及小粗隆骨折

单纯的股骨大粗隆骨折非常少见，其发生率分布于两个年龄组。其一是相对多发生于小儿及 7～17 岁青少年的大粗隆骨骺分离。此类多为撕脱骨折，骨折块分离较明显，最多可达 6 cm。其二是成年人的大粗隆粉碎性骨折，常由直接暴力所致。大粗隆一部分骨折，骨折块常向后上方移位。

股骨大粗隆骨折后患者表现为局部疼痛及屈髋畸形，X 线检查即可确诊。

粗隆部骨折绝大多数可很好地愈合，因此，治疗的目的是恢复骨折愈合后髋关节的功能。

有 3 种治疗方法：①患髋外展牵引 6 周；②无牵引，卧床休息至局部症状消失 4～6 周后开始练习负重；③Armstrong 及 Watson-Jones 主张切开复位内固定，主要是针对明显移位的骨折。

由于绝大多数股骨大粗隆骨折预后良好，较多采取保守治疗。某些情况下，年轻患者中大粗隆移位较大者，可考虑切开复位内固定，以恢复外展肌功能。内固定多采用松质骨螺钉或钢丝。术后在扶拐保护下可部分负重 3～4 周，之后视愈合情况完全负重。

单纯股骨小粗隆撕脱骨折主要见于小儿及青少年。85% 的患者 <20 岁，12～16 岁为发生率高发年龄。老年人中的单纯股骨小粗隆骨折常继发于骨质疏松。由于小粗隆骨矩部疏松，无法抵抗髂腰肌牵拉力而致撕脱骨折。患者经常表现为股三角部疼痛及屈髋畸形，Ludloffs 征阳性，即患者坐位时不能主动屈髋。大多数情况下采取卧床休息，对症处理。数周后症状消失即可负重。只有在骨折块分离明显时可酌情考虑切开复位。

（梁志兵）

第三节　股骨粗隆下骨折

股骨粗隆下骨折是指自股骨小粗隆至股骨干中段与近端交界处，即骨髓腔最狭窄处之间部位的骨折。股骨粗隆下骨折发生率占髋部骨折的 10%～34%。其年龄分布有两组：20～40 岁及 60 岁以上。老年组骨折多由低能量创伤所致。年轻组骨折多由高能量损伤造成，常合并其他骨折和损伤。股骨粗隆间骨折的死亡率各文献报道不同，从 8.3% 至 20.9%。由于股骨粗隆下生理应力分布特点，手术治疗有较高的骨折不愈合及内固定物失用率。骨折发生后，在肌肉的牵拉下，股骨干发生短缩、外旋畸形，股骨头颈外展、后倾。因此，股骨粗隆下骨折的治疗目的，是要恢复股骨干的内收短缩、外旋，纠正股骨头颈外展及后倾外旋，恢复髋关节内收肌的张力，从而恢复机体功能。因此，了解股骨粗隆下部位的生物力学特点，对于骨折类型的分析，以及各类内固定物的应用及适应证的认识，将直接影响治疗效果。

一、生物力学特点

股骨粗隆下在负重的情况下除承受轴向负荷外，还受到来自偏心位置的股骨头颈所传导的弯曲应力。在弯曲应力作用下，股骨粗隆下内侧承受压力而外侧承受张力，压力大于张力。Koch 等的试验显示，负重情况下在股骨小粗隆远端 1~3 cm 部分，内侧承受 241.3 kg/cm 的压力。外侧承受的张力比压力约小 20%。这种应力分布的不均衡状态直接影响骨折复位后的稳定性以及内固定物上所承受的负荷。如果骨折端内侧粉碎或缺损，复位后稳定程度下降，内固定物所承受的弯曲负荷加大，常会造成骨折不愈合并导致内固定物断裂。因此，在骨折复位时，应尽可能恢复内侧骨皮质的完整性。在骨折端内侧粉碎缺损情况下，应考虑一期植骨，尽快恢复内侧的完整。因此，对于股骨粗隆下部位应力分布的认识，结合骨折类型的分析，直接影响内固定物的选择、术中及术后处理。其基本原则是获得骨折复位及固定的稳定。

影响骨折复位及固定稳定性的 3 个主要因素是骨折粉碎程度、骨折部位及骨折类型。

（一）骨折粉碎程度

对于简单骨折，如横断骨折或短斜行骨折，较易解剖复位，通过加压钢板的轴向加压作用，骨折端易获得牢固固定。在生理负荷下，骨折端之间几乎没有活动，内固定物所承受的应力相对较小。在粉碎性骨折或内侧缺损情况下，难以达到解剖复位，骨骼结构的稳定性无法获得，生理应力几乎全部由内固定物承担。因此，常会发生内固定失败。过大的负荷会使内固定物脱出或断裂，继而发生骨折不愈合或畸形愈合。

（二）骨折部位

可分为高位骨折（即小粗隆水平的骨折）及低位骨折（即股骨干近端与中段交界处附近的骨折）。越靠近小粗隆的骨折，其近端弯曲应力力臂越短，骨折处的弯曲力矩越小。

（三）骨折类型

内固定物的选择取决于不同类型的骨折。对于横断或短斜行骨折，常选用加压钢板或传统髓内针。对于长斜行骨折，可考虑应用拉力螺钉行骨折块间加压并以中和钢板保护。对于粉碎性骨折则应选择髓内固定。

二、分类

（一）Seinsheimer 分型

Seinsheimer 根据骨折块的数目、骨折线的形态和位置，将股骨粗隆下骨折分为 5 型。

Ⅰ型：无移位骨折或移位 <2 mm。

Ⅱ型：2 部分骨折。又可分为 3 型。Ⅱa 型：横断骨折。Ⅱb 型：螺旋骨折，小粗隆与近端骨折块连续。Ⅱc 型：螺旋骨折，小粗隆与远端骨折块连续。

Ⅲ型：3 部分骨折。又可分为 2 型。Ⅲa 型：3 部分螺旋骨折，小粗隆为单独的一部分。Ⅲb 型：3 部分螺旋骨折，其中一部分为一单独的蝶形骨块。

Ⅳ型：4 部分以上粉碎性骨折。

Ⅴ型：粗隆下合并粗隆间骨折。

（二）AO 分型（图 5-3）

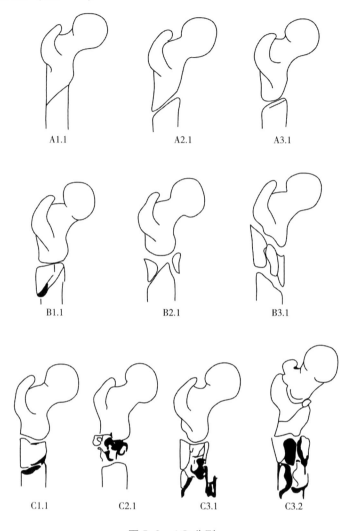

A1.1　A2.1　A3.1

B1.1　B2.1　B3.1

C1.1　C2.1　C3.1　C3.2

图 5-3　AO 分型

A 型：简单骨折，横断或短斜行骨折。

B 型：粉碎性骨折、内侧或外侧有一蝶形骨块。

C 型：严重粉碎性骨折，骨皮质缺损。

三、治疗

　　股骨粗隆下骨折的治疗有保守治疗和手术治疗。常用的保守治疗方法是对患肢施行股骨髁上牵引。股骨近端均为强大的肌群包绕，骨折发生后骨折端受肌肉牵引而明显畸形。骨折近端在内收肌、外旋肌及髂腰肌作用下呈屈曲、内收、外旋。骨折远端在外展肌作用下外展，在重力作用下轻度外旋。在所有肌肉收缩作用下骨折端明显短缩畸形。牵引治疗可以控制短缩，但对于其他畸形则难以纠正。另外，牵引时患肢需置于 90°/90° 体位（屈髋 90°，屈膝 90°）。这在成人很不易维持。牵引治疗对于明显移位的骨折无法减小骨折间隙，因而延长愈合时间。由于留有畸形，骨折愈合后患者常存在一定症状。主要是臀肌步态和大腿前侧疼痛。骨折近端外展畸形使大粗隆顶点上移，髋关节外展肌松弛，即可造成臀肌步态。骨折近端的屈曲则是大腿前侧疼痛的主要原因。Waddell 报道，非手术治疗股骨粗隆下骨折满意率只有 36%。因此，目前认为手术治疗股骨粗隆下骨折已成为主要方法。

手术治疗的目的：①解剖复位或纠正所有畸形；②牢固内固定。

应用于股骨粗隆下骨折的内固定材料很多，可归纳为两类：①髓内固定材料；②钢板螺钉固定材料。髓内固定材料主要有 Enders 钉、传统髓内针、Ziclcel 钉、Russell-Taylor 重建钉等。钢板螺钉固定材料主要有角钢板、髋关节加压螺钉、髁加压螺钉（DCS）等。各内固定材料均有其特点和适应证。

（一）Enders 钉

20 世纪 70～80 年代，许多医师应用 Enders 钉治疗股骨粗隆下骨折，由于 Enders 钉固定强度较弱，其结果不甚满意。Pankovich 等应用 Enders 钉的结果显示，愈合率为 100%，但由于畸形需要再手术者达 30%。对于稳定骨折（横断及蝶形骨折）Enders 钉则不足以控制旋转、成角及短缩。术后需加牵引维持 3～6 周，很大地限制了肢体活动，从而减慢了肢体的功能恢复。目前，除特殊情况外，Enders 钉很少被提倡应用。

（二）传统髓内针

髓内针固定的牢固程度主要取决于髓内针与骨髓腔之间接触的长度。股骨粗隆下骨折的近端髓腔宽大，至髓腔狭窄部逐渐变窄，再向远端又逐渐增宽。只有髓腔最窄处与髓内针相接触。在年轻的患者，由于骨松质密度较大，传统髓内针在股骨髓腔内尚可有较强的把持作用。而在老年人，由于骨密度下降，髓内针在较宽的髓腔内把持作用减小，常造成骨折端内翻及复发短缩。因此，传统髓内针固定仅适用于年轻患者的稳定骨折。

（三）钢板螺钉

应用一般直钢板来固定股骨粗隆下骨折非常困难。由于螺钉只能横行穿过钢板，骨折近端的固定力臂太短，无法施行牢固固定。解决这一问题的方法是另设计一种钢板螺钉材料。其特点是螺钉或钢板的一端经股骨颈插入股骨头中，这样变可使骨折近端得以充分固定。此类内固定物在钢板与股骨头颈固定螺钉之间有一固定的角度。目前常用的钢板螺钉固定材料可分为 2 类：①滑动加压螺钉（Richards 钉、DHS 等）；②角钢板。

滑动加压螺钉对于股骨粗隆下骨折可提供牢固固定。其优点是由于加压滑动螺钉为中空结构，术中先用导针定位，位置满意后将螺钉穿过导针拧入股骨头颈，手术操作简易。对于粉碎性骨折不易复位者，可先行拧入滑动加压螺钉，之后与钢板套管连接，钢板固定后骨折即已复位。骨折远端至少需要 4 枚螺钉固定。对于不稳定骨折，股骨头颈部加压螺钉不能很好地控制旋转，因此常需再加一枚拉力螺钉来加强固定。130°滑动加压螺钉入点位置较低，对于高位股骨粗隆下骨折其入点与骨折部位较近，其稳定性降低。另外附加拉力螺钉也不易选定合适行入位置。因此，对于高位股骨粗隆下骨折，近年来多应用髁加压螺钉（DCS）固定。由于 DCS 角度为 95°，入点较高，另外可通过钢板拧入 1～2 枚拉力螺钉至骨矩部位，其固定牢固程度大大提高。

角度钢板对于股骨粗隆下骨折也曾是常用的内固定材料。根据骨折部位的高低，可选90°或 130°角度钢板。角度钢板在股骨头颈中的部分呈铲状，比螺钉能较好地控制旋转。但铲状部分插入股骨头颈的操作较复杂，需准确定位。另外，插入前骨窗需充分开大，否则入点部分将会劈裂。由于角度钢板为偏心位固定，与 Richards 钉、DHS 相比，固定后钢板上所承受的弯曲应力更大。根据骨折复位后的稳定程度常需在钢板对侧植骨，以尽快恢复钢板对侧骨骼的连续性，减少钢板疲劳断裂的发生。

（四）带锁髓内针

近年来，带锁髓内针日益普遍地应用于股骨粗隆下骨折。其优点在于：闭合复位下操作手术创伤小，对骨折端环境干扰小，由于中心位固定，具有良好的抗弯曲应力强度。

常用的标准带锁髓内针有 Zickel 钉、Russell-Taylor 重建钉等。Zickel 钉插入股骨头颈部位为三叶状，通过钉杆近端孔插入并与钉杆锁定。三叶钉与钉杆之间角度固定，可有效地防止内翻畸形的发生。但 Zickel 钉只有近端锁定，对于严重粉碎的股骨粗隆下骨折则无法防止短缩。

Russell-Taylor 重建钉在近端及远端均可锁定。通过近端锁定孔可向股骨头颈拧入 2 枚拉力螺钉，通过远端锁定孔可行入 1 ~ 2 枚全螺纹螺钉，有效地防止短缩并可很好地控制旋转。改进型 Russell-Taylor 重建钉（R-T Delta 钉）直径较小，可用于髓腔较小或严重粉碎性骨折的患者。Klemm 等曾提出根据不同骨折类型应用带锁髓内针的基本原则：对于稳定骨折，可用非锁式髓内针，即远近端均不锁定；对于位于髓腔狭窄处近端的骨折，可仅在近端锁定；对于位于髓腔狭窄处远端的骨折，需行远端锁定。用于在某些情况下存在无移位的骨折块而不易发现，有报道仅在近端锁定，术后常发生不同程度的短缩。因此，远近端同时锁定更为可靠。

影响骨折愈合的因素有早期骨折端血肿、骨膜血供、周围软组织血运、稳定的力学环境及骨折端微动等。过去一味地强调切开复位以求解剖复位，坚强内固定的代价是破坏周围软组织血运，丢失早期骨折端血肿。其结果往往是骨折不愈合。股骨粗隆下骨折不愈合率较高进而发生内固定失效。因此，保护血运以保证骨折愈合是治疗的关键。对于股骨粗隆下骨折，间接复位、髓内固定目前被认为是治疗的首选。

四、术后处理

不论应用以上何种内固定材料进行固定，原则上术后第 2 天可允许患者进行患肢练习并离床扶拐活动。术后数天内患者应尽量不采取坐位，因此时髋部及腹股沟部分软组织肿胀，坐位影响静脉回流，有可能造成静脉血栓。患者离床后患肢可否部分负重要根据骨折类型及内固定情况而定。稳定骨折并予牢固固定者可准许 10 ~ 15 kg 部分负重。不稳定骨折应在 X 线显示骨折端有骨痂连接后开始部分负重。对于应用带锁髓内针固定的不稳定骨折，有学者主张在连续骨痂出现后应将髓内针取出，以恢复骨骼的负重。否则锁定螺钉在长期负荷下会发生疲劳断裂。

（马晓东）

第四节　股骨干骨折

一、概述

股骨是体内最大的管状骨，周围有丰厚的肌肉包围。发育过程中股骨形成前凸，内侧承受压力，外侧承受张力。股骨干骨折包括发生在小转子远端5 cm至内收肌结节近端5 cm范围内的骨折。

大腿部肌群可分前、内、后为3个间室，前间室包含股四头肌、髂腰肌、缝匠肌及耻骨肌、股动脉及股静脉、股神经及股外侧皮神经，内侧间室包含股薄肌、长收肌、短收肌、大收肌、闭孔外肌、闭孔动静脉、闭孔神经及股深动脉，后侧间室包含股二头肌、半腱肌、半膜肌、部分大收肌、坐骨神经、股深动脉分支及股后皮神经。与小腿相比，大腿部筋膜间室容积大，筋膜间室综合征的发生率低，但间室内出血可造成压力升高，深部血管供血减少。

股骨干骨折后骨折端受到不同肌群的作用发生移位，这些肌群包括外展肌、内收肌、髂腰肌、腓肠肌及阔筋膜张肌。外展肌包括臀中肌和臀小肌，止于大转子，转子下骨折或近端股骨干骨折时可牵拉骨折近端外展；髂腰肌止于小转子，其作用使骨折近端屈曲外旋；内收肌通过牵拉骨折远端造成内翻短缩畸形；腓肠肌作用于骨折远端使其向后方旋转屈曲；阔筋膜张肌作用于股骨外侧对抗内收肌的内翻应力。

供应股骨干的血管来自股深动脉，从近端后侧骨嵴进入髓腔分支供应皮质内2/3，骨膜血管同样自后侧骨嵴进入，供应皮质外1/3。股骨干骨折造成髓内血管损伤，骨膜血管增生，成为骨折愈合主要营养血管，骨折愈合后髓内血管重建恢复供血。股骨血管不过度损伤则股骨干骨折一般能顺利愈合，手术时应避免过度分离骨膜，特别是后侧骨嵴及肌间隔附着处。

二、发病机制

发生在成年人的骨折多是高能创伤，多继发于交通事故、高处坠落、重物砸伤及枪击伤。此外，骨质发生改变时轻微外伤可造成病理性骨折；军人或长跑运动员可发生应力性骨折，多发生于股骨近端或中段。

三、临床表现

股骨干骨折多由严重的暴力引起，骨折后出现局部剧烈疼痛、肿胀、畸形及肢体活动受限，结合X线检查，诊断多不困难。对于清醒的患者，疼痛和畸形通常很明显，在早期外科医生会注意到软组织肿胀。对于意识不清的患者，股骨骨折也会出现局部畸形和肿胀。这些发现通常比较明显，但是对于意识不清的患者必须考虑股骨干骨折的可能性，尤其对于车祸伤或者高处坠落伤。对于意识不清患者按照常规进行系统检查，应该仔细检查股骨。由于其受伤机制及局部解剖特点，在诊断时要进行全面的考虑。

（1）由于股骨干周围有丰富的肌肉，在其后侧有股深动脉穿支通过，骨折后会大量出血，最多可达2 000 mL，检查时肿胀可能会不明显，这样会使医生对失血量估计不足，加之骨折的剧痛，容易出现休克。对于股骨干骨折患者在急诊室应进行血压、脉搏检测，并常规进行输液处理，血压稳定后方可进行手术或住院治疗。

（2）骨折常由高能暴力引起，尤其是交通事故伤，在检查股骨干骨折的同时，应注意身体其他部位是否合并有损伤。首先排除头颅、胸、腹可危及生命的重要内脏器官的损伤，然后排除其他肢体的损伤。诊断股骨干骨折的X线检查需包括髋关节及膝关节。股骨干骨折常合并其他损伤，据统计合并其他部位损伤的病例可达到全部病例的5%~15%，合并伤包括全身多系统创伤、脊柱骨盆及同侧肢体损伤。文献报道，股骨干骨折合并股骨颈骨折漏诊率可高达30%，闭合性股骨干骨折同侧膝关节韧带及半月板损伤的概率高达50%。

（3）股骨干骨折后，局部形成血肿，髓腔开放，周围静脉破裂。在搬运过程中不能很好制动，髓内脂肪很容易进入破裂的静脉，因而股骨干骨折后出现脂肪栓塞综合征的可能性很大。在骨折的早期，要进行血气分析，血氧分压进行性下降应高度警惕脂肪栓塞综合征的发生。股骨干骨折的患者，血气分析应作为常规的检测指标。

（4）合并神经、血管损伤并不多见，但应认真仔细地对末梢的血供、感觉、运动进行检查，并做详细记录。在极少数病例中，股骨干骨折后当时足背动脉搏动好，但在24小时内搏动减弱至消失，手术探查发现由于血管内膜损伤，形成动脉血栓。

四、治疗

股骨干骨折是危及生命及肢体的严重损伤，因此，在治疗股骨干骨折时，首先要处理危及生命的严重损伤，然后考虑肢体的损伤。应根据患者的年龄、全身健康状况、骨折类型、医院的设备、医师的技术水平等综合因素作出合适的选择，治疗方法有牵引、外固定及内固定3种方法。

（一）牵引

牵引是一种传统的治疗方法，可分为皮牵引和骨牵引，配合使用各种支架。牵引可将下肢在大体上恢复肢体轴线，但不能有效地控制旋转及成角畸形，另外需要长时间卧床，并可由其带来多种并发症。目前，除儿童及部分患者的全身情况不允许手术治疗外，较少采用牵引治疗，牵引仅作为手术前的准备。

1. 悬吊皮牵引

一般4岁以下儿童采用，将双下肢用皮肤牵引，双腿同时向上通过滑轮进行牵引，调节牵引重量至臀部稍稍离开床面，以身体重量作为对抗牵引。3～4周时X线检查见有骨痂生长后，可去除牵引。由于儿童骨骼的愈合及塑形能力强，牵引维持股骨干的骨折对线即可，即使有1～2 cm的重叠和轻度的与股骨干弧度一致的向前向外成角畸形，在生长过程中也可纠正，但要严格的控制旋转畸形。

2. 骨牵引

目前主要应用于骨折固定手术前的临时制动，也适用于身体虚弱不能耐受手术的患者。牵引的目的是恢复股骨长度，限制旋转和成角。牵引部位可通过股骨髁上或胫骨结节，股骨髁上牵引容易造成膝关节僵硬，膝关节韧带损伤则不能行胫骨结节牵引。文献报道，骨牵引的骨折愈合率可达97%～100%，但可引发膝关节僵硬、肢体短缩、住院时间长呼吸系统及皮肤疾患，还会发生畸形愈合。

（二）外固定

股骨干骨折应用外固定器治疗的适应证有广泛污染的严重开放性骨折、感染后骨不连、部分合并有血管损伤的骨折及在患者全身情况不允许固定时，对骨折进行临时固定。安装时固定针尽可能接近骨折端，连接杆尽可能接近股骨，根据骨折类型固定杆可安装在外侧或前侧。使用外固定架治疗股骨干骨折最主要的并发症是固定不坚强及出现与针道有关的并发症，因此外固定器不作为常规使用。

（三）内固定

1. 髓内针固定

最理想的治疗方法是闭合复位、髓内钉固定。内置物位于股骨中央，承受的张力和剪力小；手术创伤小，感染率低，股四头肌瘢痕少，患者可早期活动，骨折愈合快，再骨折发生率低。扩髓的交锁髓内针固定是目前最好的方法，愈合率可达98%，感染率低于1%。股骨干骨折合并肺损伤时使用扩髓交锁髓内针固定还存在争论，理论上扩髓可造成脂肪栓塞。非扩髓交锁髓内针可用于Ⅰ型、Ⅱ型、ⅢA型开放性骨折。交锁螺钉的强度不足以承受全部体重，因此完全负重要等到骨折端至少3面骨皮质出现连续骨痂。

常用于股骨干骨折的交锁髓内针为顺行交锁髓内针，进针点为梨状肌窝或大粗隆尖部，适用于成年人小转子下方到膝关节面上方6~8 cm的股骨干骨折；对于肥胖患者顺行进针较困难时可选用逆行交锁髓内针。

尽管髓内钉固定可广泛地用于绝大部分股骨干骨折，但是对于特殊的、粉碎的特别是波及远近侧干骺端骨折及严重污染的开放性骨折建议采用其他方法。

2. 钢板内固定

与髓内钉固定相比，钢板在治疗股骨干骨折时有明显的缺点，钢板为偏心固定，与负重轴之间距离比髓内钉固定要长1~2 cm，在负重时，钢板要承受比髓内钉更大的弯曲负荷，因此钢板固定骨折，不能早期负重。在负重时，骨骼的近端负荷通过近段螺钉到钢板，再经远段螺钉到远端骨骼，形成了钢板固定下骨折部的应力遮挡。采用钢板固定骨折时，需要切开复位，这样会剥离骨膜，同时也要清理骨折端的血肿，骨膜的剥离及血肿清理均会使骨折延迟愈合。

在应用动力加压钢板固定时，应遵循AO技术原则，尽量减少剥离骨膜，将骨折解剖复位。对于大的蝶形骨块，以拉力螺钉进行固定，将钢板置于张力侧，即股骨干的后外侧。骨折的两侧应以8~10层骨皮质被螺钉贯穿（即骨折远近端各有4~5枚螺钉），以达到足够的稳定。在钢板对侧有骨缺损时，必须植骨。

钢板内固定适应证：①生长发育中儿童股骨干骨折，钢板内固定不通过骨骺线，不会影响骨的生长发育；②合并有血管损伤需要修复的骨折，在局部骨折采用钢板固定后，进行血管的修复；③多发骨折，尤其是合并有头颅和胸部损伤患者，患者体位难以进行髓内钉固定；④髓腔过度狭窄及骨干发育畸形不适合髓内钉固定。

五、特殊类型股骨干骨折

（一）股骨干骨折合并同侧髋部损伤

股骨干骨折合并股骨颈骨折的发生率为1.5%~5%，比合并粗隆间骨折更常见，比例大约是7：1。有1/4~1/3的股骨颈骨折初诊时被漏诊。典型的股骨颈骨折表现为从下方股骨颈基底延伸到上方的股骨颈头下部分，因为大部分能量分散到股骨干骨折，股骨颈骨折移位很小和不粉碎。常用的方法是用顺行髓内钉固定股骨干骨折和用多枚针或螺丝钉固定股骨颈骨折，精确安放3枚空心钉又防止髓内钉的扩髓和插入是重要的问题，建议在髓内钉插入前至少用1枚螺钉固定股骨颈骨折以防止其移位。重建髓内钉固定股骨颈骨折比空心钉的力量大，通过髓内钉的锁定来防止股骨颈骨折内翻塌陷。

股骨干骨折合并髋关节脱位有 50% 患者在初诊时漏诊髋脱位，对股骨干骨折进行常规骨盆 X 线检查是避免漏诊的最好方法。此种损伤需急诊复位髋脱位，以预防发生股骨头缺血坏死，并应尽可能同时治疗股骨干骨折。

（二）股骨干骨折合并同侧股骨髁间骨折

股骨干骨折很少合并股骨髁间骨折，分为两种情况：①股骨髁间骨折近端骨折线与股骨干骨折不连续；②股骨髁间骨折是股骨干骨折远端的延伸。股骨髁间骨折的关节面解剖复位非常重要。可以采用切开复位钢板螺钉固定或拉力螺钉结合带锁髓内钉治疗这些少见的骨折。

（三）儿童股骨干骨折的特点

儿童股骨干骨折愈合迅速，自行塑形能力较强，牵引和外固定治疗不易引起关节僵硬。因而儿童股骨干骨折理应进行保守治疗。若儿童年龄越小，骨折部位越近于干骺端，且其畸形方向与关节轴活动一致，自行塑形能力越强，而旋转畸形因难以塑形应尽力避免。儿童股骨干骨折常因骨折的刺激可引起肢体生长过速，其可能的原因是在骨折后邻近骨骺的血液供应增加。至伤后 2 年，骨折愈合，骨骺重新吸收，血管刺激停止，生长即恢复正常。在手术内固定后，尤其是髓内定固定，患肢生长也可加速，因此在骨骺发育终止前，应尽可能避免内固定。

根据以上儿童股骨干骨折的特点，骨折在维持对线情况下，短缩不超过 2 cm，无旋转畸形，均可被认为达到功能要求，避免采用手术治疗。手术适应证严格限制在下列范围：①有明显移位和软组织损伤的开放性骨折；②合并同侧股骨颈骨折或髋关节脱位；③骨折端间有软组织嵌入；④伴有其他疾病，如痉挛性偏瘫或全身性骨疾病；⑤多发性损伤，为便于护理。儿童股骨干骨折的治疗方式，应根据其年龄、骨折部位和类型，采用不同的治疗方式。

（四）髋关节置换术后假体周围骨折

随着接受髋关节置换术的老年患者数量增加，假体周围骨折的发生明显增加。通常发生于高龄患者，多存在数个合并疾病，因为其他关节炎症而活动能力受限。存在骨质疏松，内置物可能会发生松动，骨干骨皮质很少，已经不能承受金属内置物。假体周围股骨干骨折给骨科创伤医生和重建医生提出了挑战。

髋关节置换术后假体周围股骨骨折的病因包括：①骨皮质缺陷，造成这些缺陷的原因包括原有内固定物和骨水泥的取出、假体松动、髓腔开口定位及扩髓技术不正确，手术所致的皮质缺损与术后 1 年内假体周围骨质高度相关；②关节翻修术，关节翻修术特有的危险因素包括清除骨水泥时骨皮质穿孔、开窗去除骨水泥、在尝试脱位原人工关节时由于表面瘢痕组织粘连而骨折以及感染等，以前手术的损伤造成血液供应中断或者骨质疏松症也可能使股骨近端骨质易于骨折，以前的关节成形术、截骨术和骨折等均可改变股骨近端的几何形状，从而增加骨折的风险；③置入物失配，尺寸过大的股骨髓腔锉和关节假体可引起股骨环状应力增加，从而导致骨折；④假体松动，1/4 ~ 1/3 的假体周围骨折都与股骨假体松动有关；⑤骨质疏松症。

与髋关节置换相关的假体周围骨折分类有数种。Vancouver 分类充分考虑了影响治疗的因素，不仅考虑骨折的部位，也考虑骨量储备和股骨内置物稳定的状态。Vancouver 分类根据骨折部位，将股骨假体周围骨折分为 3 个基本类型。A 型骨折为大转子骨折（AG 型骨折）和小转子骨折（AL 型骨折）。B 型骨折位于假体柄周围或刚好在其水平以下，根据股骨内置物稳定的状态和骨量储备又分为 3 个亚型。B1 型骨折假体稳定，而 B2 型骨折假体柄松动，B3 型骨折假体周围骨量丢失。C 型骨折发生于股骨内置物水平以下。Duncan 和 Masri 整理了 10 年间治疗的 75 例假体周围股骨干骨折，发现 4.0% 属于 Vancouver A 型骨折，86.7% 为 B 型骨折，其余 9.3% 是 C 型骨折。对 B 型骨折进一步研究发现，B1 型占 18.5%，B2 型占 44.6%，B3 型占 36.9%。因此，71% 股骨假体周围骨折发生于股骨内置物周围或稍偏下，与内置物松动和骨量丢失有关。这种分类反映了这些骨折的复杂性（图 5-4）。

用于处理假体周围股骨骨折的方法有非手术治疗、钢丝或钢缆、钢板和利用加长柄进行髋关节翻修术。治疗的目的是治愈骨折、患者早期活动以及提供稳定结构，使内置物获得最长使用寿命。像创伤后股骨干骨折的处理一样，假体周围骨折的治疗近 30 年来也发生了明显变化，近几年，医生逐渐倾向于积极的手术治疗。

1. 非手术治疗

因为患者早期活动是处理任何股骨假体周围骨折的主要目标，所以牵引或石膏很少采用。支具可以应用于 AL 型骨折或很少见的无移位稳定性骨折或近端移位很小的 B1 型骨折，需要严密随访，确保不会发生骨折晚期移位。对大多数患者而言，牵引不会维持对线，而且会引起一系列已知的内科和外科问题。基本上，牵引和支具疗只适用于全身情况不宜手术的患者，然而，对于这些患者而言，非手术治疗的预后也不好。

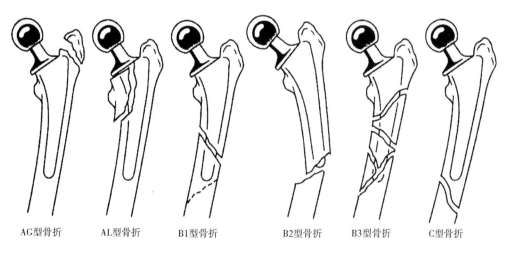

| AG型骨折 | AL型骨折 | B1型骨折 | B2型骨折 | B3型骨折 | C型骨折 |

图 5-4 假体周围骨折 Vancouver 分类

2. 手术治疗

（1）A 型骨折：移位的大转子骨折通常需要固定，否则会减弱髋部外展力量，可能对患者活动能力产生不良影响。应该采取钢缆系统或钩板系统固定。

（2）B 型骨折：股骨假体骨水泥无松动的稳定性 B1 型骨折最好采取钢板固定，联合应用螺钉和钢缆。B2 和 B3 型骨折采取加长柄股骨内置物治疗，存在骨质丢失的 B3 型骨折需要进行骨移植手术。

（3）C 型骨折：应根据骨折部位和形态采取合适的治疗方法，通常采用钢板或逆行髁上髓内钉治疗。

六、并发症

（一）神经损伤

股神经和坐骨神经在大腿全程包裹在肌肉之间，骨折很少累及神经，骨牵引治疗股骨干骨折时小腿处于外旋状态，腓骨近端受到压迫，腓总神经有可能损伤，特别在熟睡和意识不清的患者容易发生，可通过调整牵引方向、在腓骨颈部位加用棉垫、鼓励患者自由活动牵引装置来避免。术中神经损伤多发生在手术中的牵拉和挤压，特别应避免会阴神经损伤，仔细包裹会阴部减少骨牵引的时间和力量、避免髋内收时间太长，能够减少这种并发症的发生。

（二）血管损伤

在内收肌裂孔处血管固定，容易因骨折移位继发损伤。筋膜间室高压也可造成血管压迫，供血减少。股动脉可以是完全或部分撕裂或栓塞和牵拉或痉挛，微小的撕裂可以引起晚期血管栓塞，股动脉栓塞不一定必然引起肢体坏死，但是血管损伤立即全面诊断和治疗对保肢非常重要。

（三）感染

股骨干骨折钢板术后感染率约为5%，高于闭合带锁髓内钉技术，与骨折端广泛剥离和开放性骨折一样。治疗如内固定稳定，进行扩创、开放换药，骨折愈合后取出钢板；如内固定不稳定，取出钢板，牵引或用外固定架固定，伤口稳定半年后再选择合适的固定植骨达到骨折愈合。

股骨髓内钉偶尔会发生感染，感染的发生与髓内钉的插入技术和在骨折端用其他固定和开放伤口有关。患者在髓内钉术后数周或数月大腿有红、肿、热、痛，应怀疑感染。多数感染患者在大腿或臀部形成窦道流脓。一旦存在深部感染，必须作出髓内钉是否取出的合理决定。在感染清创术中检查内固定良好控制骨折稳定性，应保留髓内钉，采取彻底清除死骨和感染的软组织、伤口换药和合理应用抗生素，骨折愈合到一定程度可取出髓内钉，进行扩髓取出髓腔内感染的组织。若髓内钉对骨折不能提供稳定，需考虑其他方法。若存在大范围死骨，取出髓内钉后彻底清创，用外固定架或骨牵引固定，在骨缺损部位放置庆大霉素链珠。

（四）延迟愈合和不愈合

多数骨不愈合的原因是骨折端血供不良、骨折端不稳定和感染，导致延迟愈合的主要因素有开放性骨折、手术操作中对骨折端软组织的广泛剥离、骨折端稳定不够、骨折分离、感染和既往有大量吸烟史。可根据骨折愈合情况取出静态交锁螺钉，使骨折端动力化，也可扩大髓腔更换髓内针。

（五）畸形愈合

畸形愈合一般认为为短缩 > 1 cm、旋转畸形超过10°、成角畸形 > 15°。畸形可引起步态不正常，肢体短缩和膝关节创伤性关节炎。

（六）异位骨化

在股骨干骨折髓内钉固定后常见有不同程度的异位骨化覆盖髓内钉的尾端，临床无症状，很少有异位骨化影响髋关节的活动，可能与肌肉损伤导致钙代谢紊乱有关，也可能与扩髓碎屑没有冲洗干净有关。

（七）再骨折

多发生在早期骨痂形成期及内固定取出后。牵引治疗所获得的骨折愈合可形成大量骨痂，但新的骨小梁并没有沿着应力的方向进行排列，超负荷时更易发生骨折，多数发生在石膏固定后 3~4 周。钢板坚强内固定可使骨折获得一期愈合，X 线表现为没有骨痂形成，但是骨折部位的骨强度恢复至正常的速度较慢，必须依靠新形成的骨单位进行爬行替代，若在术后 18 个月前取出钢板，则骨痂未成熟，有发生再骨折的危险。多数发生在钢板取出术后 2~3 个月，而且多数发生在原螺丝钉钉孔的部位。闭合髓内钉固定后骨折部位可形成大量骨痂，取出髓内钉后不易发生再骨折。内固定物一定要在骨折塑形完成后取出，通常钢板是术后 2~3 年，髓内钉是术后 1 年。

（八）钢板疲劳弯曲和折断

若是粉碎性骨折或有骨缺损，在骨折粉碎或缺损区必须早期植骨，以获得因骨愈合而得到骨性支撑，防止钢板应力集中而发生疲劳弯曲和折断。

（九）膝关节功能障碍

股骨干骨折后的膝关节功能障碍是常见的并发症，其发生的主要病理改变是由于创伤或手术所致的股四头肌损伤，又未能早期进行股四头肌及膝关节的功能锻炼，膝关节长期处于伸直位，以致在股四头肌和骨折端间形成牢固的纤维性粘连。术中可见股中间肌瘢痕化，且与股骨间形成牢固的粘连。粘连的股中间肌纤维在膝关节伸直位时处于松弛状态，屈曲时呈现明显紧张。其他病理改变有膝关节长期处于伸直位固定而造成四头肌扩张部的挛缩。关节内的粘连则常由于长期制动造成浆液纤维索性渗出所致，粘连主要位于髁间窝和髌上囊部位，有时甚至是膝关节功能障碍的主要原因。

（王日华）

第五节　股骨头骨折

一、解剖

因为所有的股骨头骨折几乎都是由于髋关节脱位或骨折脱位而发生的，所以股骨近端的解剖，特别是血管解剖，对确定预后起着决定性作用。骨折愈合、骨片吸收或股骨头缺血坏死的最终结果，均取决于脱位对血管解剖的影响。这些结果也在一定程度上受创伤治疗的影响。同样，创伤性脱位对股骨头和髋臼软骨造成的损伤可导致关节病，使关节功能受限。关节病在某种程度上也受治疗因素的影响。对髋关节囊和周围肌肉的损伤可导致关节周围纤维化和异位骨化，造成功能受限。

股骨头由 3 支终末动脉供血：圆韧带动脉，旋股外侧动脉的终末分支，以及旋股内侧动脉的终末分支，即骺外侧动脉。最后一支是供应股骨头大部分负重上端面得关键血供。髋脱位合并股骨头骨折多数是后脱位。旋股内侧动脉会受到牵拉，而且来自破损的后关节囊和髋臼后壁的压迫可造成骺外侧动脉阻塞。因此，关节囊破坏不会造成关节内血肿。前下方的股骨头碎片一般留在髋臼内与圆韧带相连。供应该骨片的完好血供，以及来自闭孔动脉的圆韧带动脉，可使骨折发生愈合。髋关节后脱位时，骨折端很可能损伤旋股外侧动脉到骨的终末支。脱位造成髋外侧动脉的张力和阻塞压力增加，应紧急复位脱位的股骨头。

（一）关节软骨

关节软骨覆盖股骨近端的骨骺，几乎包括负重的股骨头部分。在股骨头的最上部分软骨最厚，可达 4 mm，到股骨头的赤道部分逐渐变薄，在圆韧带附着部最薄。在软骨周围支持带血管穿入骨内。约 70% 的股骨头软骨参与承载负荷。股骨头脱位可造成软骨面的损伤，从而使负重关节面减少。软骨内峰压力值伴随的增加，导致软骨基质崩溃，关节密封性丧失，发展为创伤性关节炎。髋臼骨折或者前脱位时可造成股骨头压缩性骨折，导致软骨基质压缩，负重关节面减少，其最终结果是一样的。

（二）骨解剖

成人股骨头直径在 40~60 mm，不是整圆，偏差为 1.0~1.5 mm，主要是髋臼面，早先被认为是假体设计的重要方面。带有软骨面的股骨头碎片的精确复位，对增加股骨头和髋臼的接触面以及减少关节软骨的峰压力是必需的。

要维持头臼的最适接触，需要完整的股骨头，重要碎片的丢失会造成侧方非对称活动。前下侧多大的碎片是可以允许的至今尚不清楚。短期临床结果显示，切除小的碎片，一部分患者结果是满意的，另一部分患者结果则不满意。

二、发病率

股骨头骨折几乎都伴发有髋关节脱位。Brumback 等鉴别了公开报道的 238 例患者，其中只有 24 例（10%）继发于前脱位。另一组报道的前脱位病例，22 例中有 15 例（68%）合并股骨头骨折。因为前脱位不常发生，所以其与股骨头的相关性研究资料不足，但多伴发有股骨头的塌陷骨折。解剖上髋臼窝浅及股骨颈后倾容易导致创伤性髋关节脱位。

85%~90% 的髋关节脱位是后脱位。在一组髋关节后脱位病例中，股骨头骨折的发生率是 7%。已经发表的 265 例股骨头骨折病例中，多数是剪切或劈裂骨折，另外还有压缩或塌陷骨折，这组病例的预后较劈裂骨折差。曾认为这类损伤多继发于前脱位，但现在多见于髋臼骨折。

三、损伤机制

据报道，股骨头骨折的病例大多数发生于交通事故。髋关节后脱位的机制与产生股骨颈骨折、股骨干骨折及复合骨折的机制相似。因撞击汽车仪表盘时股骨轴向受力，如果股骨干不发生骨折，力量足够大时会发生髋部损伤。髋外展位会发生股骨颈骨折，中立或内收位会发生髋关节后脱位合并或不合并股骨头骨折或髋臼后壁骨折。股骨头骨折可以是圆韧带的撕脱骨折，也可以是髋臼后壁造成的劈裂骨折。前脱位时股骨头受到髋臼缘的直接暴力会发生压缩性骨折。股骨头的双侧骨折很少发生。

四、损伤的结果

（一）退行性关节病

髋关节脱位发生于高能损伤。要破坏髋关节囊后壁需要相当大的力量，而且要让股骨头顶在髋臼后缘，造成股骨头的剪力骨折需要更大的力量。关节软骨的撞击、塌陷或游离碎片均可造成其功能的丧失。如果复位不佳，合并骨丢失或切除，对剩余软骨会产生负面的影响，从而加重软骨基质的崩解。如果髋臼后壁存在大块缺失，后方的不稳定会进一步损害髋功能。同样，内部环境的变化对剩余软骨的生存产生不利影响。创伤的最终结果是软骨退变继发骨性关节炎及髋关节功能丧失。因为多发生在年轻人，所以关节重建尚存在问题。年轻人全髋置换的长期效果不理想。关节融合虽然可减轻疼痛，恢复功能，但多数患者不接受。股骨头小碎片的切除有良好的短期效果。

（二）缺血性坏死

后脱位常继发股骨头缺血性坏死。单纯后脱位坏死的发生率为13%，合并股骨头骨折时发生率为18%。原因是更大的暴力产生骨折，同时软组织损伤加重。此外，因骨折面或碎片阻挡造成闭合复位延迟，进而造成股骨头缺血坏死发生率增加。只有对髋关节脱位进行最好的治疗才能降低坏死的发生率，因为年轻人中，如果没有选择最佳的治疗方案，这一并发症将是灾难性的。缺血性坏死发生于后路手术比发生前路手术要多。

（三）活动受限

合并股骨头骨折的髋关节脱位功能恢复往往不理想。除了骨关节炎、缺血性坏死外，还会发生异位骨化。异位骨化可由关节囊撕裂、撞击以及外展肌的撕裂、撕脱引起，也可由外科手术暴露引起。有时 I 型骨折髋臼愈合好，但髋部运动受限。

五、伴发损伤

股骨头骨折和髋关节脱位的相关性很强。很难想象，没有脱位怎么会产生股骨头的剪力骨折。患者没有髋关节脱位也可发生髋部骨折。股骨头压缩性骨折常合并髋臼骨折，中心脱位时股骨头撞击髋臼造成塌陷骨折。髋关节脱位的处理会影响到坐骨神经麻痹的发生，因为复位延迟会使坐骨神经麻痹的发生率和严重程度增加。轴向负荷机制可以说明为什么时常伴发膝关节韧带损伤、髌骨骨折、股骨干骨折。股骨头骨折时应仔细检查膝关节和股骨，因为应力是通过这些结构传导的。

因为这些损伤都是高能损伤，所以常合并有其他脏器损伤。有文献报道，这些骨折的总死亡率是47%。

六、分类

Birkett 于 1869 年发表的论文把股骨头骨折视为一种单独病种。Thompson 和 Epstein 于 1951 年发表的髋后脱位分类法，对股骨头骨折进行了单独分类。这一分类没有包括前脱位，也没包括髋臼和股骨头双骨折。

Stewart 和 Milford 于 1954 年发表的分类包括前、后脱位的区别。但是这一分类系统因没包括髋臼和股骨头骨折而受限。此外髋臼部分的分类也缺乏详细描述。因为更多的内容需要包括在内，所以在 20 世纪 50～60 年代出版的文献中 Thompson 和 Epstein 分类系统最常用。

Pipkin 有关股骨头骨折的里程碑性的论文中包括了股骨头骨折的分类。这篇文章目前仍然是对这一课题贡献最大的。这一分型的缺陷是没有包括髋关节前脱位和没有充分扩展髋臼骨折的类型。后一缺陷微不足道，而第一个缺陷因为 Pipkin 分型的来自 Kansas 城的病例，几乎都是髋关节后脱位。

近几年股骨头骨折和髋关节前脱位的联系变得更明显，Brumback 等提出了更完整的分类。

虽然多数学者使用 Pipkin 分型，但 Brumback 分型更完整，它包括了股骨头骨折和相关骨折。尽管有些复杂但其更准确。

Müller 等提出了另外一种分型，并被骨科创伤协会采用。其按照字母顺序对劈裂骨折和压缩性骨折以及合并的股骨颈骨折进行了细分。这种分型可用于大宗病例报道或对照试验。

七、诊断

（一）病史

多数股骨头骨折发生于高速汽车事故。髋关节后脱位的是髋屈曲内收情况下受到轴向应力所致，髋关节前脱位是外展、屈曲、外旋造成的，但多数患者不能给出详细的描述。曾有报道双侧髋关节脱位合并股骨头骨折的病例。特别是多发创伤时，外力的类型和方向更难确定。

（二）体格检查

如果伴随发生的髋关节脱位没有复位，则入院时的体格检查发现由它决定。后脱位时有肢体缩短，轻度屈曲、内收和内旋。前脱位时导致肢体屈曲、外展和外旋。应记录肢体体位，然后迅速通过脉搏、毛细血管充盈和皮肤温度评价肢体循环状态。紧接着进行坐骨神经和股神经功能检查。通过活动时触摸肌腹评价背伸和跖屈踝关节、内外翻足及屈伸膝关节的能力，接着进行感觉功能检查，包括轻触觉和针刺觉。在这些检查完成之前不宜进行关节复位。

（三）影像学检查

多发创伤患者需常规拍摄骨盆前后位 X 线片。如果已做过常规 CT 扫描，适当的影像重建即可提供评价股骨头骨折所需的大部分初始影像。对于孤立性损伤的患者，如果怀疑有髋关节脱位、股骨近端骨折或骨盆骨折，必须拍摄前后位片，因为其上所见决定着需进行另外的哪些影像学检查。后脱位时必须在影像学上仔细辨认仍留在髋臼内的股骨头骨折片。股骨头缺损往往不明显，除非射线从侧方捕捉到骨折平面。为避免 Pipkin Ⅲ 型骨折中的股骨颈骨折块的移位，在作出髋部复位决定之前，必须仔细观察股骨颈的情况。如果影像学显示髋臼脱位合并或不合并股骨头骨折，医生应首先进行手法闭合复位。如果脱位合并骨盆环的前或后方破坏，复位前应获得骨盆的入口和出口位 X 线片。同样，如果怀疑对侧或 Pipkin Ⅳ 型骨折中合并髋臼骨折，复位前应获得髋臼 45°斜位片。

在获得所有需要的 X 线片后，可试行闭合复位。闭合复位可以在镇痛和镇静药物辅助下在急诊室进行，也可在全身麻醉肌肉完全放松下在手术室进行。尽管后者损伤小，但往往不能及时进行，因此经常在急诊室试行复位。如果不成功，在不延迟全身麻醉复位的前提下，尽快进行髋臼和股骨头的 CT 检查，扫描的厚度为 1~3 mm。如果需要切开复位，CT 可帮助医生发现游离骨块和嵌入的软组织，对伴随发生的股骨头或髋臼骨折进行切开复位内固定时 CT 也很有帮助。此外，CT 还可为外科医生选择手术路径提供有用的信息。CT 指导下骨盆斜位片对准确估计骨块的大小和移位有帮助。

无论采取何种方式，闭合复位成功后均应拍骨盆前后位片来证实。随访检查还包括通过髋臼层厚 1.5 mm 的骨盆 CT 扫描，以发现游离体，确定髋臼的完整性，以及评价伴随的股骨头骨折的复位情况。

（四）其他检查

有些情况下，复位前后还要进行肌电图、静脉造影、膀胱造影、尿道造影、骨扫描及 MRI 检查。髋脱位特别是脱位时间较长时，可出现坐骨神经麻痹。肌电图可确定受累神经的范围和程度，这对判断患者预后有帮助，特别是反复进行系列检查时。直到受伤后 3 周方可作出准确诊断。超声多普勒是判断股部和腘窝处深静脉血栓简单而可靠的检查方法，但静脉造影仍然是确诊的金标准。髋脱位合并股骨头骨折时，很少需要做膀胱和尿道造影，但合并骨盆前环骨折移位时需要做。骨扫描可提供判断晚期股骨头缺血坏死的信息。如果患侧的股骨头较健侧明显减低，坏死的可能性可达 80%~90%，但最终结果由多种因素决定。MRI 也可提供股骨头缺血坏死的预测信息。股骨头 MRI 信号异常的临床准确含义尚未确定，但 MRI 可显示骨挫伤、坐骨神经挫伤、骨软骨骨折、髋臼缘骨折及股骨头骨折。然而在未确定其检查价值之前不推荐常规使用 MRI。在显示关节内骨块方面，MRI 的准确性不及 CT。

八、治疗方案

在分析已经发表的有关股骨头骨折的文献时，有两个突出的问题：①随访比例和时间不够；②缺乏统一分型。自从 Pipkin 在 1957 年发表重要论文后，多数学者一直沿用其分型。Brumback 分型更广泛和完全，但近几年才被应用。

已报道的大多数髋脱位合并股骨头骨折的病例可以通过 Pipkin 方法进行分类。股骨头骨折合并前脱位的不包括在内，因为这些不在 Pipkin 的分类范围内。在这 170 例中，Ⅰ型股骨头骨折 37 例（22%），Ⅱ型 72 例（42%），Ⅲ型 25 例（15%），Ⅳ型 36 例（21%）。对每一型骨折采用了多种治疗方案，将单独进行讨论。Pipkin 将治疗结果分为优、良、可及差 4 级，评价标准没有阐明。其他学者应用了相似的结果分级方法，这使结果比较很困难。因为很多外科医生参加了所有组别病例的治疗，这使结果分析更加困难。随访不足是一个严重的制约因素，由于存在这些问题，有关治疗的结论不确定。

对 26 例 Pipkin Ⅰ型股骨头骨折进行充分随访，有 18 例患者接受闭合复位和牵引治疗，其中 13 例疗效优良或良好，2 例疗效一般，1 例治疗效果差，2 例失随访。该组患者接受牵引治疗的时间不尽相同但一般都在 4~6 周。有 8 例患者因为不适当的复位、裂成碎片或者关节内的骨折片而接受了骨折碎片的切除，其中 2 例疗效优良或良好，3 例疗效一般，2 例治疗效果差，1 例失随访。在报道的各组中没有患者接受切开复位内固定。随访 36 例 Pipkin Ⅱ型骨折病例，其中有 13 例接受闭合复位和牵引治疗，8 例疗效优良或良好，3 例疗效一般，2 例治疗效果差。36 例中有 6 例接受闭合复位、骨折碎片切除术，4 例疗效优良或良好，2 例疗效一般，没有出现效果差的病例。36 例患者中有 17 例接受切开复位内固定治疗，10 例疗效优良或良好，3 例疗效一般，4 例疗效结果差。较大块的骨折片似乎更适合内固定。手术切断股圆韧带有利于骨折复位，而且并未导致疗效差的病例数量上升。股骨头失去了与髋臼相接触表面的一致时（垫片效应），就需行骨折片切除并增加了切开复位内固定治疗的可能性，尤其是当 CT 显示骨折片没有达到解剖复位时。

随访 17 例股骨头的分段骨折为 Pipkin Ⅲ型的患者，3 例接受常规的关节置换术，原因是预料到会有高概率并发症。3 例接受闭合复位牵引治疗，疗效皆不良。1 例接受闭合复位、骨碎片切除，疗效也不良。10 例接受切开复位内固定治疗，5 例疗效优良或良好，2 例疗效一般，3 例疗效差。在这种情况下，长期的随访（至少 3 年）是必要的，因为预料会有缺血性坏死并发症，但这种现象并未发生在疗效优良的那些病例中。令人感兴趣的是，17 例疗效优良的患者中有 5 例接受了闭合复位治疗。尽管这些病例只是无移位股骨颈骨折的继发单纯移位，但随后的移位是明显的，因而复位之前的 X 线片应进行仔细检查，以便寻找股骨颈骨折。如果闭合复位需要很大的力量，医生应该切开复位，设法去除嵌夹的软组织。

PipkinIV 型骨折涉及各种各样的髋臼骨折。股骨头骨折的治疗方案必须包括髋臼骨折治疗。其中 28 例股骨头骨折合并髋臼骨折病例获得充分随访。12 例接受闭合复位牵引治疗：6 例疗效优良或良好，1 例疗效一般，3 例疗效差，2 例失随访。8 例接受闭合复位、骨折片切除治疗：其中无疗效优良或良好病例，3 例疗效一般，3 例疗效差，2 例失随访。8 例接受切开复位内固定的治疗：2 例疗效优良，1 例疗效一般，3 例疗效差，2 例患者失随访。评价这些病例治疗效果的困难之处在于缺乏公认的、详细描述髋臼骨折的分类方法，而分类却对评价治疗效果极其重要。

Swiontkowski 等报道的 37 例股骨头骨折病例中，17 例骨折为 Pipkin Ⅰ 型，9 例为 Pipkin Ⅱ 型，8 例为 PipkinIV 型，3 例无法分型。除 5 例患者之外都接受了切开复位内固定治疗，1 例双侧Ⅳ型骨折患者死亡。在评价选择前入路和后入路治疗 Ⅰ 型和 Ⅱ 型骨折时（Ⅰ 型、Ⅱ 型各有 12 例），前入路更直观，有更好的机会使用内固定物固定股骨头骨折块，而且入路本身不增加股骨头缺血性坏死的危险（2 例经后路手术患者出现股骨头缺血性坏死，而经前入路者未出现）。影响功能的异位骨化在 Ⅰ 型和 Ⅱ 型骨折手术治疗选择前、后入路的对比率是 2/12 ：0/12。异位骨化形成的原因是剥离髂骨翼外侧的臀肌，而现在外科主张使用延长的 Smith-Petersen 入路以保持臀肌的完整性。这些结果被此后的一组患者资料所证实。

髋关节前脱位合并股骨头明显压痕骨折或剪力骨折尚未包括在 Pipkin 分类中。髋臼骨折的现象同样被越来越多的人认识到。髋关节前脱位合并股骨头骨折最初由 Funsten 等报道，随后被 DeLee 等描述。股骨头负重区域的压痕发生于股骨头脱位时，类似于杠杆作用撬动髋臼前壁，或可能与闭孔环上缘相互挤压所致。同样的原理，剪力骨折发生于股骨头上部挤压于髋臼前壁边缘并穿透髋臼前壁。10 例压缩性股骨头骨折合并髋关节前脱位的报道显示，7 例随访中发现明确的创伤后关节间隙狭窄。4 例股骨头劈开撕裂、断裂患者中，所有都是随访中发现关节间隙变窄。幸运的是，髋关节前脱位合并股骨头骨折的发生率极低，而此类患者有很高的创伤后关节炎的发生概率。

（一）股骨头骨折治疗原则

充分的体格检查后，复查前后位骨盆片，以便于股骨头骨折的定位，并了解股骨颈、髋臼是否合并骨折，如同髋关节脱位通常需要紧急的髋关节复位。若闭合复位不成功，就表明急需切开复位。术前的髋臼 CT 扫描（如果时间不超过 60 分钟可获得），有助于评估髋臼、股骨颈的情况，以及股骨头骨折块的大小及有无游离体。如果闭合复位成功，就表明需行复位后的髋关节 CT 扫描。CT 扫描可观察骨折块的复位、股骨颈和髋臼的状况，以及有无游离体。随后的治疗方案基于骨折的类型、骨折的复位情况和一般状况的考虑。

单纯 Pipkin Ⅰ 骨折，如果复位良好（骨折移位小于 1 mm），主张非手术治疗。经过 1～4 周的小重量牵引（Buck 经皮牵引或骨牵引）治疗，随后架拐 4 周的轻触地负重活动的康复治疗，大多数患者可以得到良好的治疗效果。如果复位不良，推荐经髋关节前入路使用小的松质骨螺钉或 Herbert 螺钉切开复位内固定治疗。Herbert 螺钉与标准的小松质骨相比，提供给松质骨块表面之间加压力量更小一些。对于多发创伤患者，即使闭合复位良好，但为了年轻患者早期功能锻炼，也是切开复位内固定的治疗指征，对Ⅱ型骨折患者同样推荐切开复位内固定的治疗，但因为合并股骨头上部骨折，只有反复经 X 线片证实已解剖复位的患者，才能够接受非手术治疗。股骨头劈裂骨折合并股骨颈（PipkinⅢ型）骨折患者预后不良。损伤的预后在创伤后股骨头缺血性坏死方面与股骨颈骨折的移位程度直接相关。因此，治疗必须提供长期的闭合复位，以阻止可见或不可见的股骨颈骨折的移位。对年轻、活动量大的患者，主张经前路使用 Smith Petersen 入路切开复位内固定治疗 PipkinⅠ型或Ⅱ型骨折，并单独使用螺钉固定股骨颈骨折。报道显示，手术脱位可实现更充分的暴露以便复位和固定骨折。这个方案的决定必须基于以下的考虑：只用于治疗那些活动量大、年轻的、无移位的或者移位程度较轻的股骨颈骨折患者。若患者不满足这些标准，那么就应进行双极头假体置入或全髋关节置换。

PipkinⅣ型骨折必须同时治疗合并的髋臼骨折。髋臼骨折的部位决定了手术入路，为了允许患髋早期活动，即使是无移位的股骨头骨折也应进行内固定治疗。

股骨头骨折合并髋关节前脱位的治疗非常困难。压痕骨折的高度已被 Mears 提出，但此项技术长期疗效尚属未知。预后不良的原因是创伤后骨性关节炎的风险，此项风险必须告知患者。劈裂骨折如果范围广而不粉碎，可能需要内固定治疗。如果 CT 扫描显示骨折主要位于股骨头前部，应从前入路修复；如果 CT 扫描显示骨折主要位于股骨头后部或股骨头负重区域，应从后路修复。

（二）多发创伤患者的特殊思考

尚未复位的髋关节脱位是骨科急症，原因是随之而来的创伤后股骨头坏死，并且随着时间的延长股骨头坏死的概率会增加。前后位的骨盆片是初步评判多发损伤患者的一部分资料，而且能够揭示髋关节脱位和股骨头骨折。如果患者将去手术室进行头部、腹部或胸部的手术操作，髋关节脱位的闭合复位可于麻醉诱导期由骨科医生迅速完成。只要肌松改善和气道安全得到保证，髋关节脱位的闭合复位即可进行。如果闭合复位失败，只要其他生命保障操作完成，即可行切开复位骨折。如果闭合复位成功，执行相同的治疗原则：复位后的 CT 扫描，复位不良骨折的切开复位内固定，游离体的清除，股骨颈骨折或髋臼骨折的切开复位内固定。如果合并类型不明的股骨颈骨折或游离体，只要患者能够耐受第二次麻醉，应进行开放手术。这种开放操作的施行主要是为了减少存在小游离骨折块或软骨块情况下对关节表面的损伤，以及在合并股骨颈骨折时降低股骨头缺血性坏死的风险。当确定关节间隙存在游离骨折块时，骨牵引应在术前过渡期开始使用，以降低游离骨折块对关节软骨的损伤。据报道，延迟手术治疗有利于改善术后的功能恢复。在 PipkinⅠ型、Ⅱ型骨折中，为了让股骨头骨折良好复位的患者早期活动，施行切开复位内固定的治疗可能是明智的。一般来讲，牵引治疗应避免用于胸部创伤和肺功能降低者。多数创伤患者的活动能力，在减少肺功能衰竭和肺部感染发生率方面，显示出积极的收益。

对复位良好的 PipkinⅠ型和Ⅱ型股骨头骨折，建议经前路切开复位内固定治疗（ORIF）固定股骨头的骨折碎片，以恢复患者的运动能力。患者伴有胸部创伤或肺功能降低时应避免牵引。重获运动能力的多发损伤患者肺衰竭和败血症的发生率会明显降低。

九、治疗方法

（一）闭合复位

急诊髋关节的闭合复位可用于所有髋关节脱位，包括合并股骨头骨折者。为减少创伤后股骨头坏死的发生，必须避免延迟复位。如果股骨颈骨折已明确，最好放弃施行闭合复位的任何能力，而应在术前紧急 CT 扫描之后（如有可能）马上实施手术。这有利于减少股骨颈骨折移位对股骨头血运的进一步损害。

（二）切开复位

切开复位的指征是髋关节脱位行闭合复位失败。术前髋臼 CT 扫描（尽可能做）有利于帮助和提示医生了解关节内骨折块、髋臼或股骨颈骨折，以及股骨头骨折块的大小。如果迟缓超过 1 小时才能获得的 CT 扫描，应避免做 CT。通常，后脱位通过后入路复位。外旋肌和异常紧缩的关节囊破口是阻止复位的常见结构。关节内骨折片可经此入路取出，而且髋臼后壁的骨折片可在直视下切开复位。在此入路难以施行股骨头和股骨颈的骨折内固定。患者体位的摆放应为侧卧位，以利于骨盆前方显露，并在必要时同时加做入路来复位和内固定骨折块。安装在髂骨嵴和股骨干近端的股骨牵开器，可使髋关节间隙增大，有利于改善直视下内固定。如果医生选择不固定股骨头骨折块，患者应接受 3~6 周的经皮牵引或轻重量骨牵引。

（三）骨碎片的切除

联合使用闭合或开放复位，骨碎片的切除指征是严重粉碎性骨折以及有插入到股骨头和髋臼间隙内的股骨头骨折碎片。骨碎片的切除可以使用与切开复位相同的手术入路完成。如果进行了闭合复位后的 CT 扫描，那么入路的选择由骨碎片的位置决定。前、内侧的骨碎片应选择 Smith-Petersen 手术入路。如果骨碎片位于关节间隙内，切除手术应紧急而迅速完成，以避免继续损伤关节表面。

（四）切开复位内固定

切开复位内固定的指征：移位超过 1 mm 以上的所有各型骨折，股骨头骨折合并股骨颈或髋臼骨折，或股骨头骨折块较大合并需要切开复位的髋关节脱位。对于大多数 Pipkin I 型和 Pipkin II 型骨折来说，切开复位内固定应选择前部 Smith-Petersen 手术入路进行。手术应在患髋垫高的半侧卧位上施行。手术可在闭合复位及复位后 CT 扫描完成后的几天内进行。在后入路的病例中，从股骨头前面脱落的骨折片难以看见的，更难以复位，几乎不可能进行内固定。Epstein 主张后入路的原因是，担心前入路可能损伤前关节囊的股骨头血运。来自股骨头前关节囊的血运可忽略不计，由于后路手术显露存在诸多困难，前入路很受欢迎。患者术后可以使用 CPM 机（肢体活动仪）辅助治疗，患肢轻触地负重 8 周，并且不能过度屈髋（>70°）4~6 周。前入路手术可能合并异位骨化，会明显影响功能。这类骨化可以通过减少外侧阔筋膜张肌和外展肌肉的剥离来避免。吲哚美辛 25 mg 口服，每天 3 次。服用 6 周，或者低剂量照射也有良好效果，但是双膦酸盐的治疗效果有限。

（五）假体置换

假体置换的指征是：Pipkin III 型骨折的老年患者，或股骨颈骨折明显移位并且患者年龄大于 50 岁。股骨头初次置换无论如何都是禁忌的，只有在尝试谨慎的治疗后，内固定治疗的最终结果是出现关节不适或退行性骨关节炎时，才考虑施行假体置换。如果这些不适继续发展，就表明需要进行关节置换。

（六）髋臼骨折的切开复位内固定

在 Pipkin Ⅳ 型骨折损伤中，髋臼骨折切开复位内固定指征是髋关节复位后不稳定。股骨头骨折也应于术中内固定，以利于早期活动。髋臼骨折块决定了手术入路，而股骨头骨折可能需要另外的前入路进行复位和内固定。

（七）早期活动

只有当患者极度虚弱，不能承受手术时，才可以在髋关节脱位复位后不考虑股骨头骨折是否复位，让患者早期进行活动。对于老年患者，因为等到患者总体健康状况最佳之后才进行二期置换，会发展为创伤后关节病，所以早期活动是完全合理的。

十、随访与康复

在选择了闭合复位、牵引治疗时，应进行 4~6 周的经皮牵引或小重量骨牵引，然后扶拐轻触地负重 4~6 周。通常此期间的屈髋不得超过 70°。伤后 3 个月时，可以在监督下让患者练习髋关节的主动和被动活动，同时开始锻炼外展肌力量。

在股骨头骨折切开复位内固定后，患者应早活动，扶拐轻触地负重 6~8 周，同时也应该注意髋关节活动和下肢力量练习。术后早期可使用肢体活动仪（CPM 机）辅助髋关节活动恢复。

在骨碎片切除病例中，应要求患者术后 8~12 周屈髋限制在 70° 以内；在此期间，下地活动时必须扶双拐。随后进行下肢力量和活动练习。

当股骨头骨折内固定同时伴有股骨颈骨折或髋臼骨折时，应在一定范围内早期活动。患者扶拐下地活动，患肢轻触地负重 8~12 周。

十一、结果评价

一个评价最后疗效标准化的系统对于交流治疗方式和治疗结果是必要的。这种系统对于股骨头骨折来说尤其重要，原因是大多数医生在其行医生涯中治疗的股骨头骨折患者较少。Brumback 和他的合作者提出的评价系统是文献中应用最广的，而且不太复杂。由于合并髋关节脱位，最合适的随访期限至少达到 3 年，以便排除创伤后股骨头缺血性坏死。

十二、并发症

（一）慢性不稳定

慢性不稳定往往发生在股骨头骨折碎片切除之后，合并髋臼后壁骨折未复位或骨折块切除时更易发生。股骨头骨折和髋臼骨折时，只要骨折块足够大，采取内固定方法固定骨折碎片是预防不稳定发生的最好方法。早期发现不稳定，可试行三面皮质骨髂嵴移植重建髋臼后壁。慢性半脱位可造成退行性骨关节炎伴关节间隙狭窄，需要进行髋关节置换或关节融合。

（二）伤口感染

任何手术均可继发感染，一般情况下，股骨头骨折切开复位时感染发生率不高于 1%。术后髋部感染往往是隐匿的，不容易诊断，所以关节穿刺是早期诊断所必需的。深部感染需即刻彻底清创，去除坏死组织，并全身使用抗生素。

（三）异位骨化

股骨头骨折采取前方或后方入路复位固定时，均可发生异位骨化。Pipkin Ⅳ 型骨折需要扩大暴露以复位和固定髋臼，异位骨化发生率高，且与暴露途径有关。Pipkin Ⅰ 型、Ⅱ 型骨折采取前入路时异位骨化发生率高。传统上建议在损伤后 12 ~ 24 个月，待碱性磷酸酶水平接近正常，骨扫描活性降低时，切除异位骨化块，但现在临床经验表明不必如此。创伤后异位骨化的患者，当其身体状况稳定而且影像显示骨已成熟且告知局部区没有活动性红斑。发热或肿胀时，可以进行切除治疗和活动度理疗。尽管双膦酸盐对预防该并发症无效，但吲哚美辛 25 mg 口服，每天 3 次或小剂量放射，可起到预防作用。在未获得长期随访资料之前，年轻患者应避免使用放射治疗。

（四）坐骨神经麻痹

髋关节后脱位或合并股骨头骨折时，坐骨神经麻痹发生率约 10% 或更高。复位延迟会使发生率增加，这也是及时复位的原因之一。坐骨神经的恢复早期会出现感觉异常，出现这一症状可使用加巴喷丁、阿米替林、卡马西平或联合应用，以缓解症状。系列肌电图检查可预测神经功能恢复情况。踝关节背伸功能往往在最后恢复，因此需要使用踝部后托或塑料支具保持功能位。髋部骨折脱位造成的严重坐骨神经麻痹预后不良。

（五）缺血性坏死

脱位持续时间越长，股骨头坏死发生率越高。髋关节后脱位合并股骨头骨折时，提示创伤能量更大，股骨头坏死发生率略有增加，其治疗很困难。如果软骨下吸收以及继发骨折是局限的，年轻患者可采取屈髋截骨的方法进行治疗，因此可避免关节置换或关节融合。

（六）退行性骨关节炎

退行性骨关节炎多发生在髋关节前脱位。同样，大约有一半 Pipkin Ⅱ 型骨折、大部分 Pipkin Ⅲ 型骨折及半数 Ⅳ 型可发生退行性骨关节炎。其治疗包括控制体重、辅助行走及抗炎药物。老年患者症状严重者可采取全髋置换。年轻患者如从事体力劳动可采取关节融合。总之，全髋关节置换应尽可能延迟至对髋关节功能需求降低之后。

（高思韵）

第六章

骨盆损伤

第一节　骨盆骨折

一、应用解剖

（一）骨盆的骨结构

骨盆是由骶骨、尾骨和两侧髋骨（髂骨、耻骨和坐骨）连接而成的坚强骨环，是躯干与下肢之间的骨性成分，起着重量传导以及支持、保护盆内脏器的作用。两侧髋骨与骶骨构成骶髂关节，髋臼与股骨构成髋关节，两侧耻骨借纤维软骨构成耻骨联合。从青春期开始，骨盆就逐渐出现明显的性别差异。女性骨盆的特点主要与其妊娠和分娩功能有关。

（二）骨盆的力传导

骨盆是脊柱与下肢间的桥梁，躯干的重力通过骨盆传达到下肢，下肢的震荡也通过骨盆上达脊柱。人直立时，体重从腰椎经骶骨，两侧的骶髂关节及髋骨，尤其是髋臼传至股骨头，也称为股骶弓。坐位时，体重从髋臼的上方及坐骨体传至坐骨结节，也称为坐骶弓。上述重量传导经过髋骨最厚和最坚固的骨质部分。两侧耻骨上支在耻骨联合处的连结，可使股骶弓得到稳定。耻骨弓则起约束坐骶弓不易分开的作用。

骨盆对盆腔内的脏器，如生殖、泌尿器官、神经及血管有保护作用。

（三）盆腔内容

盆腔内容可分为 3 层。

1. 盆腹膜腔

盆腹膜腔是腹膜腔的延续部，无固定界限。男性盆腹膜腔内有腹膜内直肠部，盆腔内的小肠和结肠等。腹前壁与膀胱间的腹膜形成膀胱前皱襞，膀胱与直肠间的腹膜形成膀胱直肠皱襞，也称后皱襞。这两个皱襞的位置随膀胱的充盈程度而升降。在膀胱充盈时，前皱襞高于耻骨联合 4 ~ 6 cm，后皱襞距肛门约 9 cm；膀胱空虚时，前皱襞恰在耻骨联合上缘，后皱襞距肛门 4 ~ 5 cm。这种变化与负伤时的损伤范围和性质有密切关系。

女性盆腔还有子宫及其附件和阴道最上部。子宫介于膀胱和直肠之间，将直肠膀胱陷凹分为两部，前部为膀胱子宫陷凹，后部为直肠子宫陷凹。

2. 盆腹膜下腔

上面为腹膜，下面为盆筋膜。男性盆腹膜下腔有膀胱与直肠的腹膜外部分，以及前列腺、精囊、壶腹、输精管和输尿管的盆部。女性还有子宫颈和阴道的开始部。此外，还有血管、神经、淋巴管和淋巴结等。盆内大血管主要有髂内动、静脉，行走于腰大肌的内侧，向下、外及向后下行走并分为壁支与腹支。壁支供应盆壁和外生殖器，腹支供应盆腔内脏器。

神经来源于 L_4 ~ L_5 和 S_1 ~ S_3 骶神经前支的骶神经丛。臀上神经经梨状肌上孔穿出，臀下神经、股后侧皮神经和坐骨神经都经梨状肌下孔穿出，走向臀部。

3. 盆皮下腔

在盆筋膜下面和皮肤之间，相当于会阴部。前为尿生殖器官，后为直肠末端。

二、损伤机制

骨盆骨折多由直接暴力造成，间接暴力原因所致占少数。骨盆左右侧面或前后面被驰行车辆撞击，倒塌重物挤压及高处坠落伤等是常见原因，在地震灾害中的发生率可占 10% ~ 22%。

（一）直接暴力

1. 内旋暴力

重物直接砸击，如房屋倒塌时，骨盆侧方受重物直接砸击，暴力挤压骨盆两侧，多发生骨盆前部耻骨支或耻骨联合处骨折。如暴力强大，可引起骶髂关节移位，骨盆向对侧内旋、扭转移位。

2. 前后侧外旋暴力

暴力作用于骨盆前后侧，如患者跌倒俯卧或仰卧倒地，车轮碾过骨盆一侧时，前后侧挤压或撞击暴力可导致骨盆前、后部同时骨折，常有耻骨部和髂骨部联合骨折。也可能包括耻骨联合分离、骶髂关节脱位等。骨盆向同侧扭转，外旋移位。

3. 一侧骨盆纵向暴力

纵向剪式暴力作用于一侧骨盆，多见于交通事故，受伤一侧前后部骨折因同时受腹肌牵拉作用，常发生耻骨联合分离合并骶骨翼骨折，一侧耻骨上、下支骨折合并同侧骶髂关节脱位等。受伤侧骨盆向上移位。

4. 骶尾部暴力

暴力作用于骶尾部，如后仰或坐位摔倒，可致骶骨横断骨折合并尾骨脱位、尾骨骨折或脱位等，骨折远端向前移位。

（二）间接暴力

常由损伤时肌肉猛烈收缩引起撕脱骨折，多发生在髂前上棘、髂前下棘及坐骨结节。

三、类型

根据骨折部位和产生后果的不同，骨盆骨折可分为 3 种类型。

（一）Ⅰ型

盆弓完整的骨折。

（1）髂骨翼骨折。

（2）一支耻骨骨折。

（3）髂前上、下棘和坐骨结节撕脱骨折或骨骺分离。

（4）骶骨横断骨折。

（5）尾骨骨折脱位。

（二）Ⅱ型

一处盆弓断裂的骨折。

（1）一侧耻骨上、下支骨折。

（2）耻骨联合分离。

（3）一侧骶髂关节脱位，或一侧骶髂关节附近的髂骨骨折。

（三）Ⅲ型

两处以上盆弓骨折。

（1）一侧耻骨上、下支骨折合并同侧骶髂关节脱位或髂骨骨折。

（2）耻骨联合分离合并一侧骶髂关节脱位或髂骨骨折。

（3）两侧耻骨上、下支骨折。

（4）耻骨联合分离合并一侧耻骨上、下支骨折。

（5）耻骨联合分离合并一侧骶髂关节脱位。

（6）耻骨联合分离合并一侧髂骨翼骨折。

（7）髂骨骨折合并同侧耻骨上下支骨折。

（8）一侧耻骨上下支骨折合并骶髂关节脱位。

（9）骨盆环多处骨折。

四、临床表现

（一）稳定骨折

稳定骨折为较低能量致伤，由于外力较轻，无合并盆腔内重要脏器损伤的并发症，全身情况趋平稳，骨折局部可有受伤痕斑。耻骨支骨折疼痛肿胀在腹股沟部及会阴部，可伴内收肌疼痛；骶骨横断骨折、髂骨翼骨折为局部肿痛；撕脱骨折除局部疼痛常较剧烈外，有明显髋关节屈伸牵拉痛。

（二）不稳定骨折

由于骨盆失去稳定性，除疼痛及局部肿胀外，伴有明显功能障碍，常有不能坐起、翻身困难。耻骨联合分离，可触到耻骨联合处的间隙加大及压痛；在骶髂关节及其邻近的纵形骨折，多伴有前环损伤，骨盆失去稳定，症状较严重，疼痛及活动受限明显；后环损伤侧的下肢症状较明显。在分离型损伤中，由于髂骨翼呈外翻状，使髋臼处于外旋位，患侧下肢常呈外旋畸形。

五、诊断

（一）外伤史

了解受伤时间、方式及受伤原因，伤后处理经过，输液情况，大小便情况等。女性应询问月经史、是否妊娠等。

（二）临床表现

有上述典型临床表现。

（三）体格检查

详细检查患者全身情况，明确是否存在失血性休克、盆腔内脏器损伤，是否合并颅脑、胸腹脏器损伤。其他一些检查，例如"4"字试验、扭转骨盆、骨盆分离试验（在急性严重骨盆骨折患者不便应用）。

（四）压缩性或分离性骨折的鉴别

1. 脐棘距

由脐至髂前上棘的距离，正常两侧相等。在压缩性骨盆后环损伤，伤侧髂骨翼内翻、内旋或向对侧扭转，其脐棘距离变短于对侧；在分离性骨折，伤侧髂骨外翻、外旋或向同侧扭转，脐棘距离长于对侧。

2. 髂后上棘高度

患者平卧，检查者双手插入患者臀后触摸对比两侧髂后上棘的突出程度及压痛，除髂骨翼后部直线骨折对髂后上棘无影响外，在压缩性骨折，由于髂骨内翻，伤侧髂后上棘突出且压痛；在分离性骨折，髂骨翼外翻，伤侧髂后上棘较对侧低平，有压痛。如有明显向上移位，可感到髂后上棘位置高于对侧，一侧骨盆向上移位时，该侧下肢可出现短缩。在骶骨骨折及尾骨脱位，直肠指检可触知异常活动或骨擦音，并可根据指套有无血迹来判定直肠是否损伤。

（五）影像学检查

1. X 线检查

骨盆骨折做 X 线前后投照位，90% 可获得骨折和类型的诊断。加拍摄出、入口投照位的诊断率可达 94%。X 线检查不仅可明确诊断，还能了解骨折的部位及类型，并根据骨折移位的程度，判断骨折为稳定或不稳定及可能发生的并发症。骨盆的前后移位不能从前后 X 线片上判断。因为在仰卧位时，骨盆与身体纵轴成 40°~60° 角倾斜，因此骨盆的正位片对骨盆缘的显示实际上是斜位。为了多方位了解骨盆的移位情况，应拍摄骨盆入口位及出口位 X 线片。

（1）正位：正位的解剖标志有耻骨联合，耻坐骨支，髂前上、下支，髂骨嵴，骶骨棘，骶髂关节，骶前孔，骶骨胛及 L_5 横突等，也可见显示其他骨性标志，如髂耻线、髂坐线、泪滴、髋臼顶及髋臼前后缘。耻骨联合分离 >2.5 cm，表示有骶棘韧带断裂及骨盆旋转不稳定；骶骨外侧和坐骨棘撕脱骨折，表示有旋转不稳定；L_5 横突骨折，则为垂直不稳定的表现。

（2）出口位：取仰卧位，X 线球管向尾侧倾斜 35°~40° 角投射，能较好显示骨盆在水平面的上移及矢状面的旋转。尤其是可判断后骨盆环无移位的前骨盆环向上移位。出口位是真正的骶骨正位，骶骨孔在此位置显示为一个完整的圆形，可清楚观察到骶骨孔骨折、骶骨横行骨折、L_5 横突骨折及骶骨外缘撕脱骨折。

（3）入口位：取仰卧位，球管向头侧倾斜 35°~40° 角投射，能较好显示骨盆的前后移位，后骨盆环移位，外侧挤压损伤造成的髂骨翼内旋，前后挤压损伤造成的髂骨翼外旋，以及髂骨压缩性骨折或髂骨翼骨折。

2. CT 检查

（1）优点：能较好地显示骨及软组织损伤，特别是骨盆环后部损伤及韧带结构损伤等，有助于判断骨盆旋转和前后移位、半侧骨盆移位和耻骨支骨折合并髋臼骨折。此外，对骨盆骨折内固定后，CT 能准确地显示骨折复位情况、内固定物位置以及骨折愈合情况。

（2）限制：对骨盆垂直移位的诊断不及 X 线检查。

3. MRI 检查

适用于骨盆骨折的并发损伤，如盆内血管损伤、脏器的破裂等。骨盆骨折急性期则少使用。

六、并发症

骨盆骨折或脱位的处理原则上应注重对相关并发症的救治，如失血性休克、尿道膀胱损伤、内脏破裂和重要血管断裂等。骨盆骨折多合并其他部位及脏器损伤，病情复杂，病死率较高。

在 19 世纪，骨盆骨折的病死率为 85%，到 20 世纪初下降至 50%，20 世纪 30 年代，约为 30%。随着诊疗器械、外科技术和各种监测技术的发展，骨盆骨折的病死率下降至 5% ~ 20%。骨盆骨折的主要危险在于其并发症，失血性休克是导致死亡的第 1 位因素，开放性骨折也会引起不可控制的大出血而致死亡，其中老年人占大多数。在骨盆盆腔内还有诸多重要脏器和神经，也可因骨盆骨折而受到不同程度损伤。

（一）出血性休克

高能量外力致伤的骨盆骨折可发生大出血，并很快出现休克，发生率可达 30% 以上。出血的主要来源是海绵骨骨折、盆壁静脉丛及盆腔内中小血管损伤。

1. 出血来源

（1）骨折断端渗血：骨盆多为松质骨构成，血运丰富，骨折后断端可大量渗血，其出血量多少与骨折的严重度一致，这种出血不易止住，是发生出血性休克的一个重要出血根源。

（2）骨盆内血管出血：出血的危险性不仅仅是指大的动、静脉受损，还包括骨折表面的渗血不止及静脉丛受损，有时甚至几种出血源同时存在。

1）后中环血管：包括髂腰动、静脉，骶外侧动、静脉，臀上动、静脉，主要供应骨盆后部的骨组织血运。骨盆后段骨折如骶髂关节骨折脱位或髂骨骨折可损伤后中环血管。

2）前中环血管：包括闭孔动、静脉，阴部内动、静脉，髂外动、静脉及其分支。耻骨、坐骨及耻骨联合骨折分离可损伤前中环血管。

3）两侧侧环血管：两侧侧环是髋臼部，为双侧闭孔动、静脉及其分支。髋臼部骨折可伤及此血管。

4）盆腔内静脉丛出血：盆腔内有丰富的静脉丛，其面积为动脉的 10 ~ 15 倍，且静脉丛血管壁薄，弹性差，周围又多为疏松组织，缺乏压迫止血作用，骨盆骨折极易伤及静脉丛，引起大出血。

（3）盆腔内脏破裂出血：盆腔内脏器如膀胱、直肠、女性的子宫和阴道被骨折端刺伤撕裂，可引起严重的出血。

（4）骨盆壁及邻近软组织撕裂出血：也是重要的出血源。

2. 诊断

（1）病史：有明确的外伤史，患者除主诉骨折部位疼痛外，还有腹部及腰部疼痛等。

（2）体征。

1）一般症状：可有面色苍白、出冷汗、躁动不安、肢体发冷、口渴、脉搏快、少尿或无尿、收缩压下降及脉压减小等。

2）局部体征：下腹部、腰部、会阴部及大腿中上段可见皮肤肿胀、皮下瘀斑，可触及明显的皮下血肿。

3）腹膜刺激征：出现腹痛、腹胀、腹部肌紧张、腹部压痛、反跳痛及肠蠕动减弱等。注意与腹腔内脏器破裂相鉴别。

（3）X线表现：一般可见骨盆环有 2 处以上骨折、骨盆后部骨折脱位或骨盆粉碎性骨折。

（4）腹膜后血肿与腹腔内出血、脏器破裂的鉴别。

1）单纯腹膜后血肿引起的腹肌紧张和压痛，越近后腰部越明显，越近前腹部越轻微。且多局限于伤侧及下腹部，有时局部可稍隆起。腹肌紧张程度于深呼吸时检查常可减轻。腹腔内脏损伤则可引起全腹肌紧张和压痛，肌紧张程度较重，有时可达"板样"程度，腹部呼吸常减弱或消失。

2）腹膜后血肿的叩诊浊音区，不因体位改变而移动，肝浊音区不变，听诊时肠鸣音在伤侧可减弱或消失。而腹腔脏器伤之出血，可出现移动性浊音，胃肠穿孔者并有肝浊音区消失。

3）腹腔穿刺，如抽出血液或液体对诊断腹腔脏器伤很有价值，但须注意假阳性，因在巨大腹膜血肿隆起靠近前腹壁者，也可抽出血液。

4）腹膜后间隙注射 0.25% 奴夫卡因，如系腹膜后血肿引起的假性腹膜刺激症状注射后可减轻或消失，而在腹腔脏器伤引起的腹部症状，则注射后无改变。

5）腹膜后血肿，腹腔灌洗为阴性；腹部平片腰大肌阴影模糊；CT 扫描可发现后腹血块，MRI 检查可发现主干血管及较大分支损伤；DSA 检查可明确出血部位。

6）腹腔内出血、脏器破裂，腹腔灌洗有胃内容物，白细胞计数增高，涂片见大量细菌；腹部平片腰大肌阴影清楚；CT 扫描可发现实质、空腔脏器破裂；MRI 检查可发现实质、空腔脏器损伤；DSA 检查可明确具体脏器损伤出血部位。

（二）泌尿道损伤

泌尿道损伤是骨盆前环骨折的常见并发症，与骨折类型有密切关系，在一侧耻骨支骨折的发生率约为 15.5%，双侧耻骨支骨折可高达 40.8%。

1. 前尿道损伤

骨盆骨折并发前尿道损伤，可发生"桶柄状"骨盆骨折，受伤机制是前尿道被外力挤压于耻骨两弓之下，外力造成耻骨骨折而损伤前尿道，可分为部分和完全尿道断裂。根据外伤史、体检、尿道逆行造影不难诊断。询问病史可发现有上述特征性受伤机制，主要症状有尿急，但排时不能排出，出现尿潴留，阴茎及阴囊部肿痛。体检可发现会阴部有血迹，深阴茎筋膜完整者可见阴茎部尿液外渗；深阴茎筋膜被穿破则可见下腹、阴囊、会阴部尿液外渗，尿道完全断裂时，无法插入导尿管，直肠指诊发现前列腺移位，尿道逆行造影可确诊。

2. 后尿道损伤

耻骨联合分离及耻骨支骨折的严重程度，一般能反映后尿道损伤的情况，常导致尿生殖膈及其以上部后尿道损伤，尿道膜部比前列腺部更易受到损伤。主要症状为会阴部及下腹部胀痛，有尿意但不能排尿，如为不完全断裂，则可有血尿，尿道口流血或有血迹。体检发现会阴部、下腹部、阴囊部尿液外渗，试插导尿管受阻，直肠指诊发现前列腺向上回缩，可触及柔软有波动肿块。尿道膀胱逆行造影可确诊。部分撕裂伤应小心地放入软导尿管，不可粗暴放入较硬的导尿管，以免增加尿道损伤。须保留导尿管，持续 10～20 天，然后定期扩张尿道，防止尿道狭窄。

3. 膀胱破裂

发生率约为 4%，空虚的膀胱比较有游动性，很少直接受伤，而充盈的膀胱，游动性小且体积大，易受直接打击损伤或被骨折刺伤。因膀胱前壁与耻骨支无紧密粘连，故耻骨联合分离一般并不损伤膀胱。膀胱破裂可以是腹膜内或腹膜外，或两处同时存在。诊断可根据外伤史、下腹部痛、伤前较长时间未排尿而伤后有尿意但排不出、有血尿或尿道口有血迹。早期可无腹膜刺激征，但稍后可出现明显的腹膜刺激征，上腹部有明显压痛、反跳痛、肌紧张，此点可与其他器官破裂鉴别。向膀胱内注射少量无菌生理盐水，如未能回抽出或回抽量明显少于注入量，则表明膀胱破裂，可行膀胱造影确诊。膀胱破裂应手术治疗探查与缝合。

（三）女性生殖道损伤

女性由于骨盆结构较男性短而宽，其骨盆内较男性多了子宫及阴道，器官拥挤固定。子宫及阴道前有膀胱、尿道及耻骨联合，后有直肠及骶尾部，故子宫及阴道发生裂伤时常并有其前后脏器伤。损伤的原因除骨折端刺伤生殖道外，还可由于受伤时两腿分开呈骑跨式撕裂会阴，其中以阴道伤占一半以上，病死率高达 30.4%，主要原因是早期控制不住的出血及晚期感染。阴道破裂与骨折相通，则可引起深部感染。

诊断上有明确的外伤史，X 线片显示严重骨盆骨折。下腹部、会阴部疼痛，非月经期流血，体检发现会阴部皮下瘀血、局部血肿，阴道指诊触痛明显，可触及骨折端及阴道破裂口，直肠指诊触及骨端。B 超下腹部有时可发现子宫破裂、下腹部血肿。对女性骨盆骨折应注意行直肠指检及阴道指诊（已婚者），应及时修补破裂的阴道，以避免婚期阴道狭窄。

（四）直肠损伤

直肠或肛管损伤，主要由坐骨骨折片移位或骶骨骨折端直接刺伤引起。其重要性不仅在于肠道损伤本身，且常是盆腔感染的主要来源，盆腔感染又是主要的死亡原因之一。

肛门出血是直肠或肛管损伤的主要症状，可有下腹痛及里急后重感，其中肛门渗血是重要体征，应常规进行直肠指诊。直肠裂伤应予修补并做结肠造瘘，低位直肠裂伤常不能满意地缝合肠壁破损处，须做局部引流，经会阴的引流应达盆膈以上，使坐骨直肠窝完全敞开。清创要彻底，尽量用附近有活力的组织覆盖已暴露的骨折端。腹股沟及其他适当位置也均安置负压引流，同时合理使用抗生素。

（五）神经损伤

约占 1%，常因为受伤后的骨折症状掩盖，早期未能得到及时诊断。损伤多由于神经行经部位的骨折脱位所致。如骶骨骨折、骶髂关节脱位应考虑 S_1、S_2 神经损伤；严重的半骨盆移位应考虑腰丛或骶丛神经干损伤；髂骨或坐骨骨折应考虑坐骨神经损伤；髋臼骨折、耻骨骨折有损伤闭孔神经可能。神经损伤后出现该神经支配区运动、感觉障碍，表现为臀肌、腘绳肌及小腿后肌麻痹。骶骨骨折合并神经损伤，多为牵拉伤或血肿压迫致伤，采用保守治疗后，症状多可逐渐好转或消失，仅少数需要手术治疗。对 S_1、S_2 神经损伤导致坐骨神经痛，可先保守治疗，无效可手术探查。伴有足下垂者，约 75% 保守治疗无效，应尽早手术探查减压。骶管区骨折伴大小便功能障碍，手术椎板减压效果优于保守治疗。

七、治疗

骨盆骨折是一严重损伤，常因出血性休克或其他并发症如急性呼吸窘迫综合征（ARDS）、盆腔感染等死亡。骨盆骨折多发伤的治疗原则是：首先治疗威胁生命的颅脑、胸、腹内脏损伤及失血性休克等并发症，其次是设法保留损伤的肢体，然后是骨盆骨折本身的治疗。腹腔脏器损伤，无论是实质脏器出血还是空腔脏器破裂，均应在抗休克的基础上早期手术探查。

以往对骨盆骨折治疗的重点，是整复骶髂关节脱位，对骨盆变形重视及纠正不够，因而多遗留骨盆畸形。因此，合理的治疗必须了解各类型创伤解剖改变的特点，依赖正确的分类与诊断，作为治疗的理论指导，才能选择正确的治疗方法。

（一）稳定骨折的治疗

1. 髂骨翼骨折

骨折片或大或小，但骨折线均不贯通髂骨盆弓，故移位一般不明显，偶尔稍向内或中线移位。骨盆功能无明显影响，不需整复骨折。以仰卧位卧床 4~5 周，即可逐渐离床活动。

2. 单纯前环耻骨支或坐骨支骨折

骨盆主弓未受影响，故骨折移位不明显，骶髂关节的位置无改变。不论单侧还是双侧，除个别骨折块游离突出于会阴部皮下需手法压回，以免畸形愈合后影响坐骑之外，一般不需整复骨折，在站或坐时，均不影响骨盆的稳定性和体重传导。仰位卧床 2~3 周，即可起床活动。

3. 髂前上、下棘和坐骨结节撕脱骨折或骨骺分离

髂前上、下棘撕脱骨折，屈髋屈膝位卧床休息 3~4 周；坐骨结节撕脱骨折或骨骺分离，伸髋伸膝位卧床休息 3~4 周；以后下地练习活动，一般 8 周可恢复功能。

4. 骶骨、髂骨裂隙骨折

骨折片无明显移位时，可用气垫保护，卧床休息 4~5 周，即可起床活动。如远侧骨折段有明显向前移位，可用手指从肛门内向后推挤复位。需要内固定的骶骨骨折，可采用后方入路，行骨折复位内固定。内固定方式有盆内钢板螺钉内固定，骶髂螺钉固定或髂骨螺栓固定等。

骶骨骨折可因牵拉或骨折片直接损伤神经，甚至造成严重后果。损伤位置可在骨折部位的上方或下方，L_4~S_2 神经根损伤可出现膝关节以下活动和感觉障碍。S_3~S_5 神经根损伤表现为会阴部感觉障碍，生殖、泌尿系统和性功能障碍等。

5. 尾骨脱位或骨折

无移位骨折，无须特殊治疗，卧床休息 2~3 周则可，2 个月内坐位时垫气圈保护，注意避免大便闭结。有移位骨折，可用手指伸入肛门内将骨折远端向后推挤复位。经治疗尾骨痛仍不减轻，可以考虑手术切除尾骨。术后休息 3~4 周，多数局部疼痛症状消失，少数女

性仍未痊愈，可给予对症治疗，坐位时用气圈保护。

（二）不稳定骨折的治疗

主要对后环损伤类型进行复位治疗。虽然表现为前环及后环的联合损伤，但关键是针对后环损伤引起的变位的治疗。前后环联合损伤的治疗有 3 种主要方法。

1. 牵引疗法

大部分骨盆骨折可应用牵引方法进行治疗。通过牵引，能有效解除肌肉痉挛，减少骨折端局部刺激，改善血液循环，达到固定肢体、减轻疼痛，纠正骨折畸形、促进骨愈合和方便治疗及护理的作用。牵引重量为体重的 1/7～1/5，骨折复位后，再维持重量继续牵引 6 周，直至骨性愈合。可根据骨折损伤机制和类型采取相应的牵引方法。

（1）侧方压缩性骨折。

1）适应证：无明显移位骨折，前环骨折，前、后环有移位骨折，前、后环损伤、明显不稳定，对侧半盆旋转等。

2）牵引方法：应用双下肢牵引，适当辅助使用手法复位，可采用"4"整复手法，即将髋关节屈曲、外展，膝关节屈曲，患侧足置于健保侧膝前，双腿交叉呈"4"字形，术者一手固定骨盆，另一手向下压膝关节，使之向外轻度旋转，达到复位。也可采用手掌自髂骨嵴内缘向外按压，纠正髂骨内旋畸形，然后进行骨牵引。

（2）前后压缩性骨折。

1）适应证：轻微耻骨联合分离，骶髂关节前新间隙增宽，耻骨联合明显分离或伴有耻骨支骨折，耻骨联合明显分离或伴有耻骨骨折、骶髂关节破裂等。

2）牵引方法：基本方法同侧方压缩性骨折。如为一侧骨盆外旋伴向后移位，可做双侧股骨髁上牵引。须注意防止过度向中线挤压骨盆而致相反方向畸形。对骶髂关节脱位的牵引重量可加大，时间不少于 8 周，以免在韧带愈合前又发生向上移位，重量轻和减重早是导致再脱位的主要原因。

（3）垂直压缩性骨折。

1）适应证：耻骨联合分离或耻骨纵行骨折，骶髂关节破裂，半盆向头侧移位等。

2）牵引方法：先做双侧股骨髁上或胫骨结节牵引，以纠正上、下移位和固定骨盆，有明显向上移位一侧可加重牵引重量，3～5 天进行 X 线检查，证实上、下移位纠正后，加用骨盆兜带悬吊牵引，以纠正侧方移位。

2. 手法复位

手法复位可加重骨折端的出血，一次手法复位可导致骨折端的出血达 500 mL，因此，临床上应尤为谨慎使用。

3. 手术治疗

（1）手术原则：包括切开复位内固定和外固定器固定。20 世纪 70 年代以前，临床采用保守治疗，对有明显移位的不稳定骨盆骨折多不能恢复骨盆环的解剖和稳定，常有明显的后遗症。随着对骨盆骨折的深入研究，固定器材的改进和技术的进步，应用手术固定治疗不稳定骨盆骨折日渐增多，并取得了优于保守疗法的效果。据统计手术治疗骨盆骨折遗有步态异常为 6.1%～14.2%，有腰背痛者为 5%～17.8%，均明显低于保守治疗结果。

（2）手术时机：耻骨联合分离可急诊手术固定，多数骨盆后侧损伤的复位固定常需延后处理。依据患者的一般情况而定，原则上应尽早固定不稳定的骨盆骨折，这不但有利于合并伤的治疗，而且可以减少相应并发症的出现。对于血流动力学稳定的患者，手术治疗应在伤后14天内进行，最好在伤后7天左右，有些病例可能延后2~3周。充分的术前准备是保证手术顺利进行的关键。手术时间过早，术中骨折创面出血量较大，容易加重血流动力学不稳定的情况，合并感染和脏器衰竭的风险性大。如不及时早手术，可增加术中复位难度，延长手术时间，增大了手术切口感染及影响骨折愈合的可能。

（3）内固定材料：骨盆骨折的器械种类颇多，手术者必须熟悉各种器械的功能和作用，才能在术中熟练应用。

（4）技术要求：骨盆手术由于解剖结构复杂，手术操作难度较大，术中误伤其他组织和器官的风险也较大，因此，术者必须十分熟悉骨盆相关的局部解剖关系，具有娴熟的外科操作技巧及丰富的处理术中突发事件的能力和经验，才能胜任手术，从而避免并发症的发生。

（5）手术适应证：切开复位内固定的适应证尚不统一，主要依据是骨盆环是否稳定和不稳定的程度。

1）前环外固定后，后环有明显移位，需要能够及早坐位的多发伤。

2）经保守治疗后，骨折移位 > 1 cm，耻骨联合分离 > 3 cm，合并髋臼骨折的多发伤。

3）Ⅱ、Ⅲ型骨折及多发伤。

4. 内固定方法

（1）耻骨联合分离。

1）适应证：①耻骨联合分离 > 25 cm；②有分离移位的Ⅲ型不稳定骨盆骨折；③合并脏、器损伤早期需剖腹探查；④耻骨联合交锁。

2）麻醉：全身麻醉或连续硬膜外麻醉。

3）体位：仰卧位。

4）手术入路：采用耻骨联合上横切口入路。

5）复位与固定：在腹直肌前方将 Weber 钳置于双侧耻骨体上，对于前方移位，产生适当的复位力量，使钳尖在耻骨联合复位后位于相同水平。半骨盆向头侧移位的骨折复位较困难，可用骨盆复位钳协助复位。先在两侧耻骨联合的前方各拧入1枚4.5 mm的螺丝钉，在有后方移位的一侧，将螺丝钉通过骨盆内小钢板的滑动孔拧入骨内，在骨盆内用螺母固定。复位满意后，可以采用直重建钢板或弧形重建钢板来进行固定，一般选用4~6孔钢板、3.5 mm螺钉，放置于耻骨联合上方固定。如存在骨盆垂直或后方不稳定，可再在耻骨联合前方另外用一块直钢板固定。如果伴有一侧耻骨上支骨折，应增加钢板的长度，同时固定耻骨支骨折。钻孔时可将示指放置于耻骨后间隙，防止损伤膀胱。

6）术后处理：耻骨后间隙放置引流管，48小时后根据引流量决定是否拔出，单纯耻骨联合分离可于术后4周部分负重行走。

（2）耻骨支骨折。

1）适应证：耻骨支周围有坚韧的骨膜、支持韧带和肌肉的包裹，可提供足够的稳定性，在稳定的条件下，骨折4周左右可获愈合。只有在骨折移位显著、骨盆后环结构不稳定和多发伤才需要内固定。①有明显移位的不稳定Ⅲ型骨盆损伤；②骨折倾斜移位的耻骨支骨折端刺入阴道；③伴有髋臼前柱或前壁骨折；④合并股动脉或股神经损伤。

2）麻醉：全身麻醉或连续硬膜外麻醉。

3）体位：患侧垫高，仰卧位或健侧卧位。

4）手术入路：采用耻骨联合上横切口入路，如骨折邻近髋臼，可采用髂腹股沟入路，切口稍偏向伤侧。

5）复位与固定：可使用持骨钳或点式复位钳在直视下复位。复位有困难时，可使用Farabeuf钳进行复位。骨折复位后，可用直径2.0 mm的克氏针自耻骨联合的外方向后外侧贯穿骨折端，作为临时固定，以便于在去除复位钳后放置钢板。对于耻骨下支骨折，本身对骨盆环稳定性的影响相对较小，因位置较深，显露和复位均比较困难，故一般不必强求耻骨下支的解剖复位。耻骨支的内固定，可选用6孔塑形与耻骨的外形吻合的重建钢板固定，可利用钢板对耻骨支残留的移位进行更好复位，也可用3.5~4.5 mm的长皮质骨螺钉对耻骨支进行固定。

6）术后处理：单纯耻骨支骨折术后卧床4周，Ⅲ型骨折术后制动时间可延长至8周。

（3）髂骨体及髂骨翼骨折。

1）适应证：影响骨盆环稳定的单纯髂骨体及髂骨翼骨折。

2）麻醉：全身麻醉或连续硬膜外麻醉。

3）体位：根据骨折的部位，采用俯卧位或健侧卧位。

4）手术入路：①较常采用前方入路，沿髂嵴近端1 mm处做弧形切口，前端可达髂前上棘以远3~4 cm，后端至髂后上棘；②后方入路，以髂后上棘为起点，向远端做长10 cm垂线切口，可显露髂骨及髂骨翼后方的骨折。

5）复位与固定：沿髂骨内板剥离髂肌，显露髂骨翼前方的骨折。使用持骨钳复位，如有困难，可在骨折两端的髂嵴上各打入1枚复位螺钉，用Jungbluth或Farabeuf钳复位。髂骨翼的骨折可选用重建钢板或拉力螺钉进行固定，也可用拉力螺钉结合钢板固定。

6）术后处理：于髂窝处放置引流管，防止血肿形成。

（4）骶髂关节骨折脱位前路内固定。

1）适应证：①垂直不稳定的Ⅲ型骨盆骨折；②不稳定的骨盆后侧结构损伤合并髋臼骨折；③不稳定的通过骶髂关节的损伤，骨折移位＞1 cm；④移位严重的骨盆Ⅱ型骨折；⑤闭合复位及外固定失败者。

2）麻醉：全身麻醉。

3）体位：健侧卧位，患侧垫高。

4）手术入路：选择沿髂嵴弧形切口入路，始于髂嵴最高点，在手指触摸指引下，沿髂嵴向前下延伸，止于髂前上棘远端4~5 cm。逐层切开腹外斜肌、腹内斜肌和腹横肌，在骨膜下和髂骨内板之间向内下剥离髂肌，显示骨盆环，向后方继续剥离可接近骶髂关节。屈髋、屈膝，使髂肌松弛，有利于解剖显露。

5）复位与固定：显露骶髂关节后，可通过提拉挤压方法，用持骨钳或点式复位钳钳夹在髂嵴的内外侧进行复位。因骶髂关节面出现交锁导致复位困难时，可在骶骨岬和髂骨上分别置入锚定螺钉，然后以Jungbluth钳钳夹锚定螺钉，先稍做骨折端撑开，再调做复位并固定。可选择4孔重建钢板或2块3.5 mm的动力加压钢板跨越骶髂关节做固定。可平行放置2块塑形后钢板，用全螺纹螺固，一般骶骨岬上只能放置1枚螺钉，螺钉固定应选择在髂骨后上方把持力较好的骨质处。

6）术后处理：放置引流管。前路固定骶髂关节常难以达到坚强固定效果，术后应避免早期负重。

（5）骶髂关节骨折脱位后路内固定。

1）适应证：①经骶骨骨折的骨盆后方不稳定骨折；②髂骨后方骨折合并骶髂关节骨折移位；③骨盆骨折合并腰骶连接部损伤。

2）麻醉：全身麻醉或连续硬膜外麻醉。

3）体位：标准体位是俯卧位，将患者放置在垫上，垫高、支撑腹部和胸部，有利于髂骨翼显露。也可取侧卧位，患侧在上。为了能保证骶骨后方螺钉固定的准确，在开始手术以前，应先用"C"形臂 X 线机透视，确保能够获得满意的骨盆前后位、出口位和入口位像的位置。

4）手术入路：根据骨折类型，选择髂后上棘内侧或外侧直切口。外侧切口适用于髂骨翼骨折或骶髂关节脱位固定，内侧切口适用于骶骨骨折固定。切口从髂嵴最高点至髂后下棘水平，从髂嵴的外侧面剥离臀大肌和外展肌。术中常需显露坐骨大切迹、骶髂关节的下部及梨状肌起点。

5）复位与固定：显露骶髂关节，清理骨折断端和骶髂关节间的骨折碎片或凝血块。在台下患肢牵引配合下，将点式复位钳的一边置于髂骨上，另一边放在髂骨棘突上进行复位。可用示指绕过坐骨大切迹，探查骶髂关节前方关节面的对合情况判断关节复位效果。经坐骨大切迹、跨过骶髂关节放置复位钳进行临时固定时，复位钳的一个爪放在 $S_1 \sim S_2$ 水平骶孔的外侧，要注意防止损伤邻近发出的神经根。透视确定复位准确后，髂骨翼的骨折可用拉力螺钉固定，也可用钢板沿髂嵴下缘加强固定。如有骶髂关节脱位或骶骨骨折，可用骶髂关节拉力螺钉固定。

6）术后处理：放置引流管，术后应避免早期负重。

（6）骶髂关节骨折脱位经皮拉力螺钉固定。

1）适应证：骶髂关节拉力螺钉内固定是骨盆环后路固定的一种方法。通过对骶髂关节的垂直加压固定，可用于基本结构完整的骶髂关节脱位或不稳定的骨折脱位。这种手术的技术要求较高，必须能够准确地摆好"C"形臂 X 线机的投照位置，以获得前后位、出口位和入口位 3 个影像，在影像监视引导下进钉。

2）麻醉：全身麻醉或连续硬膜外麻醉。

3）体位：做股骨或胫骨牵引，置于牵引手术床。俯卧位有利于显露骶骨及髂棘，侧卧位影像监护较困难，不适用在脊髓损伤患者。

4）复位与固定：经骶孔骨折必须解剖复位，才能防止骶神经根夹在移位的骨折块内造成损伤。如果闭合不能达到解剖复位，则需在俯卧位进行切开复位。将"C"形臂 X 线机旋转在前、后像位置，确认出口位和入口位像方向正确以后，插入钻头或导针，用长度 32 mm，直径 7 mm 的空心钉固定，必须有把握将螺钉插入骶骨体。注意 S_1 节段上部的螺钉路径，不能朝向骶岬，以防进入 $L_5 \sim S_1$ 间隙，应在椎体的中 1/3，以避免从前方进入骶骨翼。

5）术后处理：放置引流管，术后应避免早期负重。

5. 骨外固定器固定

1897 年 Parkhill 提出应用外固定方法稳定骨折的概念。20 世纪 50 年代，Pennal 和 Sdlerland 将这项固定技术应用于骨盆环损伤的治疗。20 世纪 70 年代，Slatis 和 karatwju 经过改进，发明了更加稳定的前环外固定器，使骨盆骨折外固定技术得以广泛应用，并取得良好效果。目前抗休克治疗、血管造影栓塞术、骨折外固定器固定及内固定技术的应用，使骨盆骨折病死率进一步下降。

（1）优点：①可迅速稳定骨折、纠正骨盆变形、控制出血，消除休克的病因；②有利于稳定血凝块和血管断端血栓形成；③便于对多发损伤的同步治疗；④避免传统的布兜悬吊牵引后，因骶部受压引起压疮和或加重侧方挤压性骨折发生重叠畸形；⑤不需做下肢骨牵引，便于早期活动，减少并发症；⑥操作简便，创伤小，便于推广。

（2）适应证：①不稳定骨盆骨折、脱位，尤其是合并休克、多发性骨折或内脏损伤；②旋转不稳定或旋转伴垂直不稳定骨盆骨折。

（3）禁忌证：①穿针处有皮肤感染或皮肤病；②不能配合外固定治疗；③严重粉碎性骨折无法穿针的髂骨骨折；④骨质疏松为相对禁忌证，术后护理和下地负重要谨慎。

（4）器械选择：外固定器形式多样，基本结构由针、针夹和连杆3部分组成。

1）组合式骨盆外固定器：由双侧连杆固定穿在髂骨内外板间的3枚半针，弧形连接杆和加压杆连接组成。穿在髂骨的半针被钢针固定夹固定在连杆上，每个固定夹和半针为可独立活动的组合体。

2）Bastiani 骨盆外固定器：适应证同组合式骨盆外固定器，使用方法同长骨 Bastianl 外固定器。

（5）术前准备：①旋转不稳定骨盆骨折，术前须行伤侧下肢皮牵引，可减少翻身护理时产生的骨盆内、外旋不稳定；②垂直不稳定骨盆骨折，术前行股骨远端或胫骨结节牵引，有利于骶髂关节复位和维持稳定；③常规做骨盆前后位及入口 X 线片，必要时进行 CT 扫描；④准备组合式骨外固定器和相应配套工具及其他常规骨科器械；⑤骨盆区备皮、术前留置尿管，备皮范围包括双侧髂嵴周围及会阴部，紧急情况可不必会阴部准备。

（6）手术设计：①旋转不稳定骨折，通过穿入髂骨的半针和连接杆使外固定器和髂骨成为一个整体，同时通过对侧髂骨上的半针和连接杆，与对侧的髂骨固定成为一个稳定整体；②垂直、旋转不稳定骨盆骨折，外固定器不能保持有半盆向头侧移位的骨折，对此应加用患侧骨牵引，以防止半盆上移；③四肢骨折单边外固定器可用于急诊固定骨盆。

（7）麻醉：紧急抢救休克时可采用局部麻醉，与其他手术同时进行可采用全身麻醉，单纯骨盆手术可采用椎管内麻醉。

（8）体位：取仰卧位，略屈膝、屈髋。

（9）安装步骤：在双侧髂前上棘后方处的皮肤上做一标记，再距此处3~5 cm和6~10 cm处皮肤做标记。顺序自3个标记处经皮在髂骨翼内、外板之间分别用直径5 mm 螺纹针钻入4~5 cm，如使用2.5 mn 直径骨圆针深度可达7~8 cm。根据不同外固定器针夹的设计，3针采用平行或不平行穿入。用针夹把持住穿入3针的尾部，再用连接杆将两侧针夹连成一体。根据骨盆骨折移位方向，通过牵引矫正半盆上移后，调整连接杆，纠正骨盆旋转畸形。透视证实复位满意后，拧紧外固定器各固定旋钮。固定期间应定期拍片复查，并根据情况调整外固定器。为了加强髂骨把持骨针的固定效果，可采用在髂前下棘处平行穿入两针的方法。此外，为了控制出血和稳定后环，可使用开叶型外固定器或 AO 抗休克钳，作为急诊临时固定。

（10）各种类型骨折脱位的处理。

1）耻骨骨折及耻骨联合分离：单侧骨折和单纯分离可采用一般构型。双侧骨折移位明显且不稳定，可在耻骨上加穿半针固定。

2）髂骨粉碎性骨折：髂骨粉碎无法穿针时，可在髂前下棘进针，髂前下棘区有坚厚的皮质骨，穿针后可获得较好把持力。

3）垂直、旋转不稳定骨折：目前的外固定器还不能很好地控制垂直，旋转不稳定，需要结合牵引或内固定。术后下肢骨牵引 3～4 周，外固定器固定时间为 8～12 周。

4）髋部骨折与脱位：伤情复杂的髋部骨折与脱位，如髋关节中心脱位，早期可结合滑动牵引逐步复位，复位后再用骨外固定器固定，或使用特殊构型的外固定器。

（11）特殊构型的骨盆外固定器：适用于髋关节后脱位合并髋后唇粉碎性骨折、大块骨折复位后关节不稳定，以及不宜手术治疗的儿童或青年股骨颈和粗隆部粉碎性骨折。此外，还可用在髋关节感染，儿童股骨头缺血性坏死和股骨颈骨折不愈合等。

（12）注意事项：①抢救休克时不要强求复位，可在局部麻醉下大体复位后固定已能取得很好的临床效果，生命体征稳定后可再次进行复位调整；②复位时应使用手法进行整复，不能依靠对固定针、连接杆和加压杆的提拉，加压杆只能在固定结束后进行微量的加压和延伸，伤后 1 周以上的患者，术前需做牵引，否则复位困难；③穿针操作注意髂骨倾斜角度，防止固定针穿出内外板影响固定效果，穿针时可在外板外侧面用克氏针定位，钻孔时只钻透髂骨即可，不需扩孔，凭手感可判断是否拧入半针穿出内外板，固定针安放后，通过摇动检查稳定情况；④耻骨穿针应避免损伤周围血管、神经、膀胱、尿道；⑤髂前下棘穿针应防止进入髋臼，可使用 X 线透视鉴别；⑥垂直不稳定的骨折脱位，必须结合其他方式进行固定，否则容易发生再移位。

（13）术后处理：针孔包扎及护理，使用抗生素 3～5 天。允许翻身，3～5 天后可自行坐起。去除伤侧下肢骨牵引后，先在床上锻炼 2～3 天后可下地活动。拆除外固定器时间：垂直不稳定骨折为 10～12 周，旋转不稳定骨折固定为 6～8 周。髋部骨折脱位固定时间一般为 6～8 周，必要时可延长至 12 周。去除固定针后，2～3 天内限制活动，根据局部情况，必要时可使用抗生素 3～5 天。

（14）并发症及防治。

1）钢针松动：钢针松动的原因是进针深度过浅，钢针穿出内板或外板，护理不当提拉固定器抬起过度以及钻孔过大、反复穿针等。早期钢针松动可直接影响外固定的强度，增加针道感染率。为减少钢针松动率应注意：用直径 2.5 mm 钻头、髂嵴皮质后不扩孔，直接将直径 4 mm 螺纹半针拧入髂骨内外板之间；一次缓慢拧入半针，注意不能反复进出；进针深度须足够；组装连接杆时，如钢针偏移或偏短，应加垫片避免单针应力集中，术后护理不可试图抬起外固定器或进行翻身。

2）针道感染：骨盆穿针比较容易松动，发生原因与钢针松动及术后护理有关。

3）复位不满意：旋转不稳定骨折复位不满意，可在 X 线透视下松开两侧连接半针固定杆的弧形弓，手法复位后重新固定。垂直不稳定骨折须辅助牵引或加大牵引重量，必要时切开复位。

4）钢针穿入髋关节：髂前上棘下穿针进针过深，可进入髋关节。

5）损伤血管、神经，比较少见。

6. 特殊类型的骨盆骨折

（1）儿童骨盆骨折：儿童骨盆环弹性强，吸收外力的能力比成人好，因而儿童骨盆骨折的发生率很少。据报道，68%～89%的儿童骨盆骨折均为机动车伤所致，其中开放性骨折16.6%，并发症与成人类似。治疗常以保守治疗为主，20世纪90年代以来采用手术固定渐趋增多，并获得较高治愈率。

（2）女性骨盆骨折：发生率略高男性，其中开放性骨折占9.6%～19%。女性盆腔内有质地硬韧的子宫，其前方有膀胱，后方有直肠，在非妊娠状态，不易被伤及。骨盆前环有移位的骨折，可伤及膀胱、短小的尿道外，还可压迫、挫伤甚至穿通阴道壁，成为开放性骨盆骨折。女性外伤时两大腿过度外展或"骑跨式"撕裂会阴可造成阴道损伤。由于骨盆环、阴道和会阴构成产道，骨盆损伤后若遗有产道狭窄，可能导致性交困难或难产。女性骨盆骨折早期，阴道及会阴部可有大量出血，必要时可行阴道填塞压迫止血，如因此引起盆内内感染则预后较差。因此，对女性骨盆前环骨折移位者应常规做阴道检查，避免漏诊。对合并阴道、外阴损伤，应及时修复；对骨盆环变形应尽量取得较好复位；对耻骨骨折移位压迫阴道者，应手术复位固定或切除压迫阴道的骨折端。

（3）开放性骨盆骨折：占骨盆骨折的5%～25%，造成开放性骨盆骨折的外力一般大于闭合性骨折，因而伴发并发伤多，且程度严重，其病死率可高达30%～50%，其中以年龄＞40岁居多。

开放性骨盆骨折的治疗原则与四肢开放性骨折相同，即充分清创后一期、延迟一期或二期闭合创口，与直肠相通损伤按直肠损伤处理。对骨折的处理一般采用外固定器或牵引治疗，创口污染轻微能一期闭合创口时，也可行内固定治疗。

（4）皮下、筋膜大面积剥脱合并骨盆骨折：多发生在大腿前外侧和腹股沟区内侧或腰背部，可分为开放和闭合两种类型。裂伤较小的闭合性剥脱伤，可见皮下积液、积血，常造成迟发皮肤坏死；严重的开放性皮肤剥脱伤，可伴有筋膜甚至肌肉缺血和坏死。若早期治疗不当，可出现严重的软组织缺损和骨感染，最为可靠的方法是观察剥脱皮肤边缘毛细血管出血及血栓情况。对软组织损伤和骨盆骨折的治疗应统一考虑，合理安排，清创术可于骨盆手术固定之前或同时进行，常需用延迟一期或二期闭合创面。以防清创不彻底招致感染波及骨髓。

（5）浮髋损伤：有移位的骨盆前后环骨折合并同侧股骨干骨折称为浮髋损伤，治疗以手术固定为首选，并应先固定股骨干骨折。

（杨广禄）

第二节　髋臼骨折

从大体解剖关系，髋臼属于骨盆的一部分。髋臼骨折的损伤机制、诊断和治疗方面存在与骨盆骨折不同的特点，从20世纪60年代开始，骨科界学者将髋臼骨折与骨盆骨折作分别论述。

髋臼骨折多发生于青壮年，常由高能量损伤所致，如撞击、挤压、压砸、碾轧或高处坠落伤。因为髋臼解剖较深在，周围结构比较复杂，发生骨折时移位多较严重，造成手术显露及固定有一定难度。以往多数采用保守治疗方法。随着手术技术的进步和内固定器械的改进，手术治疗已经逐渐成为主要的治疗手段。

一、应用解剖

髋臼由髂骨、坐骨和耻骨的三角软骨组成。临床上将 Judet 和 Letournel 提出的二柱概念作为对髋臼骨折分型的解剖基础。

（一）前柱

前柱又称髂骨耻骨柱。从髂嵴的前方一直到耻骨联合，形成一个向前、向下凹的弓形结构，高起的臼缘称为前唇，它的两端由腹股沟韧带连接。前柱从上至下包括髂嵴前部、髋臼前壁的前下 1/3 和下方的全部耻骨。

（二）后柱

后柱又称髂骨坐骨柱。上部由部分髂骨组成，向上延伸至髂骨后下部及坐骨切迹，分别为内侧面、后面及前外侧面，该处有坐骨神经及臀上血管神经束穿出；下部为闭孔的后上界，由坐骨支的臼部构成，高起的臼缘称为后唇，其下为后壁。后柱骨质比较厚实，是切取自体骨的供区。

（三）臼顶

臼顶由髂骨下部构成，横跨于前后柱之间，是髋臼的主要负重区。臼顶大部分偏前，臼口朝向外侧并向下倾斜，与股骨头构成髋关节。由于解剖上的特殊关系，关于它的概念尚不统一，传统意义上的臼顶指水平面和股骨头相接触的关节面部分，而广义上的臼顶指整个负重区的关节面，占髋臼上方圆周的 50°~60°。臼后缘比臼前缘高，上缘比下缘高，臼下方有一切迹，在中立位髋臼能完全覆盖股骨头。

（四）髋臼

髋臼是容纳股骨头的深窝，由髂骨、坐骨、耻骨 3 部分的臼部组成。髋臼开口向前、向下、向外，其中髂骨约占顶部的 2/5，坐骨占后方及下方的 2/5，耻骨占前方的 1/5。髋臼窝之外是鞍形软骨覆盖的关节面，在髋臼的内下方软骨缺如，形成髋臼切迹。切迹由黄韧带封闭，两者间留有间隙，为血管的通道。髋臼边缘的骨性唇状突起，可对抗股骨头在人体直立时产生的压力和屈髋时产生的应力。骨唇上坚韧的纤维软骨盂唇与切迹紧贴，盂唇呈环状与黄韧带相连。软骨盂唇的存在使髋臼加深加宽，增加了髋关节的稳定性。

二、损伤机制

（一）直接暴力

髋臼骨折绝大多数由直接暴力引起，例如建筑物倒塌直接砸在侧卧人体髋部，暴力撞击股骨大粗隆，经股骨颈、头传达至髋臼发生骨折。如受伤时大腿处于轻度外展旋转中立位，暴力作用于臼中心，即发生髋臼横行骨折、"T"形或"Y"形骨折或粉碎形骨折；如受伤时大腿轻度外展并内旋或外旋，暴力沿股骨头作用于臼后壁或前壁，则产生后柱或后壁骨折，或者前柱或前壁骨折。

（二）间接暴力

间接暴力所致损伤机制相似，视当时髋关节所处位置不同，可发生髋臼不同类型的骨折。例如：髋屈曲 90°时，暴力作用于髋臼后缘，则产生髋臼后缘骨折；髋屈曲 90°、大腿外旋内收时，可产生臼顶负重区骨折。无论是直接暴力还是间接暴力，均系股骨头直接撞击髋臼的结果，故除髋臼骨折外，股骨头也可发生骨折。

三、分型

按骨折发生部位分型如下。

（一）前柱骨折

骨折线由前柱经臼底弯向下方，如伴同侧耻骨上、下支骨折，骨折片可向盆腔移位，股骨头发生中心脱位，骨盆 X 线正位片可见髂耻线中断或错位。

（二）前壁骨折

系臼的前壁与前缘大块骨折，包括关节软骨。但不涉及前柱盆面的骨皮质，股骨头可向前、向内脱位。

（三）后柱骨折

骨折线由后柱经臼底弯向下方，由于后柱比较坚实，引起骨折的暴力较大，故常伴有同侧耻骨下支或坐骨支骨折，骨折块向内上方移位，股骨头呈中心脱位，导致坐骨大孔变小，有时可损伤坐骨神经。骨盆 X 线正位片可见髂坐线中断或错位。

（四）后壁骨折

系臼后壁及后缘的大块骨折，包括关节软骨，但不涉及后柱盆面的骨皮质。骨折块向后上移位，股骨头亦随之脱位，但上移不多，在 X 线正位片上可见一块骨影与脱位股骨头重叠，臼后缘线缺如。

（五）髋臼横骨折

系髋臼骨折中最多见的类型。骨折线横贯髋臼的内壁与臼顶的交界部，实际是前后柱同时横断。少数骨折无移位者，股骨头无脱位。臼内壁骨折片向盆腔移位时，多伴同侧耻骨上、下支骨折，股骨头发生中心脱位。

（六）"T"形或"Y"形骨折

骨折线经髋臼呈"T"形或"Y"形。其横行、纵行骨折线均可发生于不同平面，多伴同侧耻骨上、下支骨折和股骨头中心脱位，因纵行骨折线被前柱影像重叠，平面看不清，故X 线平片表现与横行骨折相似。

（七）双柱骨折

较常见，移位程度多较严重，且髋臼与同侧骶髂关节有分离，形成"浮髋"。其骨折类型与"T"形或"Y"形骨折和前柱合并后半横行骨折类似。

四、临床表现与诊断

（一）外伤史

有明确外伤史。了解受伤机制有助于骨折类型的判断。

（二）症状

髋部肿胀、疼痛，髋关节主动及被动活动受限。

（三）影像学检查

1. X 线检查

X 线检查是诊断髋臼骨折的主要依据。

（1）前、后位片：观察 5 条线的改变。①髂耻线：为前柱的内缘线，如该线中断或错位，表示前柱骨折。②髂坐线：为后柱的后外缘线，如该线中断或错位，表示后柱骨折。③后唇线：在平片上位于最外侧，为臼后缘的游离缘形成，如该线中断或大部分缺如提示后唇或后壁骨折。④前唇线：位于后唇线之内侧，为臼前缘的游离缘构成，如该线中断或大部分缺如，提示臼前唇或前壁骨折。⑤臼顶线和臼内壁线：为臼顶和臼底构成，如该线中断，表示臼顶骨折，如臼顶线和后唇线均破坏，表示后壁骨折；如臼顶线和前唇线均破坏，表示前壁骨折；如臼底线中断，则表示臼中心骨折。骨盆前、后位片还可发现髋臼泪滴样骨折。

（2）45°斜位片：观察前、后柱骨折改变。①前柱：倾向健侧即骨盆内旋 45°斜位片能清楚地显示伤侧自耻骨联合到髂前下棘的整个前柱，特别是前内缘和前唇。②后柱：倾向伤侧 45°，即骨盆外旋斜位片，可清晰显示从坐骨切迹至坐骨结节的整个后柱，其中尤以后柱的后外缘。因此，该片可以鉴别后柱及后壁骨折，如为后壁骨折，髂坐线仍完整，如为后柱骨折，则该线中断或错位。

（3）X 线断层摄片：多用于髋臼中心粉碎性骨折和移位较少涉及关节面的骨折，能显示骨碎片的位置及程度，在缺乏 CT 设备情况下仍有价值。

2. CT 检查

对显示骨折程度、判断骨折类型、制订合适的治疗方案很有帮助。

（1）常规 CT 断层扫描：能显示髋臼骨折的部位、范围，臼顶负重区的边缘压缩性骨折，关节腔内游离骨折片，轻微的股骨头骨折，骨盆血肿，髋关节脱位及骶髂关节损伤等。效果优于平片。

（2）多层面重建（MPR）能提供不同厚度冠状面和矢状面的连续图像，先进的软件已能提供即时的重建图像，这种连续的图像扫描，明显优于横断面扫描。

（3）三维 CT 重建是目前诊断髋臼骨折最准确的方法，其优点是能够删去不必要显示的周边结构，可选择性显示损伤部位的结构及类型。限制是对轻度及微细的骨折块显示不如 CT 平扫及 MPR。

五、治疗

髋关节是全身最大的球窝关节，其椭圆形股骨头与髋臼的月状软骨面非常适应。髋臼发生骨折后，月状关节面不平滑，如果不能准确恢复髋臼关节面，头与臼因不相适应，必将导致创伤性髋关节炎。因此，治疗的主要目的是恢复臼顶关节面的平整，使股骨头回位到正常臼顶负重区范围下。

治疗前应评估包括患者的一般状况、年龄、是否合并其他损伤及疾病、骨折类型、是否合并血管及神经损伤等。髋臼骨折多为高能量损伤，合并胸腹脏器损伤以及其他部位的骨折比率较高，常因大出血导致休克，在治疗上应特别强调优先处理对于生命威胁更大的损伤及并发症。关于髋臼骨折的治疗目前意见尚未完全统一，多数学者主张对骨折块无移位或移位较小、关节结构无明显损伤者做下肢牵引，对骨折块移位明显或合并股骨头脱位者，则先行闭合复位及下肢牵引，对复位效果不满意者，应尽早行手术复位及内固定。对无法行早期手术治疗者可采用保守治疗，后期视病情再行关节重建手术。

（一）保守治疗

1. 适应证

（1）年老体弱合并全身多脏器疾病，不能耐受手术者。

（2）伴有严重骨质疏松者。

（3）手术区域局部有感染者。

（4）无移位或移位 <3 mm 的髋臼骨折。

（5）髋臼上方完整，后方无不稳定征象。

（6）股骨头与髋臼上方位置无明显改变。

2. 治疗方法

（1）股骨髁上或胫骨结节牵引：患者取平卧位，做股骨髁上或胫骨结节牵引，牵引重量以使股骨头和髋臼不发生分离为宜。牵引时间一般为 6 ~ 8 周。去除牵引后不负重做关节功能锻炼，8 周后逐渐开始负重行走。

（2）股骨髁上及大粗隆下合力牵引：将患肢向下及向外同时牵引，即股骨髁上牵引向下，大粗隆下牵引向外，两者重量相等，使股骨头顶部回到正常臼顶负重区。髋臼一般可得到大部分复位。前柱或后柱骨折，都在髋臼的非负重区范围，将股骨头向外牵引时，由于臼内壁间隙骨折出血机化，形成纤维膜。经股骨头活动，可逐渐塑形成为纤维软骨，达到恢复关节面平滑，防止股骨头内移的效果。牵引 4 ~ 6 周，骨折愈合后，可在牵引下坐起活动。牵引须持续 12 周，以使臼内壁纤维膜充分形成。

（二）手术治疗

有明显脱位的前柱、后柱及横骨折，应该尽早行牵引，并根据骨折类型选择适当的手术方法。

1. 适应证

（1）髋臼顶弧与股骨头中心间距离 >3 mm，股骨头与髋臼对合不良。

（2）骨折线位于髋臼顶负重区，移位 >5 mm。

（3）关节腔内有游离骨折块。

（4）髋关节脱位合并髋臼有较大骨折块。

2. 相对适应证

（1）后壁边缘压缩骨折 >5 mm。

（2）髋臼骨折移位 2 ~ 4 mm。

（3）后壁骨折范围 >1/2。

（4）有可能发生畸形愈合后果的多处骨折。

（5）合并同侧股骨骨折或膝关节损伤。

（6）复合性损伤，不适宜长时间卧床。

3. 禁忌证

（1）全身情况不稳定。

（2）有明显骨质疏松症。

（3）骨折粉碎程度无法达到复位及固定目的。

（4）超过手术时机。

4. 手术时机

髋臼骨折除开放性损伤或股骨头脱位不能手法复位外，可不进行急诊手术处理。

临床对比研究显示，内固定手术在 2 周内完成的髋臼骨折，其治疗效果优良率在 80% 以上；时间超过 3 周，可增加手术显露、复位及内固定难度，影响术后效果。因此，多数学者认为，最佳手术时机为伤后 1 周内。

5. 手术入路

根据骨折类型，选择合适的手术入路。如果手术入路不当，则难以对骨折进行满意的复位和固定。常用的主要手术入路有 Kocher-Langenbeck 入路、髂腹股沟入路及延长的髂股入路等。

（1）前壁骨折、前柱骨折、前壁或前柱合并后半横骨折：选择前侧髂腹股沟入路。

（2）后柱骨折、后壁骨折、后柱合并后壁骨折：选择后方的 Kocher-Langenbeck 入路。

（3）横骨折：选用 Kocher-Langenbeck 入路，如前方骨折移位明显，可采用前侧髂腹沟入路。

（4）后壁合并横骨折：选用 Kocher-Langenbeck 入路，如果前方骨折移位明显，可采用前、后联合入路。

（5）"T" 形骨折：采用 Kocher-Langenbeck 入路。

（6）双柱骨折：采用前侧髂腹股沟入路。

6. 手术显露

（1）Kocher-Langenbeck 入路：患者取卧位或侧俯卧位，切口起于髂后上棘或其下外 4~5 cm，沿臀大肌纤维走行，再经大粗隆外侧垂直向下延长 15~20 cm。沿臀大肌纤维方向切开臀筋膜，沿股骨方向切开阔筋膜，顺切口分开臀大肌，于转子间窝处将外旋肌群附着点切断，可显露后柱自坐骨切迹至坐骨上缘以及髋臼顶的后部，术中注意保护坐骨神经及臀上神经。可沿髋臼缘切开关节囊以暴露关节内，对于后壁的骨折块要尽可能少剥离，附着在骨块上的关节囊不能切断。

（2）髂腹股沟入路：患者取仰卧位，切口起自前 2/3 髂嵴，沿髂嵴向内下方至耻骨联合上方 2 横指处切开，自髂嵴切开并剥离腹肌和髂肌的附着点，显露髂窝直至骶髂关节和骨盆上缘。于髂前上棘处沿切口切开腹外斜肌腱膜及腹直肌鞘直至腹股沟处环上方 2 cm 处，打开腹股沟管并用皮片对精索或圆韧带加以牵引保护。确认腹内斜肌及腹直肌在腹股沟韧带的附着点，并用第 2 根皮片对髂腰肌、股神经和股外侧皮神经等加以牵引保护，在股血管内侧切开腹内斜肌和腹横肌的联合腱，进入耻骨后间隙，用第 3 根皮片牵引保护血管和淋巴管。必要时可将腹直肌肌腱在耻骨附着部切断以扩大显露。由此可显露整个髂骨翼的内侧面、前柱和耻骨联合，并可有限地显露后柱。通过对皮片进行不同方向的牵引，可进行不同部位的显露：最外侧可显露髂窝、前柱和骶骨外侧，而在髂腰肌和血管之间可于前壁水平显露前柱以及方形区、坐骨大切迹等；最内侧可在血管内侧显露耻骨上支，甚至耻骨联合。手术后应在耻骨后间隙和髂窝分别放置引流管。

（3）延长的髂股入路：患者取侧卧位，切口起自髂后上棘，沿髂嵴向前至髂前上棘沿大腿前外侧向下，止于大腿中段。切开臀筋膜并于髂骨翼外侧剥离臀肌至髂前上棘，注意勿损伤股侧皮神经，然后纵行劈开阔筋膜，显露髋关节囊及股骨大粗隆，自大粗隆外侧剥离臀小肌和臀中肌。最终将包括臀肌、阔筋膜张肌以及神经血管束等在内所有皮瓣牵向后方，在切断髋外旋肌群后即可显露整个后柱直至坐骨结节。此入路可同时暴露髋臼的 2 个柱，但对肌肉的损伤较大，关闭切口时对切断的肌腱应原位缝合。

（4）前后联合入路：即后方的 Kocher-Langenbeck 入路结合前方的髂腹股沟入路。关键是选择先前入路还是后入路，应选择骨折移位程度严重的一侧作为第 1 切口，如通过第 1 切口就能将对侧的骨折复位和固定，就不需要再做第 2 个切口。

7. 术前准备

髋臼解剖复杂，骨折固定难度较大，需要专用的复位和内固定物器械。

（1）常用器械包括各种型号的复位钳、带柄的 Schamz 螺钉等，复位钳主要用在控制骨折块的复位。内固定材料为各种规格的重建钢板和螺钉，Schamz 螺钉拧入坐骨结节可控制后柱或横骨块的旋转移位。

（2）手术过程应在 "C" 形臂 X 线机透视下进行。

8. 复位与内固定

（1）前柱骨折。

1）入路：采用髂腹股沟入路，沿髂嵴切口向下延长至腹股沟，显露骨盆内壁与臼内壁及耻骨上支。从骨折线可观察髋关节的股骨头软骨面，将出血抽吸干净。

2）复位：在手术台上保持患肢向下、向外牵引，有利于骨折脱位复位。将骨折复位后，如盆内壁骨折线能完全复位，常表示髋臼内面复位良好。也可将髂骨翼的骨折线撬开后重新复位，用 Shantz 螺钉经大粗隆固定到股骨颈内，进行侧方和纵向牵引，使脱位的股骨头回原到髋臼中心，将短重建钢板固定在前柱骨折块后方较完整部分，利用钢板可作为复位工具使用。

3）固定：术中摄关节正位片，明确复位情况，视前柱骨折块的长短，可以用螺丝钉向耻骨支及髂骨固定，也可用钢板将骨折固定于髂骨及耻骨支。

4）术后处理：继续牵引患肢 2 周，然后练习髋关节活动。

（2）后柱骨折。

1）入路：取俯卧位，从髋后入路，显露坐骨支、髋臼后壁及髂骨后面。

2）复位：使用骨盆复位钳，在骨折块之间根据需要进行撑开或加压，也可纠正骨折端的前后移位。用带有 "T" 形手柄的 Shantz 螺丝钉固定于后柱坐骨或骨折块上，配合从坐骨切迹处插入手指的感觉，纠正骨折端的旋转移位。

3）固定：骨折得到复位后，以钢板固定髂骨与坐骨支。注意勿使螺丝钉进入髋臼内。

4）术后处理：同 "前柱骨折"。

（3）前柱及后柱骨折。

1）入路：通常需要采取髂腹股沟和延伸髂股入路手术切口，才能达到显露髋臼上方髂骨的目的。是否需要采用两个手术切口，应根据显露需要确定。在双柱骨折中，如是后柱单纯骨折，同侧骶髂关节未受累，可选用髂腹股沟入路。如有骶髂关节受累，则应采用延伸髂股入路，才能满足显露、复位和骶髂关节固定的需要。

2）复位：由于髋臼相对完整的髂骨翼向内侧移位，髋臼窝可夹在完整髂骨翼的后内侧，造成复位有一定难度。凡伴有前壁或后壁骨折或粉碎者，需切开相应的关节囊及髋臼附丽部分，以便观察髋臼内及臼壁复位情况。前壁骨折时，需同时显露髋关节前面。

3）固定：钢板固定时，均需将钢板弯成适合于臼前后缘或前柱或后柱的外形，以扩大接触面，增强固定效果。

（4）横骨折。

1）入路：可根据横行骨折线与髋臼顶的关系，决定采用相应的手术入路。因不易观察到对侧复位情况，应选择移位程度较为明显一侧作为手术入路，一般采用后方的 Kocher Langenbeck 入路。如合并有广泛的后壁粉碎性骨折，范围超过一半或骨折有明显移位，必要时需辅助使用延长的髂股入路。

2）复位：近髋臼顶及髋臼下方的横骨折，显露骨折后，先估计螺丝钉的适当位置，分别用 4.5 mm 螺丝钉及骨盆复位钳固定两骨块，使用复位钳撑开清理骨折端，通过推动固定在骨折块上的螺钉和复位钳进行复位，将 Shantz 螺丝钉拧紧固定在坐骨结节或坐骨结节近端。为了减少占据空间，也可用克氏针作为复位后临时固定。

3）固定：复位后以钢板固定。由于后柱较粗大，安置内固定比较稳固。

（5）臼顶粉碎性骨折。

1）入路：髋臼顶负重区的压陷或粉碎性骨折，可选用延伸髂股入路，以可较好显露髋臼顶的前、后方，也可采用大粗隆截骨入路。

2）复位：用点式复位钳的一侧放在前柱髂前下棘后方，另一侧放在骨盆边缘髂耻隆起远侧，通过加压闭合前方的骨折间隙，观察髋臼前方骨折线可了解复位效果。髋臼后方的骨折，可使用第 2 把点式复位钳，穿过后柱、横跨骨折线进行复位。

3）固定：髋臼前方关节面平整，骨折前部得到复位后，可在髋臼缘上方 2 cm、前柱外缘的后斜面，向耻骨结节方向，由后向前用 1 枚长螺丝钉固定。骨折后部的固定方法同后柱骨折，一般使用预弯的重建钢板固定。

4）术后处理：患肢牵引 2～3 周，去除牵引后开始活动髋关节，必须待骨折完全愈合后才能负重。

（6）"T"形骨折：是处理难度较大的一种类型。

1）入路：采用延伸髂股入路或大粗隆截骨入路，能充分显露前方关节面、髋臼前壁及髂耻隆起。

2）复位：使用点式复位钳对前柱骨折进行复位。

3）固定：在"T"形骨折的远端，将螺丝钉从前柱骨折的后部拧入到关节面的横行骨折线上，固定骨折。如前方的骨折线较低，螺丝钉可能穿过髋臼，必须防止螺丝钉尾碰触到股骨头。

4）术后处理：术后常规负压引流 24～72 小时。如果复位和固定牢靠，一般不需牵引。尽早开始髋关节功能锻炼，可使用 CPM 连续性被动运动。注意预防深静脉血栓形成及肺栓塞，可常规口服拜瑞妥。定期复查 X 线片，应根据骨折程度、内固定及愈合情况确定开始负重时间，一般 8 周后才能逐步完全负重。

（张　健）

第三节　骶尾骨骨折

骶尾骨骨折常与骨盆骨折并发,因此被列入骨盆缘骨折。由于骶骨在解剖、生物力学特点和损伤机制有自身的特点,故常作为单独论述。骶骨是后方骨盆环稳定性的重要部分,损伤时常合并神经损伤,因尾骨解剖畸形较多,临床较易造成误诊。

一、应用解剖

骶骨呈三角形,在正中将二半骨盆同脊柱相连,由 5 块骶椎和退化的尾骨融合构成,通过附着的韧带在维持骨盆环的稳定性上起重要的作用。

骶管包含骶神经和尾丛,通过骶前孔穿出骶骨。

髂内动脉和静脉等大的骨盆血管,沿腰骶干走行。骶正中动脉和自主神经的交感部分在骶骨结节区域、骶骨前面。

二、损伤机制

损伤机制与骨盆骨折的严重性有明显关系。最常见是高处坠落和机动车意外的高能量创伤,坠落伤可合并骶骨横行骨折或严重的过度屈曲损伤。另外,侧方冲击伤可合并髋臼或骶骨骨折、正面碰撞可导致髋臼骨折。

三、类型

骨折可发生在骶骨的不同水平及部位,骨折线可通过骶骨岬、骶骨翼和骶骨孔,多发生在 S_2 以下,常见为斜行和垂直骨折。

(一)根据骨折线走向分型

(1)斜行骨折。

(2)水平骨折。

(3)垂直骨折。

(二)AO 分型

A 型包括尾骨骨折或骶尾脱位,S_2 以下的无移位的骶骨横行骨折,未累及骨盆束带和骶$_2$ 以下移位的骶骨横行骨折等。

B 型包括单侧或双侧"开书型"骶骨骨折、单侧或双侧侧方挤压损伤骨折。

C 型包括单侧不稳定的骶骨骨折、单侧骶骨骨折合并对侧后部 B 型骨盆环损伤和双侧骶骨骨折。

四、并发症

并发神经损伤的发生率为 21% ～60%,损伤程度与骨折类型以及骨盆环不稳定的程度有关。可因牵拉或骨片直接压迫所致,神经损伤位置可不同于骨折平面。$L_4 ～S_2$ 神经根损伤可导致膝关节以下肌肉和皮肤区域功能障碍;$S_3 ～S_5$ 神经根损伤,可表现为生殖泌尿系统和性功能障碍,会阴区感觉障碍;S_1 神经根损伤可导致膀胱、直肠功能障碍;L_5 神经根损伤可导致足下垂。

五、手术治疗

（一）适应证

（1）严重的骨折移位，影响直肠及肛管区功能。

（2）有移位的横行骨折合并骶神经损伤。

（二）禁忌证

（1）有严重的骨质疏松。

（2）一般情况差。

（三）手术方法

1. 经后路双侧髂骨后方钢板固定

适用于骶骨垂直骨折。可选用塑形后的重建钢板，通过穿凿骨孔，穿越双侧髂骨后方用松质骨螺钉固定在髂骨。

2. 闭合复位经皮骶髂拉力螺钉固定

适用于不稳定的骨盆环骨折，主要结构完整的骶髂关节脱位和骨折脱位，尤其是位于骶孔或其侧面的移位骨折。手术过程必须应用影像透视引导，以保证螺钉准确置入。

3. 其他

骶骨骨折必要时可行切开复位，尾骨骨折如骨折不愈合或长期疼痛，可考虑尾骨切除术。

（四）术后处理

拔除引流管后即可部分负重行走，6 周后完全负重。术后 1 年，如果患者有临床症状，可取出内固定物。

（杨国君）

第七章

膝部损伤

第一节　开放性膝关节脱位

开放性膝关节脱位需要急诊治疗。严重开放性膝关节脱位的诊断不难，但是在初始评价时软组织的真正损伤范围不明显。确定软组织损伤程度很重要，因为这不仅能指导进一步治疗所需手术切口的位置，还能决定手术时间和采取何种修复或重建方式。在治疗膝关节脱位的早期阶段，软组织损伤范围是影响治疗的最重要因素之一。闭合性膝关节后外侧脱位，即出现"酒窝征"，压迫致皮肤坏死形成开放性膝关节脱位的风险较高，以及感染风险，且阻碍实施重建手术。

一、诊断

伤口较小时，诊断为开放性膝关节脱位较为困难，尤其是当初步评价时膝关节已复位。此时，应高度怀疑开放性膝关节脱位。若平片显示关节内气体则可确诊。当无法确定毗邻伤口是否与膝关节相通时，进行盐水负荷试验可帮助判断，即将 50~60 mL 无菌生理盐水通过远离伤口的健康皮肤注入膝关节。如果盐水从伤口漏出，则为开放性膝关节损伤。若不漏，也不能完全排除开放性膝关节损伤。其他一些因素，如广泛关节囊损伤使液体渗入局部软组织，而未从伤口漏出，皮下异物阻塞伤口，或者是液体未进入关节内，都会导致假阴性结果。若高度怀疑开放性损伤，手术探查可能是最佳方法。一般不建议急诊室手术探查，因为这可能导致关节污染，且患者需忍受痛苦，也可能伤口不与关节腔相通。

二、治疗

开放性膝关节脱位的治疗方法类似于开放性骨折。首先在急诊室清除所有伤口污物，避免探查伤口深部。用无菌辅料覆盖伤口防止再次污染和暴露的关节软骨干燥。对于开放性骨折，需预防破伤风，若关节被污染，则应立即静脉内给予广谱抗生素。通常选择第一代头孢菌素或类似药物，但可根据可能的污染微生物和药敏试验来改变药物。

在手术室，治疗原则与开放性骨折相同。主要通过清创除去损伤和坏死组织。通过冲洗除去组织碎屑。对于开放性骨折，可用脉冲式冲洗，但不要将污物冲进膝关节，否则风险进一步破坏创伤软组织。若采用脉冲式冲洗，手法要轻柔，防止扩大损伤。如果伤口相对洁净，则应该关闭伤口；但是如果伤口或关节污染严重，或者广泛软组织损伤，则应敞开伤口

（可填充抗生素包或真空敷料）以利于进一步清创。清创的时机取决于多种因素，包括患者的医疗条件和其他器官损伤等。最理想的是，每 24～48 小时让患者返回手术室再次灌洗和清创，直至膝关节和软组织清洁。广泛软组织损伤或由于污染和组织坏死需要多次清创的患者，建议在治疗早期讨论是否可行整形手术。

尽可能在早期清创时将骨软骨损伤修复或固定。对于大多数患者，大量丢失关节软骨是一种破坏性损伤。如果能进一步减小软组织损伤，则应该在早期修复关节周围骨折，以获得充分固定。如果由于韧带损伤或骨折导致膝关节极其不稳定，应考虑手术固定。如果患者情况、伤口清创和手术资源允许，则最利于骨折最终固定。另外，还可暂时使用外固定，使肢体对线，尤其是当随后需要外科伤口护理时。可用外固定防止膝关节再脱位，甚至是在内固定完成后。也可考虑长腿夹板，但不易用它来处理开放性膝关节脱位。因此，可选择外固定架。外固定架应避免放置在将来手术部位，如交叉韧带重建途径。

开放性膝关节脱位的患者，一般先不予处理撕裂的韧带，因为修复后，由于缝线、固定器械等异物会使感染的风险增加。除非是膝关节只有一个直接伤口，且伤口相对洁净。此时，只要不需要进一步剥离软组织，可修复韧带或骨损伤。如果能通过膝关节伤口进行操作，可修复关节囊损伤。

虽然开放性膝关节脱位的主要治疗方法是进行灌洗和清创，但是当膝关节裂伤或穿孔很小，且无严重关节囊损伤时，可选择关节镜。可用膝关节镜去除微小骨折块，观察关节面，或实施灌注和清创。此时需注意随溢液一起出来的破坏的关节囊组织，因为有发生骨筋膜室综合征的风险。因此，慎用关节镜，但是只有确认无严重关节囊损伤后，才能减少灌洗。

膝关节损伤是否采用引流管仍有争议。常规使用引流管，弊大于利。事实证明，机械性引流通道没有益处，因此不建议使用。如果选择性应用引流管，应该持续应用第四代抗生素直至拔管，且应尽快拔管。关闭膝关节伤口后，最好再持续应用第四代抗生素 24～48 小时，除非发生特定感染或严重污染。

（侯　斌）

第二节　创伤性膝关节脱位

一、膝关节脱位分型

膝关节脱位很少见。现在有数个分型系统，但没有任何一个被完全接受。膝关节脱位的分型促进了外科医生之间的交流，改善了数据收集和分析，使人们对损伤类型、病史和最佳治疗方法有了更好的理解。了解损伤机制、暴力能量大小以及脱位部位都很重要。但在每一个分型系统中最重要的是：哪条韧带受到损伤，因为这是它的解剖基础。并且它可以指导分型和手术时机。然而，要全面考虑，尤其是多发伤患者，其治疗方法不同于运动导致的下肢损伤。不应低估高能量创伤所致的膝关节周围血管、神经损伤，以及广泛软组织损伤。多发伤中某些损伤可能决定最终治疗方案，如长骨骨折，脊髓、大脑及内脏损伤。因此，膝关节重建或修复可能必须等其他损伤治疗之后才能实施，但膝关节脱位的治疗除外。

Kennedy 描述了分型系统，其标准是胫骨相对于股骨的位置。Kennedy 的定位系统对需要手法复位的膝关节脱位非常有帮助。然而，这种分型系统没有描述哪些膝关节表面上对线良好，而实际上有多条韧带损伤（相当于膝关节脱位）的患者。多数学者认为，这类患者的膝关节是自动复位的。有些患者有畸形病史，在入院前自己或护理人员帮助其复位。但是这些报道不能为脱位方向提供可靠的证据。以脱位方向为标准的分型系统只能提示韧带受累，但是不能以此诊断韧带是否真的被撕裂。文献中报道了一些膝关节完全脱位，但经X线片或体格检查证实，其交叉韧带或侧副韧带仍然完好。

Schenck 等认为采用解剖系统分型将更有帮助。这是基于初诊时对韧带的物理检查或麻醉下体格检查结果。Ⅰ级膝关节脱位（KDⅠ）：一条交叉韧带完整，因为此时只有前交叉韧带或后交叉韧带撕裂。此时也可累及侧副韧带。最常见的Ⅰ级膝关节脱位是：损伤只累及前交叉韧带和后外侧角，而后交叉韧带完整。Ⅱ级膝关节脱位（KDⅡ）：很少见，双交叉韧带撕裂，而侧副韧带完好。此种情况常见于膝关节向前方或后方脱位。Ⅲ级膝关节脱位（KDⅢ）：常见，双交叉韧带撕裂，一条侧副韧带受累，"M"表示内侧，"L"表示外侧。因此，Ⅲ级膝关节脱位是双交叉韧带撕裂，同时后外侧角或外侧副韧带撕裂，此时损伤常累及腓神经。Ⅳ级膝关节脱位（KDⅣ）：四条韧带完全撕裂，膝关节极其不稳。此时，损伤可累及膝关节周围广泛软组织。Ⅴ级膝关节脱位（KDⅤ）：由 Wascher 等添加，除膝关节脱位外，还有股骨髁或胫骨平台骨折。在此解剖分型中，用"C"表示动脉损伤，用"N"表示神经损伤。例如，KDⅢLCN 表示双交叉韧带撕裂，一条外侧副韧带和后外侧角损伤，损伤同时累及腘动脉和腓神经。这种解剖系统非常有用，它能指导治疗韧带撕裂伤，从而适时安排修复或重建手术。文献中报道了一系列用此解剖系统进行损伤分级和治疗的病例。这些报道中，KDⅢ最常见，其中 KDⅢL 比 KDⅢM 更严重。这提示膝关节外侧副韧带和后外侧角损伤比内侧损伤严重。同时，这些报道发现 KDⅣ常发生在高能量车祸事故中，且远较其他损伤类型少见。

二、血管损伤

在轻微膝关节脱位的评价过程中，仔细的神经血管检查很重要。因为腘动脉是供应下肢的终末动脉，它出现损伤或血栓将会威胁下肢的存活。因为腘动脉固定在膝关节后部的近端和远端之间，所以膝关节脱位或骨折—脱位可能伤及此动脉。腘动脉的近端固定在收肌管（Hunter 管），远端被其终支和侧支所固定。因此，严重膝关节损伤时，此动脉极易受损。除非患者有外周血管疾病，一般膝关节周围无侧支循环，一旦腘动脉受损，可发生下肢远端缺血，甚至截肢。

在体格检查中，必须触诊并记录足背动脉和胫后动脉的搏动。如果触诊不到动脉搏动，即使足部温暖、毛细血管充盈良好，仍然认为不正常。若脉搏消失，则考虑血管急症。为降低截肢的风险，必须在 8 小时内恢复血液灌注。文献中有许多关于膝关节脱位导致肢体长时间缺血而截肢的报道。如果初步确诊为膝关节脱位，应该立刻通过纵向牵引实施手法复位，除非有征象提示需要切开复位，如"酒窝征"。如果复位后仍无足背脉搏，应立刻请血管外科会诊。血管脉搏消失不应去放射科做数字减影血管造影，因为这只会耽误治疗。如果需要的话，血管外科医生可在手术台上实施血管造影。若患者的脉搏减弱，但不威胁肢体，则可去放射科做血管造影，以确诊是否为不完全动脉阻塞，如内膜撕裂，虽然过去不认为这种疾病为良性。相对动脉压力有助于评估下肢血管。可用手提多普勒超声仪和袖带血压计评价踝肱指数（ABI），也称动脉血压指数（API）。测量肱动脉收缩压作为该指数的分子。在踝部测量足背动脉收缩压和胫后动脉收缩压，较大者作为该指数的分母。结果用小数来表达，ABI≥1.0 表示正常；ABI＜0.9 提示动脉损伤，需要立刻检查。

膝关节脱位并发动脉损伤的概率仍然未知。文献中报道，此概率高达64%，但这可能低估了实际发生率。膝过伸牵拉腘动脉可造成动脉损伤，Green 和 Allen 报道，膝关节脱位并发动脉损伤也可发生于膝关节后脱位。这些动脉损伤通常无法通过体格检查发现。问题是患者的血管内膜撕裂或部分动脉损伤可延迟发生。这类患者，初始检查可能正常，但随后出现血栓并堵塞整条动脉。这种情况的发生概率还有争议，目前文献也没有回答是否需要常规进行血管造影，还是只为特殊患者检查血管内膜损伤。有报道，即使出现血管内膜瓣撕裂，非手术治疗也常有效，且与常规仔细血管检查相比，血管造影在防止缺血发生方面价值不大。

研究显示，初始血管检查正常时，这一系列检查有助于排除严重动脉损伤。另外，血管造影术也有并发症，且价格高。因此，许多学者认为，膝关节脱位后不应常规做此检查。然而问题是，动脉损伤一旦漏诊，后果严重。因此，特殊情况下骨科医生仍要考虑隐蔽损伤的可能性，这种损伤可导致缺血延迟发生。如果出现问题，漏诊导致的并发症要比血管造影术的并发症严重，因此，建议立刻请血管外科会诊，考虑是否做血管造影术。神经血管检查和踝肱指数都正常时，若远端肢体无变化，则不做血管造影术。但患者应住院观察至少24小时。在此期间，至少每4小时由经验丰富的医生做1次神经血管检查，以及时发现血管损伤。

三、神经损伤

进行神经功能检查时要重点检查腓神经。检查腓神经时，需要患者配合，在抗阻力下进行背屈踝关节和足趾（腓深神经），以及外翻踝关节（腓浅神经）。第一、第二足趾之间的足背皮肤感觉减退或消失（腓深神经），或其余足背皮肤感觉减退或消失（腓浅神经）提示腓神经损伤。

文献报道，膝关节脱位后神经损伤的概率高达40%。因为腓神经绕腓骨头，且位置浅表，所以膝关节外侧或后外侧角损伤时最易伤及腓神经。腓神经损伤的预后较差，即使神经结构完整，完全性腓神经麻痹患者恢复概率也只有50%。

对于膝关节损伤严重的患者，即使未伤及血管，也要考虑小腿骨筋膜室综合征的可能性。这是神经血管检查呈阴性的患者住院的另一个理由。下肢软组织损伤与膝关节损伤失血过多都能导致小腿肌间隔压力增加。如果出现神经损伤所致的感觉异常，应高度警惕骨筋膜室综合征。血管损伤且缺血时间较长（＞3小时）的患者，即使通过手术修复血管，恢复了下肢血流灌注，也可能发生缺血再灌注损伤。因此，修复血管时，应切开下肢四个筋膜室进行减压，以防止发生骨筋膜室综合征。

四、治疗

如果患者膝关节多条韧带受到损伤，要考虑以下问题。最重要的是，患者是否有威胁生命和肢体的损伤，包括同侧腘动脉损伤，以及需要立刻复位的持续脱位。如果有，则根据高级创伤生命支持计划（ATLS）对患者进行评估和复苏。同时反复进行神经血管检查。前面已经讨论了血管损伤，以及在肢体缺血时间过长和发生再灌注损伤的情况下，迅速诊断并行筋膜切开术的必要性。如果患者就诊时膝关节脱位明显且无"酒窝征"，若病情允许，可静脉给予镇静剂行纵向牵引。如果此时复位困难，只要病情允许，应该去手术室麻醉下进行复位（可能需要切开复位）。除撕裂的关节囊卡压股骨髁外，闭合复位失败的因素还有半月板错位和骨软骨骨折。

一旦确诊膝关节脱位，无论是明显的脱位，还是关节明显不稳定、至少两条主要韧带断裂的隐蔽性脱位，必须确定保守治疗还是手术治疗，以及手术时间。因为膝关节脱位非常少见，膝关节损伤中其概率不足1%，所以一定要有足够的证据支持诊断。有些学者认为非手术治疗效果最好，而有些学者则持相反观点。这类损伤的病情各不相同，从而产生了不同的观点，且因少见而缺少对比研究。传统上采用非手术疗法治疗膝关节脱位，许多患者最终能恢复膝关节功能，也很稳定。然而，有学者认为，手术治疗累及多条韧带的膝关节损伤的效果优于非手术疗法。但即使一致赞成手术治疗的病例仍然有许多问题等待解决。例如，应该在损伤后多长时间安排手术？哪些结构可不手术而愈合？哪些结构应该修复？哪些结构需要重建而不是直接缝合？由于现在关于这一问题的文献观点各不相同，还没有确定一致认可的"护理标准"。因此，下面的治疗准则是建立在解剖和膝关节韧带愈合潜能的基础上的。当然，医生的个人经验也很重要。

常发生在运动和其他活动中的低速度膝关节脱位不同于高能量所致的脱位。许多外科医生主张急诊修复损坏结构，但关节纤维化发生率较高。也有医生认为适当牺牲一点屈膝功能来稳定膝关节是可以接受的。如果患者身体条件不允许早期治疗，可推迟重建手术，因为立刻手术短期关节僵硬的风险可能较大。

（侯　斌）

第三节　半月板损伤

纤维软骨性质的半月板对保持膝关节正常功能极为重要。当半月板断裂时，膝关节运动机制就会发生异常，随后导致膝关节逐渐退化和关节软骨的缺损。早期认为半月板对关节功能不重要，通常经关节切开术将其完全摘除。现在知道半月板在关节内有许多重要功能，包括负重、缓冲震动、润滑关节，以及稳定关节等。半月板也可反馈膝关节的本体感觉，所以现在普遍认为应该尽可能保护半月板，但是当半月板撕裂时，只能摘除一部分。影响半月板成功修复的主要因素是半月板血管较少，愈合潜能较差。研究显示，内侧半月板只有外周23%的面积有血供，而外侧半月板的血供面积不到25%。因此，如果血供部位外侧受到撕裂，则修复后的半月板的愈合能力将明显降低。提高半月板血供部位的愈合能力非常重要。

一、半月板的功能

伸膝时，约50%的负重通过半月板向下传递，而屈膝时，此比例将高达90%。摘除半月板内侧1/3后，膝关节的接触应力将增加65%。因此，关节软骨的缺损将导致骨关节炎，哪怕只切除损伤半月板的一小部分。另外，半月板有一种逐渐退化的倾向，现在还不知道原因，但是正是由于这种退行性变化才导致半月板极易撕裂。对于半月板退行性撕裂，大部分患者无特殊病史。创伤性撕裂则不同，此时患者能够描述受伤的时间和机制。可以是单纯半月板撕裂，也可合并其他损伤，如膝关节脱位或韧带损伤。退行性撕裂同样发生于老年人，通常不能自行修复愈合。年轻患者的创伤性撕裂一般可以修复，但手术前应该考虑许多因素。大多数半月板撕裂患者有膝关节机械症状和疼痛。如果撕裂的半月板活动度较大，通常患者描述有关节交锁，但是退行性撕裂的患者通常只有屈膝和旋转活动时才出现疼痛。然而许多半月板撕裂的患者只有疼痛而没有机械症状，这种情况也常发生于退行性撕裂者。

二、诊断

半月板损伤的急性诊断需要全面回顾病史和体格检查。

进行半月板挤压试验时，半月板撕裂患者通常会轻抚关节间隙并有疼痛感。对膝关节同时施加轴向压力和旋转应力时，通常能引出疼痛和机械症状。常用的半月板挤压试验如下。①McMurray 试验：膝关节从过屈位回到伸直位的过程中，使胫骨内旋和外旋。在此过程中，常出现关节右侧疼痛或者机械症状，例如交锁声、咔哒声或撞击声。②Apley 试验：患者俯卧，屈膝 90°，内外旋小腿，同时纵向挤压。如果有半月板撕裂，此试验常能引出症状，但是一定要保证不出现髋部或脊柱疼痛。③使患者蹲下并走"鸭步"，此试验可能引出半月板病理症状。进行体格检查时，必须同时检查膝关节韧带损伤和稳定性，但是对于退行性半月板撕裂患者不常用，除非是已知有前交叉韧带慢性损伤。然而，急性膝关节韧带损伤患者同时伴半月板撕裂的概率可达 50% 以上。偶尔患者会出现间歇性关节交锁。此症状提示半月板撕裂并错位，具体情况取决于撕裂的位置和形态，常需要修补。检查韧带过程中发现关节不稳可能会改变半月板撕裂的治疗，因为它是影响半月板修复和愈合的重要影响因素。

某些情况下可能出现类似于半月板撕裂的膝关节症状，此时要注意鉴别。很可能是由于软骨或骨软骨骨折块造成的关节软骨病理征。髌股病理征也类似于半月板损伤，仔细检查髌股关节常能发现。滑膜性疾病如色素绒毛结节性滑膜炎，或者结晶性关节病如痛风或假性痛风，可类似于半月板病理征，所以一定要拍膝关节平片。伸膝和屈膝负重位片、侧位片、髌股位片都应该拍摄，以排除退行性关节疾病，并可观察关节对线情况，排除其他关节异常。如果病史明确，体格检查症状与半月板撕裂相符，则不必做 MRI 协助诊断。尽管 MRI 有助于诊断其他损伤，且诊断半月板撕裂的精确度达 91% ~95%。若患者有可用非手术治疗的韧带损伤或膝关节其他损伤，此时做 MRI 大有益处。如果 MRI 发现半月板撕裂伤，可能需要关节镜下切除或修复撕裂的半月板，尽管此时关节其他损伤可保守治疗。如果 MRI 显示半月板可被修复，孤立性韧带损伤的治疗方案可能会改变，如前交叉韧带。此时，很可能需要重建前交叉韧带来保护修复的半月板。如果患者不希望重建韧带，此时也不应该修复半月板，因为此时修复失败的概率很高。MRI 可以明确显示关节内病理状况，有助于医生和患者选择治疗方案，以及预先评价手术效果。

与 MRI 相比，传统的关节成像方法价值很小。可在各种选择的情况下进行关节磁共振成像，但大多数医生认为没必要，除非是在半月板修复或部分切除术后评价再撕裂的可能性。MRI 的优点是无创，对患者无放射性，并且灵敏度和特异度都很高。

三、半月板撕裂的治疗

无机械症状的退行性半月板撕裂通常采用非手术治疗。通过非甾体抗炎药通常能很好地控制病情，如关节内注射药物，通过理疗改善关节运动和肌力。并不是所有的有症状性半月板撕裂患者都需要手术治疗，因为很多人在受伤后 4 ~6 周会自行恢复。如果经保守治疗后仍然有症状，或者在日常活动时仍然有疼痛，则应该考虑手术修复。

是否手术修复半月板撕裂取决于多种因素。撕裂部位与半月板血供的关系以及撕裂的形态，是决定实施关节镜半月板部分切除术还是修补术的两个最主要因素。半月板撕裂有多种形态，最常见的是纵行撕裂，常见于前交叉韧带损伤后，也可见于年轻人未累及交叉韧带的孤立性膝关节损伤。如果撕裂部位位于外周1/3或中1/3，则可修复，据文献报道，如果重建同时受损的前、后交叉韧带则效果更佳。很可能需要关节镜部分切除的撕裂形态有放射状撕裂或"鸟嘴状"撕裂，这种撕裂形态起始于血供较少的半月板游离缘。横行撕裂血供也较差，此时很可能需要部分切除。复杂性半月板撕裂可能有多个损伤平面，这时最好也用关节镜半月板部分切除术。

描述半月板撕裂部位和修复可能性的常见方法是，从前向后将半月板平均分成前、中、后3部分。也可从外周向中间将半月板分成外周、中部、内部3部分，内部包括游离缘。半月板的血液供应从外周到内部逐渐减少。关节镜探查发现的长度大于1 cm的半月板纵行撕裂应该尽可能复位并修复。位于半月板关节囊交界处的撕裂伤，半月板侧和关节囊侧的血供都很好，此处愈合潜力最好，称为红—红撕裂。红—白撕裂伤的血供来自半月板后侧边，但是中部大部分是有血供的。因为外侧的血管可以发出纤维管长入，所以这些撕裂伤仍然可以修复。累及中1/3和内1/3的撕裂伤称为白—白撕裂，因为此处血供极少。修补后愈合率较低。半月板严重缺损的患者组织退化和关节软骨缺损发生较早。因此，严重半月板白—白撕裂的年轻患者仍然考虑进行修补，尤其是需重建韧带的患者，这可能需要纤维凝块、骨髓等刺激物，或其他生长因子来促进愈合。年轻患者发生较大的延伸到半月板关节囊交界处的放射状撕裂伤口也要考虑修复。如果不处理这类损伤，就相当于半月板完全切除。对于特殊患者，即使是半月板外侧放射状撕裂也要考虑修补，因为此处的愈合能力比内侧好。

受伤时间和年龄也影响修复后的愈合。一项研究显示，伤后19周内进行的修复愈合更好，但是这不意味着慢性撕裂伤不能够修复。同时也要考虑患者的年龄。因为老年患者半月板愈合能力较差。对于骨骼未发育成熟的患者，需等骨骼成熟后再将前交叉韧带重建在宽阔的生长板上，也应该同时修复半月板。

半月板修复技术有多种。在过去，"金标准"是后内侧或后外侧切口缝合修补，这样缝线可以系在关节囊上。试验研究显示，穿半月板上下面的垂直缝线提供的牵拉力最强。但是，还不清楚此方法的愈合率，近来关节镜技术使用的是多种内置物和缝合器械都得到进一步发展。每一种方法都有其弊益，但是如果正确使用关节镜技术，其优点更明显。这种技术不需附加切口，与切开手术相比其所需时间更短。伸直可以将缝合器械置于关节后部，如果正确使用，则神经、血管损伤的风险更小。但是，即使使用关节镜技术，也要遵循半月板修补的基本原则。必须去除不能修复的损毁半月板组织，除修补技术之外，也要处理半月板撕裂面产生的磨损和刺激滑膜的后关节囊以及血管再生等问题。随着纤维蛋白凝块、生长因子甚至基因技术的应用，半月板愈合率将会增加。

关节镜部分半月板切除术并发症少，恢复快，与半月板修复相比此方法能较早进行活动。

关于半月板修补术后恢复的文献显示，该技术与多韧带重建面临的问题类似。现在还没有哪种方案能够提高半月板的愈合率。因为每名医生的方案都不相同，所以两两比较得不出理想结论。大多数医生认为，单纯半月板修补术后应该避免膝关节过屈和负重，但这并不普遍适用。如果半月板修补的同时也进行韧带重建，那么恢复计划应该遵循韧带重建恢复计划。即使单纯半月板修补术，患者也不应该在术后6周内进行运动。半月板切除术后2周患者就可以进行各种活动，而与半月板切除术相比，这种手术的恢复期更长。如同其他疾病的恢复方案，需要做更多的工作来阐明半月板愈合的最佳方案。如果术后患者不能约束自己的活动或者不能承受由于修复失败将来再次手术的风险，就不应该做这种手术。手术前要与患者沟通，使其了解并同意术后康复计划。否则术后会引起医患问题。

总之，关节镜部分半月板切除术可去除症状，使患者在相对短的时间内重获活动能力。然而，从长远来看，半月板切除可能对膝关节功能有害，可能加速退行性。因此，采用新技术修补半月板，提高愈合率应该成为医生选择手术患者的目标。

（侯　斌）

第八章

踝关节损伤

第一节　距骨骨折

一、概述

距骨一直被视为"足部的万向接头"，其上部与远端胫骨及远端腓骨组成踝关节，下部与跟骨组成距下关节，前方与舟骨组成距舟关节。即使是轻微的对位不齐，尤其是距骨颈内翻畸形以及关节周围运动的丧失，都会导致足部功能较差。

距骨骨折并不常见，在身体各部位骨折中，其占 0.85%~1%，而且多来自类似高空坠落、交通车辆碰撞等高能量损伤。距骨骨折有 15%~20% 是开放性骨折，而且联合伤十分常见。根据原始骨折线，并结合软组织损伤严重度、骨折移位量、是否为粉碎性骨折以及关节软骨损伤，可将距骨骨折分为距骨体骨折、距骨颈骨折、距骨头骨折以及累及距骨后侧突与外侧突的周围骨折。然而，距骨各部分特有的解剖结构、承重功能以及骨折类型，要求我们对每种骨折要有个体化的处理方法。

（一）解剖

距骨是第二大跗骨，60% 以上的距骨表面覆盖有软骨。虽然距骨缺少直接的肌肉或肌腱附着，但它通过多条坚固的韧带以及多个关节囊牢固地与远端胫骨、远端腓骨以及足舟骨连接在一起。根据解剖结构，距骨可分为距骨体、距骨颈、距骨头以及周围突。

距骨体形似不规则四边形，其前部比后部宽，下方比上方宽。在背屈位，距骨与踝关节存在有关节一致性。距骨体的上关节面形似滑轮，中间有一个矢状位的浅沟。与轻微倾斜的关节外壁相比，关节内侧壁较为平直。距骨的外侧突几乎完全被关节软骨覆盖，它对距腓关节与距跟关节的关节面起着重要作用，而且它也是踝与距下关节外侧稳定韧带的附着点，包括距跟外侧韧带。后侧突包含有后内侧结节及后外侧结节，它们被跗长屈肌腱（FHL）沟分开。后外侧结节较大，而且其形状及大小也因人而异，其下关节面是距下关节的组成部分。在 3%~8% 的人群中，后外侧结节可以作为巨大的三角突（被称为 Stieda 突）而存在，也可以作为独立的附件骨（被称为附三角骨）而存在。对于急性骨折不要混淆这种正常的解剖变化。距骨体双面均为凹形，其与跟骨的后部相连。

距骨颈的角度平均为内侧 24°（范围 10°~44°）以及跖侧 24°（范围 5°~50°），而且距骨颈是少数没有关节软骨覆盖的部位之一，此处有血管通过，容易受到损伤。距骨颈外侧皮质在接近外侧突时变得凹陷而且外倾，而略微突起的内侧边缘则直接与距骨体后方相连。在距骨颈的下方有距跟骨间韧带附着，该韧带的前方有一横沟，该沟与跟骨上表面的相应沟相连从而形成跗骨管，以后，跗骨管增宽形成跗骨窦。距下关节的中部位于跗骨管的前方，并且与距骨颈相连。

距骨头相对于距骨体的纵轴向外侧旋转45°。距骨头覆盖有关节软骨，并与"足部髋臼"相连，"足部髋臼"由距舟关节、跳跃韧带（跟舟下韧带），以及距下关节前面汇集而成。

（二）血供

距骨表面有1/2以上覆盖有关节软骨，因此血管进入距骨的部位比较局限，主要位于距骨颈、距骨体内侧面以及后突。但是，距骨可以通过骨内与骨外相吻合的血管网得到很好的灌注。其血供主要来自胫后动脉、足背动脉（来自胫前动脉）以及腓骨穿动脉。距骨体的血供大部分依赖于足背动脉（来自胫后动脉及其分支）。胫后动脉的直接分支穿越组织到达后结节，进而供应后侧突。在跗骨管内，足背动脉与跗骨窦动脉在距骨颈最近端处相吻合，组成距骨的动脉轴干。跗骨窦动脉是腓骨穿动脉的一个分支，其供应距骨颈下方以及距骨体的外侧部位，包括外侧突。在距骨颈的背侧，足背动脉的直接分支（距骨内侧、外侧）以及距骨动脉提供距骨颈与距骨头背侧及内侧2/3的血供。除了有三角动脉以及胫后动脉的直接分支供血外，大部分距骨体通过距骨周围的血管吻合来获得血供。

距骨颈受到损伤，尤其是伴有距骨体脱位或者半脱位时，很容易破坏距骨体的重要血供，进而导致高发的距骨体缺血性坏死（AVN）。最易发生这一潜在并发症的部位是距骨体的前外侧部。一般而言，距骨的存活需要胫后动脉的完整血供。与年龄、损伤严重度等因素相比，距骨骨内血管吻合形式的变异性对距骨体缺血性坏死的发生及严重程度产生更大的影响。在手术暴露时，认真地对骨折进行处理以及轻柔的剥离软组织，对于使血流损害达到最小化起着关键作用。在施行内踝截骨术时，一定要注意保护好三角动脉，因为它经常是距骨颈移位骨折后唯一保留的血供。

损伤时的能量吸收（如骨折段粉碎、骨折移位）是影响AVN发生率的一个重要因素。除非出现脱位后不可手法复位、皮肤有感染风险、开放性创口以及明显的神经、血管损害，一般反对对距骨颈移位骨折或距骨体损伤即刻施行切开复位内固定。

（三）影像学检查

距骨颈或距骨体骨折通常通过踝关节X线平片进行诊断。仔细审阅距骨的正、侧位片，有助于最大限度地降低距骨颈无移位骨折的漏诊率。然而，对于距骨颈无移位的骨折有时需要借助CT才能作出诊断。足部3种方位的摄片能够明确距骨损伤及伴发的骨折。特殊方位的摄片如Canale及Broden法，能更加详细地提供距骨骨折的类型，并能帮助术中复位。Canale法是对距骨颈的正位投射，其对距骨内翻畸形的评估非常有用。Canale法的步骤：尽量跖屈踝关节，将足旋前15°以消除距骨与跟骨的重叠影，X线球管与水平线成75°夹角。Broden法的步骤：足部向内旋转45°，X线球管向头侧倾斜10°~40°连续摄片，直至获得距骨中或后关节面的精确成像。在术前及术后评估时，这些方法大多被CT取代。可应用1~2mm厚的冠状面、矢状面以及轴状面来创建二维重建图像，进而可以获得距骨骨折的三维情况。在制订手术计划时没有必要做三维重建图像，因为二维图像也能提供足后部及踝部的详细情况，从而进行诊断。在一些医院，术中可以应用可移动、机动化的 C 形臂 X 线机获得三维图像。

目前，MRI 不用于距骨骨折的诊断。MRI 检查主要在出现下述情况时使用：①距骨的软骨损伤；②伴发的软组织损伤；③距骨损伤后评估距骨体缺血性坏死以及血管再生。患者受伤后踝关节持续疼痛但没有明显的距骨骨折，MRI 检查也许能提供一些诊断依据。一些学者认为，需要进行 MRI 检查时，可在施行距骨骨折固定时辅用一些含有钛元素的内置物，以方便检查。

二、距骨颈骨折

距骨颈骨折相当少见（低于全身骨折的 1%），但约有 50% 的距骨骨折是常见的骨折类型。原则上说，距骨颈骨折属于关节外骨折。Inokuchi 等设计出一种有助于鉴别距骨颈骨折与距骨体骨折的摄片方法，鉴别依据是原始骨折线外侧端的位置跨过距骨颈处。他们将距骨颈骨折定义为骨折线起于距骨外侧突前面的一种骨折，因此，距骨颈骨折不包括距下关节的后部。然而，在临床实践中，当骨折碎片插入到距骨体时，就很难将二者鉴别出来。

在第一次世界大战期间，许多在空难中幸存下来的飞行员发生了距骨颈骨折，Anderson 在 1919 年将这种损伤称为"飞行员距骨"。他认为，这些骨折是由于足部受到极大的背屈力所致，该力在踝穴内胫骨前方撞击距骨颈从而导致该骨折。Peterson 等认为，当踝关节处于中立位时，由于距骨远程受到一个到达足底表面的轴向负荷而致距骨颈骨折。这些外力与小腿充分伸展、腓肠肌收缩时产生的力相似，这些情况多发生于交通事故中足踩踏板或者高空坠落时足部着地。有学者认为，撞击造成足后部内翻时，肌腱产生了一个旋后的力量，这样就可以解释距骨颈足背内侧常会出现骨折碎片以及伴有内踝骨折高发的原因。在背屈力的持续作用下，骨间韧带与后侧距骨关节囊破裂，从而导致距骨体向后半脱位或者全脱位，与此同时，还造成跟骨向前移位。当受到高能量创伤时，距骨体常常沿着三角韧带开始旋转，并在内踝后部与肌腱之间静止，在这个位置有造成神经血管损伤的危险。在多数情况下，三角韧带会被撕破，从而使距骨体完全脱出。除了上述受伤机制外，距骨颈骨折还可能由高能量损伤时发生的内翻、外翻、旋转或者直接撞击足背所致。20%~30% 的距骨颈骨折是开放性骨折，而且其伴发筋膜室综合征、足部、踝部以及脊柱损伤的发生率比较高。

（一）分类

有许多学者对不同的距骨颈骨折分类方法进行了描述。创伤骨科协会与 AO 组织也将距骨纳入骨折综合分类中，这一分类方法最初由 Maurice Muller 提出，主要用于长骨骨折的分类。Hawkins 分类法因其能简单、有效地指导临床治疗及进行预后评估，而被广泛用于距骨颈骨折分类。这种分类法主要依据骨折的 X 线表现。它根据距骨体与距骨颈骨折段的移位量、半脱位或全脱位的情况进行严重度分级，因此它能够帮助预测发生距骨体缺血性坏死的可能性。距骨颈骨折时，距骨体缺血性坏死的可能性在 5%~90%。Hawkins 分类法如下所述。

1. Ⅰ型

距骨颈骨折无移位，踝关节及距下关节完整。骨折线位于距骨颈下方，距下关节前部与中部之间，与侧面投照的 X 线束平行，但在平片中易于漏诊。Sangeorzan 等在试验中对距骨颈骨折进行常规的 X 线摄片检查，不能发现 2 mm 以内的移位。这时，需要借助 CT 进行明确的诊断。该型骨折距骨体缺血性坏死发生率小于 14%。

2. Ⅱ型

从轻微骨折移位伴有距下关节后部略微脱位到严重的骨折移位导致距下关节脱位均属于该类骨折。踝穴中的距骨体没有轴向移位。其距骨体缺血坏死的发生率为 20%~50%。

3. Ⅲ型

距骨体自踝关节与距下关节脱位，但距舟关节保持完整。距骨体常向后内方脱出，因此，胫骨神经血管束有受伤的危险，皮肤也可被移位的骨折段刺破。这型骨折 40%~60% 为开放性骨折，常伴有神经、血管损伤。通常，踝部前外侧的皮肤会失去张力。移位的距骨体骨折段很少在后内侧形成开放性创口。需要注意的是，在这些患者中，三角动脉分支常是唯一保留的供应距骨体的血管。距骨体缺血性坏死的发生率为 75%~100%。

4. Ⅳ型

Canale 与 Kelly 在 1978 年对 Hawkins 分类法进行了修改，增加了距骨颈骨折的第四种类型。除了包括有距骨体自踝关节与距下关节移位外，该型骨折还涉及距舟关节的半脱位或全脱位。该型骨折除了可能发生Ⅲ型骨折所有的并发症外，尚可造成血管破裂以及距骨头缺血性坏死。

（二）临床评价

距骨颈骨折的患者会出现疼痛、踝关节及足后部肿胀，大多曾有高空坠落或交通事故受伤史。造成极度坚硬的距骨发生骨折，需要有极大的力量，所以这些患者大多是多发伤，需要根据 ATLS 原则对他们进行一个总的手术创伤评估。据报道，58%~86% 的患者伴有远处骨折，因此需要对患者的脊柱以及同侧、对侧肢体进行仔细的检查。有学者对 100 例患者的（有 102 处距骨颈骨折）进行的调查显示，44 例患者有同侧足、踝损伤，26 例患者有对侧足、踝损伤。最常见的联合伤是内踝骨折，高达 25%。

细致的足部检查必须包括对其周围软组织进行评估并详细记录神经血管状况。即使骨折不伴有严重移位，也可能会出现明显的水肿。当距骨体向后移位时，可以看到足趾固定于屈曲位，从而导致跨长屈肌腱处于弓弦状态。在骨折水平处或移位距骨体后部的上方可能会有皮肤开裂，这就提示需施行急症手术。然而，如果有明显的软组织水肿，上述情况就会变得模糊，因而需要进行细心地触诊以便发现皮下移位的骨折片段。皮肤变苍白以及延迟的毛细血管再灌注是急性缺血的标志，同时也提示要对骨折进行复位以防止皮肤脱落以及继发感染。

14%~27% 的距骨颈骨折以及 50% 以上的距骨颈Ⅲ型骨折是开放性骨折。报道称这类损伤感染发生率高达 40%，并会引起其他严重后果尤其是距骨体缺血性坏死，所以对其要积极进行冲洗和清创治疗。距骨体或整个距骨很少完全脱出缺乏软组织附着的皮肤，但当有较大的骨折段脱出时，应对其加以保护以便为后期的重建手术提供更多的选择。

虽然距骨体向后移位，但它很少累及胫骨后部的神经、血管。然而，足极端位置受到此种损伤常导致Ⅲ、Ⅳ型骨折以及距骨体脱位，并会对神经、血管结构有损伤的风险。

（三）治疗

距骨颈骨折治疗的目标主要是解剖复位，保护运动功能，保持关节稳定性以及最大限度地减少感染、骨折不愈合、骨折畸形愈合、创伤性关节炎以及距骨体缺血性坏死等并发症。

1. 闭合治疗

只适用于 CT 检查证实的无移位的 I 型骨折。在这种情况下，需要4~6周的非负重石膏制动，然后是4~6周保护下负重，直至 X 线检查和临床体格检查提示骨折愈合。对于无移位或移位较小（<1 mm）的距骨颈骨折，闭合治疗只是内固定之前的临时制动措施，或者是一些不适宜手术或有手术禁忌证患者的治疗措施，例如老年患者，卧床患者或手术风险较大者。

对有移位的距骨颈骨折进行闭合复位，可减轻脱位的程度或短期降低软组织张力。必须对足前部进行牵引，然后跖屈，最后恢复其在矢状面的对位。随后，为了复位距下关节，应牵引足跟，并根据移位的方向决定内翻或外翻。如果距骨体从胫距关节脱位，闭合复位很少成功。然而，如果脱位距骨体骨折段后内方的皮肤开裂，应推迟手术，这种情况下，在跟骨管放置一根牵引针可以方便手术处理。如果在前方经皮肤对距骨体施加压力，然后屈膝90°使腓肠肌充分放松，就可以使足跟受到牵引并外翻，从而方便打开距下和踝关节。尽管这种处理可以获得满意的复位（由 CT 证实），但踝关节需要跖屈才能维持这种对位。这种位置的长期制动将会导致马蹄足畸形，所以建议对其进行手术治疗以促进早期活动及功能复位。

过去一些学者认为，小于5°的成角或者5 mm 以内的移位都可用闭合复位的方法治疗，但现在学者们认为，最好只对能够解剖复位的骨折进行闭合复位。即使距骨骨折轻微移位，也可能会改变距下关节的生物接触以及足后部的运动，而这些都是创伤性距下关节炎的致病因素。Sangeorzan 等研究发现，2 mm 的骨折移位将导致最大接触负荷以及距骨和跟骨间的承载显著改变。足背内侧及内翻移位将会对足部产生很大影响，这两种畸形也是距骨颈骨折畸形愈合的常见类型。研究发现，距骨颈内翻畸形将会显著降低距下关节的运动，并会导致足跟内翻，足前部内收畸形。

2. 经皮固定（Hawkins I 型）

适用于无移位或已解剖复位的距骨颈骨折。然而这种治疗方法假定骨折面不存在粉碎性骨折，因为粉碎性骨折在经皮加压螺钉固定时可能会导致碰撞畸形。

经皮内固定可以于患者仰卧位时行前侧入路或者患者俯卧位或侧卧位时行后侧入路。有实验证实，后前联合入路能够对距骨颈骨折提供最坚固的固定。后侧入路的缺点是不方便对骨折线进行观察而且进入距下关节受限。患者侧卧位时，骨科医师可以旋转小腿从而利于骨折观察，必要时还可对距下关节进行清创。

为了提高对骨折的观察及精确放置螺钉的效果，建议经后外侧入路施行后前联合入路螺钉固定术。而且，这种入路能够避免神经、血管或跛长屈肌腱损伤。这种入路，在深部分离腓动脉及跟腱时有损伤腓动脉及其分支的风险。

跛长屈肌腱向内侧回缩（这样可以保护后内侧的神经、血管），可以安全地暴露距骨后侧突。施行坚固螺钉固定时，为了在术中维持复位并避免骨折移位，可以在放置螺钉之前在骨折处先暂时置入两根平行的克氏针。良好复位后，可将螺钉沿克氏针孔置入。螺钉的置入点必须在荧光镜的控制下仔细确定。如果置入点太远，很容易穿入距下关节的后关节面，如果太近，在跖屈位时，螺钉头会碰撞胫骨远端的后部，从而会导致疼痛或运动受限。为了减少内置物对足部的刺激，较小的内固定物比较合适，一般来说，2.7~4.0 mm 的皮质螺钉较理想。螺钉螺纹虽然很浅，但螺柱很大螺纹又多，因而螺纹的总表面积很大，所以置入小腿后，其可对距骨皮质骨产生理想的加压力量。因为螺钉的螺纹较多，所以在固定之前应预先打好引导孔。在置入第一枚螺钉时，至少要保持 1 枚克氏针以防止螺钉置入时产生的扭转。可以选用 3.5 mm 或 4 mm 的空心螺钉，虽然空心螺钉可以减少钉子置入时对足部产生的撞击，但与相同大小的实心螺钉相比，它们不能提供同等的固定力量。不管选择何种螺钉，建议在放置内固定物时应在影像学的引导下进行，以避免距下关节的摆动。正位片及 Canale 片能够帮助控制螺钉在距骨头的定位以及核查是否纠正距骨颈对位不齐。

距骨颈骨折无移位时，与后入路相比，前入路经皮固定也许对技术的要求较低并且较为安全，在距骨头远端的内侧与外侧切开一个较小的切口即可。从两侧每一边置入一枚螺钉的固定效果较好，但也可以考虑在一侧置入两枚平行的螺钉。螺钉应垂直于骨折面置入，以防止加压螺钉时会使对侧的骨折裂隙增大。螺钉头必须埋在距骨头的软骨下，以避免妨碍距舟关节。避免螺钉头埋入过深，因为这会降低螺钉固定的稳固性。可以选择不带头的螺钉，这样螺钉就不会埋入过深。距骨颈近端骨折位于距骨颈外侧的近侧，而距骨颈外侧骨相当坚硬，因此它能为置入的外侧内固定物提供理想的固定点。与后侧入路相比，前侧入路的优点是：骨科医师可以更清楚地观察骨折情况，以明确是移位骨折还是粉碎性骨折。

3. 切开复位（Hawkins Ⅱ ~ Ⅳ型）

移位的距骨颈骨折大多需要切开复位坚强内固定。虽然缺乏足够的证据，但过去学者们一直建议对这些骨折应尽力进行临时治疗（6~8 小时内），以使发生缺血性坏死的风险最小化。治疗上一般是通过骨内融合术和手术减压来限制距骨进一步的缺血损伤并重建距骨体血流。然而，一些学者对上述紧急处理产生了疑问。一项对 89 名创伤专家的调查显示：大多数的距骨颈移位骨折，其理想的治疗可以在受伤 8 小时后实施。对接受 ORIF 治疗的距骨颈骨折患者进行的一项临床回顾性研究显示，这些患者手术时间与发生 AVN 的关系证实了上述观点的正确。笔者发现，AVN、骨折愈合率及治疗后的总体结果多与损伤的严重程度有关。损伤的严重程度主要取决于是否移位、是否为粉碎性骨折、软组织的损伤程度（开放性骨折）和手术复位的质量。

距骨颈骨折伴有以下情况时均属于骨科急症：①脱位难以复位；②难以处理比较紧张的软组织覆盖或皮肤可能坏死；③筋膜室综合征；④神经、血管受损；⑤开放性损伤。紧急治疗包括对伴有脱位的骨折进行复位，对周围的软组织进行减压，对开放性损伤进行清创及考虑有筋膜室综合征时施行筋膜切开术。暴露的关节在重新定位前应进行评估和清创，否则，关节进行重新定位时视野会比较模糊。如果需要对筋膜室进行减压，那么在选择手术入路时必须考虑到能够对骨折进行最终固定。距骨体挤压或距骨骨折块较大的处理仍有争议。以前，虽然建议行距骨部分或全切术以预防感染，但有报道称在对挤压的骨折片或创口进行彻底的清创后，感染的发生率为 7.4%~10.5%。我们建议，在能够满足手术清创及骨折满意复位的需要下尽可能保留较大的骨折块。按急诊骨折护理基本原则处理后，如有需要或患者不能承受进一步的手术干预，则可以通过克氏针或外固定器对骨折进行临时固定。伴有软组织严重水肿的病例，建议对其延迟外科固定以降低皮肤坏死、创口裂开及感染的风险，有报道称如果对其进行急诊治疗，上述危险的发生率接近。

距骨颈有移位或者粉碎性骨折的闭合整复通常难以实施。事实上，这些类型的骨折（Hawkins Ⅱ ~ Ⅳ型）常需要两个切口以进行整复。手术入路取决于骨折的类型及软组织状况。通常使用的手术入路有内侧入路（无论是否联合内踝截骨）、前外侧入路、后内侧入路及联合入路 4 种。很少情况下，如果需要经后外侧显露距骨体，则可以施行 Hansen 描述的腓骨截骨或开窗术。

如果距骨体未能完全显露，内侧切口需要联合前外侧纵行切口或者跗骨窦弧形切口（Ollier 切口）。患者最好仰卧在透 X 线的手术台上，在同侧臀下放置一个垫子以使足部的两侧能够同时显露。内侧切口能够显露胫距关节的内侧、跟距关节内侧关节面和距舟关节。切口起于内踝最高点，沿足部内侧缘延长到舟楔联合关节。深入内侧支持带，在该处将胫后肌牵向下方，将隐静脉与胫前肌拉向背侧，锐性分离并进入距骨颈内侧。应注意保留背侧和跖侧的距骨颈周围的关节囊，因为它们能为距骨提供重要的血供，尤其是跗骨管或者三角韧带的血供被破坏后。经过内踝延长切口可以扩大暴露范围。联合内踝截骨可以进一步暴露距骨，而且不会破坏进入距骨顶内侧的三角动脉。

在截骨之前，内踝预先以 2 mm 钻头钻孔，连续的攻螺纹，然后将两枚 4 mm 直径的松质骨螺钉部分插入，随后将该螺钉去除。经过屈肌支持带切口牵拉胫后肌，其可在内踝后缘受到保护。先用薄的锯片呈 45°角截骨，锯到踝穴肩部但不要穿过软骨下骨，用骨刀逐步完成截骨，使软骨边缘呈不规则锯齿状，以便内踝复位时能够准确对合固定并促进解剖对线。距骨颈骨折后进行内踝截骨并无科学根据，但距骨体骨折时可以进行内踝截骨，因为单独行关节切开术不能很好地暴露距骨。

发生在距骨外侧的距骨颈骨折通常比内侧骨折容易处理，因为骨没有受到牵拉。前外侧纵行切口或弧形切口（改良的 Ollier 切口）能够较好地显露距骨颈外侧骨折。注意保护外侧入路跖面的腓肠神经和腓骨肌腱以及背面的腓浅神经外侧分支。纵行切口起于踝关节沿第三腓骨肌至跗骨窦上方，转向远侧延伸到足中部水平。

根据骨折的类型，切口可以选择在距骨颈的高位（背面）或者低位（跖面）。在进行深部分离时，伸肌下支持带被分离（关闭切口时需修复该韧带以防止伸肌张力过大）而且趾短伸肌可能会向远侧及跖面回缩。对于简单的骨折，一个较小（2~3 cm）的切口就足够确认距骨颈是否复位。但是，在严重损伤的病例，应延长切口以暴露距骨体前外侧关节面和距下关节的后关节面以及距舟关节的外侧。胫距关节可向近侧延长切口来暴露，从这个入路可以清除距下关节内的碎骨屑，这些骨软骨碎屑在跗骨窦及跗骨管的前上方，这样可以避免血管被推移。有时，为了更好地暴露距骨颈外侧，可以"Z"字形切断第三腓骨肌，随后再修复。解剖复位常需要通过内、外侧两种入路才能完成。在解剖复位时，应预先考虑到这些操作常会导致内侧出现裂隙和粉碎骨屑。尽管距骨颈内侧出现粉碎，但通过外侧入路来进行暴露并拍 Canale 位片可以核实是否达到解剖复位。可能需要局部骨移植（来自跟骨或胫骨）来填充距骨颈内侧的骨缺损。粉碎的距骨颈内侧骨折，如用加压螺钉进行内侧纵行固定可能会导致内翻畸形。建议用轴向定位螺钉或薄钢板来稳定距骨颈内侧粉碎性骨折。

Hawkins Ⅲ 型或 Ⅳ 型距骨颈骨折的距骨体再定位非常困难，因为趾长屈肌腱（FDL）、踇长屈肌腱（FHL）、胫后肌腱阻碍距骨体的显露。距骨体常被困在载距突的后内方。然而，必须通过闭合处理方法整复踝穴内的距骨体。如果距骨体需要进行切开复位，可将一个垫子置于对侧臀下以利于受伤的踝与足部后内侧的显露。距骨体整复完后，将垫子置于同侧臀下以利于固定期间显露内侧及外侧。这种复位需在消除脱位所致的间隙后才能进行，并且需在透 X 线的手术台上进行并使用"C"形臂 X 线机，否则一旦距骨体重新占据了脱位所致的间隙，那么该区域的视野将会受到影响。在这种情况下，股骨的牵引或者外固定支架可以作为辅助的工具，可从内侧将这些器械固定在胫骨干和跟骨的钉上。在施行这些处理之前，患者要尽量放松并要屈膝以使腓肠肌放松。如果这种技术进行闭合复位失败，则应通过后内侧切口暴露移位的距骨体。

通常情况下，邻近钳闭的距骨片段的皮肤比较紧张而且常会受到移位距骨体的推压。建议松开止血带之前在多普勒超声的帮助下使胫后动脉局限化，并在暴露之前标记好它的位置。在经后内侧入路进行距骨体复位时，必须使血管束向前方回缩以保护到距骨的血供。

距骨体暴露以后，用 2~2.5 mm 的克氏针或 4 mm 坎兹针（Schanz 针）将骨折片段临时固定于解剖位置。很少情况下，需要进行内踝截骨以整复距骨体。即使距骨脱出，到达距骨体内侧的三角动脉血供常是完整的。保留好这些三角动脉血管不仅有利于距骨体的血管形成，还可能避免在将来施行关节融合术。使用一个肩钩（像肩外科用的锥子）和头灯有利于暴露和骨折复位。肩钩比传统运用的较薄的齿状镐造成的骨折碎裂更少。

距骨体后侧复位后，通过内、外侧入路整复骨折并用克氏针临时固定。距骨轻微粉碎性骨折可用几枚拉力螺钉牢固固定。这些螺钉可以通过任何切口之间的联合放入，但是，不通过骨折位置较为理想。粉碎较明显的骨折，应避免使用该技术，因为它可能会对骨折位置产生加压从而使距骨颈倾斜伸展及内翻。虽然外侧也可能为粉碎性骨折，但粉碎常常会影响内侧。大多数的距骨颈内侧粉碎性骨折，通过距骨肩外侧进入可以使骨折精确复位。距骨没有粉碎的一侧应用拉力螺钉固定，而粉碎的区域应用定位螺钉（非拉力螺钉）或薄钢板进行固定。

作者倾向于使用可以跨越距骨颈骨折粉碎部分的中和钢板，可以将它安放在距骨颈的内侧、外侧或者双侧。2 mm 或 2.4 mm 厚的角钢板、直钢板或 T 形钢板都能够达到理想的固定目的。与轴向螺钉固定相比，钢板固定并没有显示出生物力学优势，但是钢板固定可以维持距骨的长度、骨折的对线和防止旋转。虽然安放在距骨颈任意一侧的钢板较薄，但它比较坚硬。在末端放置一枚螺钉或一个嵌塞刀片即可将钢板放在贴近距骨头软骨下（关节外）。

在侧方，钢板沿着距骨肩部到距骨外侧突边缘，然后插入剩余的螺钉。这一操作可以为自距骨体后方到距骨颈及距骨头前方的区域提供坚强的固定。固定在内侧，距骨颈相对比较平直，钢板同样可以安放在靠近距骨头并向近侧延伸到靠近内踝甚至更后方处。钢板非常薄，当需要桥接时，可以将其定位于距骨体内侧关节面的下方并到达内踝附近，同时使其位于深三角肌止点的上方，以免在术后撞击踝关节。然而，在放置内侧钢板术中应背屈、跖屈踝关节以保证钢板不与内踝邻接。

有学者建议在操作时应摄正位片、侧位片以及 Canale 位片，以证实距骨颈不内翻和放置的器械在牢固固定前能适当定位。通过这种入路对骨折进行固定能够适应早期活动时产生的应力，而且骨折不会发生移位。此外，放置钢板时不会牵拉软组织，理论上来讲，它也不会增加缺血性坏死的发生率。

距骨颈单侧或双侧放置钢板后，很少再需要进行辅助固定。钢板外的所有螺钉都必须尽量与骨折线垂直，这样利于紧密加压而不会使骨折移位。如果距骨颈外侧的骨折片裂开而与远端的骨折片相连，可用关节外的外侧螺钉固定。内侧螺钉穿过距骨颈部结节或沉入距舟关节内侧关节面可提供有力的固定。如果螺钉放置于距骨头关节缘的内侧，则可能会使该区域内质量较差的骨中断。虽然不锈钢器械很少牵拉软组织而且易于移除，但是如果计划术后行 MRI 检查以评估缺血性坏死的风险，则可以考虑使用钛金属植入物。

距骨颈骨折进行固定后，如出现持续的踝关节或距下关节不稳定则不正常。发现上述情况后，可以通过放置一枚 3. 175 mm（1/8 英寸）的斯氏针进行改善，该针应通过跟骨并穿过距下和胫距关节放置。如果 Hawkins Ⅳ 型骨折在固定之后存在有距舟关节持续的不稳定，则可用两枚 1.6 mm 的克氏针将该关节固定。这些临时稳定装置应保留 2 ~ 4 周，以辅助固定。也可将外固定器放置在胫骨至跟骨及足前部处，保留 2 ~ 4 周以确保术后瘢痕能够稳定。

距骨颈骨折移位并伴有距下关节严重粉碎时，应立刻考虑对距下关节施行早期有螺钉固定的关节融合术，同时对距骨骨折进行解剖固定。

4. 术后治疗

手术后，如果软组织肿胀较轻，切口需要逐层缝合。由于这种包括踝关节或足后部的骨折通常是典型的高能损伤，一旦放松了空气止血带，必须在半小时内在皮肤再灌注肿胀发生前关闭切口。如果创口周围软组织张力过大或皮肤严重受创，则不宜早期关闭切。5 ~ 7 天后延迟关闭切口或进行皮肤移植可以降低创口并发症及后期感染的发生率。在延迟关闭切口前可以用抗生素珠袋或真空辅助关闭装置（VAC）对创口进行暂时处理。

无论是早期关闭切口还是延迟关闭切口，都不能用血管钳钳夹创口或者切口周围的皮肤。缝合后，要用未剪断的（全长）消毒胶布保护切口，并进一步降低皮肤边缘的张力。消毒胶布不要用安息香处理，因为它可能会使皮肤的表皮与真皮分离，随后还可能会在切口线附近形成出血泡。使用消毒胶布可以在术后发生水肿时转移切口处的应力，同时可以使皮肤在胶布下方滑动，因此可以避免皮肤表皮与真皮之间的剪切损伤。创口关闭后，用厚实的绷带或后托将小腿与踝关节保持在中立位。可使用玻璃纤维石膏，在伤口渗漏时玻璃纤维会导致软组织泡软，但是石膏可消除切口或伤口处的渗血。Hemovac 引流或早期（3 ~ 5 天）更换敷料及调整夹板可以减少伤口渗漏带来的麻烦。

患者术后 2 周内禁止负重，以减轻伤口肿胀及预防其他并发症。缝线应在术毕 2 ~ 3 周拆除，随后，患者可以使用可移除的小腿前后石膏托固定，或者能够控制活动的踝部支架（CAM）或其他可以移动的制动器械进行锻炼。此时患者可以进行着地负重，伤口愈合到一定程度后，鼓励患者进行踝关节与足后部的主动活动功能锻炼。有时可能还需对患肢进行理疗以控制水肿。

手术 8 ~ 10 周后，X 线检查和临床检查都证明骨折符合临床愈合后患者才可负重。这一时间段与能显示距骨血供重建的第一个摄片信号一致。Hawkins 信号——即在踝关节踝穴片上提示距骨穹顶下方的软骨下发生失用性骨质疏松，它提示距骨血供重建，同时也是是否发生缺血性坏死的重要征兆。如有 Hawkins 信号即可开始部分负重。Canale 和 Kelly 从随访的 70 例距骨颈骨折中发现，有 Hawkins 信号的 23 例患者中仅有 1 例出现距骨缺血性坏死，而无 Hawkins 信号的 26 例中有 20 例发生坏死例。一旦在外科治疗 8 ~ 12 周内距骨骨折被 X 线检查证实愈合，患者将可以安全地逐渐完全负重。理论上讲，如果缺乏 Hawkins 信号，负重可能会导致距骨局部塌陷。但是，距骨有缺血风险部位的早期负重造成骨塌陷的资料仍不充分。此外，文献报道，患者的结果与是否发生距骨缺血性坏死的关系不大。即使有部分塌陷及轻微的关节病变，患者的功能也可能恢复较好。仅仅出现缺血性坏死并不能将其统统视为预后不良的征兆。相对来说，如有畸形、僵直或残留疼痛，将显著影响其功能恢复。

（四）结果

距骨颈骨折后的功能结果评估非常困难，主要是因为该类骨折比较少见，而且它常伴有下肢其他损伤或其他系统损伤。文献报道的回顾性研究大多基于对少数患者及其短期随访进行分析获得的结论。虽然缺乏前瞻性随机试验（Ⅰ及Ⅱ类），但已获得的数据显示及时的切开复位及坚强内固定可能会达到以下效果：功能结果良好，愈合率较高，畸形愈合率较低，缺血性坏死发生率较低，而且创伤后关节炎的发生率也较低。有报道显示，不伴有足后部或踝关节畸形或创伤后关节炎的患者，其距骨颈骨折行切开复位内固定治疗后，采用美国足踝外科协会后足评分标准（AOFAS）、踝关节炎评分标准（AOS）以及肌肉骨骼系统短期评估（SMFA）进行评分后，评分结果显示患者的功能结果恢复较好。相反，如果伴有畸形，则会出现痛苦及功能障碍症状，而且可能会较早地发展成关节炎。这项调查还显示，移位的距骨骨折在施行切开复位内固定术1年、2年、5年及10年后，需要行二次重建手术的概率分别为24%、32%、38%及48%。粉碎性骨折、Hawkins Ⅲ型和Ⅳ型以及伴有同侧肢体两处及两处以上损伤的患者，大多需行二次重建手术。最常见的二次手术是距下关节融合术或三维关节融合术。虽然有70%的患者能够回到工作中，但是有42%的患者诉有踝部疼痛，11%的患者需要镇痛，25%的患者需服非甾体抗炎药，38%的患者伴有患肢畸形，残疾的总体发生率为26%。

使用足部功能指数（FFI）和肌肉骨骼系统评估（MFA）方法可以分别对足与踝关节的功能及健康状况进行分析，Vallier等对距骨颈骨折的患者与未受伤的患者以及后足、踝关节或小腿受损的患者之间的比较发现，距骨颈骨折组患者的残疾率明显高于另外两组。粉碎性骨折对MFA评分与FFI评分都会产生不利影响。在这项研究中，虽然71%的患者重返工作岗位，但其中15%的患者因为损伤不得不更换工作。

（五）并发症

1. 创伤后关节炎

距骨颈骨折后导致足后部或踝关节（或两者均有）创伤后关节炎十分常见，而且它们是导致患者结果较差或患者需行二次重建手术的重要原因。创伤后关节炎的形成与软骨受损、复位不良或畸形愈合后继发的关节生物力学改变以及不得不延长的制动治疗有关。创伤后关节炎对距下关节的影响大于踝关节，而且它是距骨颈骨折后高发残性疼痛及功能障碍的重要原因。有报道称，移位距骨颈骨折后发生距下关节创伤性关节炎的概率为46%~78%。

距骨颈畸形愈合与距下关节炎之间的关系尚无临床证据。然而相关实验显示，距骨颈精确对位对恢复距下关节正常的生物力学特性、接触应力及活动范围十分重要。创伤后关节炎最好通过联合不同的技术进行治疗，包括支具固定、非甾体抗炎药、局部注射类固醇类药物、开放或关节镜清创及关节融合术。虽然距下关节融合术是距骨颈骨折后最常用的二次重建手术，但是除非胫距关节病变伴有距骨体缺血性坏死，否则因其导致的疼痛和功能障碍将显著低于踝关节融合术。

2. 缺血性坏死

在1970年，Hawkins报道了57例距骨颈骨折，缺血性坏死的发生率为53%；在1978年，Canale和Kelly报道了71例距骨颈骨折，缺血性坏死的发生率为52%。在Canale和Kelly的研究中，如果仅考虑距骨颈移位骨折的患者，则缺血性坏死的发生率达到63%。然而，对这些病例仔细分析后发现，有一半以上的骨折（包括Hawkins Ⅱ和Ⅲ损伤）进行了非手术治疗。研究显示，缺血性坏死的发生率为6.6%~16.6%，这可能得益于坚强固定技术。除距骨颈移位骨折以外的所有患者中，骨坏死的发生率约为30%~35%，与距骨骨坏死形成有关的因素主要有 3 方面：骨折的粉碎程度、移位量及开放伤口。距骨缺血性坏死的形成可能主要受损伤时踝关节及后足的能量吸收影响。

骨坏死可以通过踝关节的正位、侧位以及踝穴位片协助诊断，它表现为距骨体密度不均（相对硬化）并可伴有软骨下骨折或塌陷。虽然创伤后距骨缺血性坏死多以点状出现或者多发生于距骨顶的前外侧部，但是它偶尔也可累及整个距骨体。如前所述，距骨体血管再生的典型指标——Hawkins 信号在正位片及踝穴位片上显示较为清晰。在片子上它表现为一个可相对透过 X 线的区域，提示软骨下骨出现斑点状骨坏死。尽管 Hawkins 信号能较可靠地提示距骨颈骨折后距骨体血供完整，但并不是所有发生缺血性坏死的病例均在 6 ~ 8 周内缺乏 Hawkins 信号。

距骨颈骨折愈合后，无血管的距骨顶可能在数年之内仍不会出现症状。因为术后血管再生平均需要 35 周的时间（25 ~ 65 周），所以患者很难做到在血管再生形成之前一直保持限制负重。对小样本病例的结果进行分析后，有报道建议对髋骨肌腱进行支具固定以限制负重。有学者发现，即使患者的距骨有时会出现部分塌陷但其功能结果可能比较好，而且很难预见距骨的哪部分将会出现塌陷。然而存在上述问题的患者，其治疗的目标之一就是降低距骨塌陷的风险，通过咨询无症状的患者可以避免从事对距骨产生较大影响的活动。

MRI 在协助诊断创伤后缺血性坏死的作用仍有争议。缺血性坏死引起的距骨塌陷平均发生在受伤 39 周后，但它也可能发生于骨折 65 周后。如果患者有症状而且不愿尝试保守治疗，则距骨缺血部分的骨需要用来自自身髂骨的三面有皮质的骨块来施行部分或全关节融合。有些医生建议用部分或大块距骨进行同种移植。目前，跟距胫关节融合术已经成为距骨缺血性坏死的标准补救措施。成功的跟距胫关节融合术能够较好地解除患者的疼痛症状，但它常导致患者功能受限，尤其是在肥胖的患者和有踝关节及后足畸形的患者中更易出现。全距关节固定术可能会造成踝与后足更加僵直。跟距胫关节融合术也可能会造成严重的关节病变。目前，对于距骨缺血性坏死的患者，禁止施行全踝关节成形术。

3. 感染

严重移位的骨折、开放性损伤及手术时牵拉软组织，都将增加感染的风险。过早地关闭肿胀的伤口也可导致术后伤口裂开，最终可引起感染。一些开放性损伤或者施行了切开复位内固定术的张力切口，最好将其敞开并用抗生素湿敷或者用真空辅助装置覆盖伤口直至切口延迟缝合。距骨骨折的感染往往后果不良，以致需要手术行距骨截骨伴部分或全部关节融合或者截肢来补救。

4. 骨不连和畸形愈合

距骨颈骨折大约需要 11 周就能愈合，但是也可能需要 3 ~ 6 个月甚至是更长时间才能愈合。实际上，骨不连的发生率非常低，在 4% 以下，延迟愈合的发生率低于 10%。如果 6 个月后不能从平片上明确骨折是否愈合，则应通过 CT 检查进行评估。伴有骨不连症状或骨不连持续超过 12 个月，可以通过髂骨松质骨或者全层骨移植进行治疗，并经距骨打孔以便置入植骨块。要用适当的方法固定植入骨使其稳定，以允许关节早期的活动。

通过内侧和外侧切口对移位的距骨颈骨折进行解剖复位、妥善固定，常可以避免畸形愈合。畸形愈合常见于足的内侧和背侧，尤其是背侧的嵌插短缩，这将会导致内翻畸形、背屈时踝部的撞击、足部内侧柱的短缩（足的内收）以及距舟关节活动受限。畸形愈合也可见于粉碎性骨折初期固定不良导致固定后再移位，因暴露不足造成的复位不良，以及因单侧固定造成的该侧骨的压缩与缩短。这样造成的足部畸形常导致外侧负重和病性步态，这时患者会十分疼痛。如果定期摄片见骨折最初的解剖复位已丧失，则应尽早再整复和固定，以解决这些问题，避免日后需行风险更高的距骨截骨和关节部分融合术。很少情况下，如果症状比较明确，简单的小截骨术也能够消除症状。

5. 关节纤维化

关节强直在距骨颈骨折后也比较常见，尤其在高能量损伤或者需要长期固定的情况下。一旦可能，就应开始进行活动度锻炼，以期至少恢复伤前 50% 的功能。距骨移位骨折无论选择何种处理，患者都会有某种程度无症状而不易觉察的关节僵直。然而，大多数患者在损伤后都可以恢复 50% 的距下关节活动功能和 75%~100% 的踝关节活动功能。虽然创伤后关节炎大多是因距下关节、踝关节、距舟关节损伤所致，但如果存在有关节僵直也可导致创伤后关节炎。关节附近的僵直可使受累较轻的距骨周围其他关节加速磨损。

（六）补救

疗效不佳的距骨颈骨折，根据失败的原因和所累及的关节可以用一些治疗方法加以补救。这些方法包括距下关节固定术、胫距关节固定术、全距关节固定术以及用于个别病例的距骨摘除术。距骨塌陷或距骨挤压再植失败者，可以行胫跟关节固定术。虽然胫跟关节固定术常导致患者患肢短缩，但它可以减轻患者痛苦从而改善大多数患者的功能恢复。如果没有鞋拔，则可以考虑对患肢胫骨近侧行皮质切开术以延长短缩的患肢。

三、距骨体骨折

距骨体骨折比距骨颈骨折少见，在距骨骨折中占 7%~38%。精确地给出距骨体骨折的发生率比较困难，因为距骨体骨折常累及距骨颈，因此它的分类也比较模糊。

距骨体骨折为关节内骨折，常累及距下关节和胫距关节；相反，距骨颈骨折多为关节外骨折（偶尔发生在中关节面的骨折为关节内骨折）。X 线片上，多根据骨折线是经过距骨外侧突的前方还是后方对二者进行鉴别。

距骨体骨折常是因高能量损伤时产生的轴向压缩所致（从高处跌落或者发生于交通事故中）。开放性骨折约占 20%，其中有 50% 的开放性骨折伴有同侧和对侧足与踝部损伤。不管如何分类，建议根据骨折位置、骨折平面、是否累及关节、骨折粉碎的程度来描述这些骨折。CT 检查能够帮助明确距骨体骨折的类型及其伴发的足与踝部损伤。

（一）治疗

大多数的距骨体骨折需行切开复位，稳定的内固定利于早期活动并可减轻术后僵直。距骨体开放性骨折必须及时清创，移位骨折必须进行复位。根据伴发伤和踝部软组织覆盖的状况，可以先用克氏针或外固定器进行临时固定，待踝部受损的软组织状况改善后（通常需10~12 天）再进行切开复位内固定。

1. 体位

距骨体骨折的类型或者距骨体骨折同时伴有距骨颈骨折决定了手术入路及患者的体位。如果需要行多个切口，通常使患者处于仰卧位，并在同侧臀下放置一个垫子以便同时作内侧和外侧切口。距骨体后部骨折在患者处于俯卧位时易于暴露。延伸到距骨体后方的复杂骨折，最好使患者处于仰卧位，并在臀下分别放置一个垫子，便于同时行前侧与后外侧或后内侧入路。

2. 入路

简单的骨折类型可能仅仅单独行前外侧、前内侧、后外侧或后内侧手术入路即可，但是复杂的骨折可能需要同时行两种手术入路。前内侧与前外侧联合入路能够较好地暴露胫距关节和距下关节。前中入路与 Pilon 骨折复位、踝关节固定术或踝关节置换术的手术入路相似，该入路可以较好地暴露胫距关节但距下关节暴露不太满意。谨慎计划后，前内侧与前外侧入路可以进一步延长，并可用来行内踝或外踝截骨术，这样就可以方便处理延伸到距骨体后方的复杂骨折。

内侧入路（包括内踝截骨术入路）已经在距骨颈骨折切开复位内固定术中详细介绍，这一入路同样适合于距骨体骨折。距骨体骨折同时伴有踝部骨折并非少见，很明显，上述入路可用于对距骨体进行暴露与治疗。

外侧入路为自第四跖骨延伸至骰骨水平，随后向上到达踝部韧带联合处。将切口延长至踝以上是为了能使腓浅神经和前肌间隔肌腱能够安全地回缩。通过将近侧的前筋膜室与远侧的下伸肌支持带纵向分离即可显露距骨外侧部，前筋膜室的结构向内侧回缩、趾短伸肌向跖侧回缩即可显露距骨颈与距骨体的外侧部。有时可能需行关节囊切开术，但根据我们的经验，关节囊在距骨体损伤时常会破裂。有时，需要"Z"字形分离第三腓骨肌以暴露距骨，在手术完成后可以轻松地将其修复。

很少情况下，需要行腓骨远端截骨术以更好地暴露距骨体。前面述及的外侧切口可以进一步延长以暴露腓骨远端。建议在施行腓骨截骨术之前，先将小的腓骨钩钢板临时放置在欲截除的位置，并用钻头预先钻好螺钉孔。我们使用较多的是用摆锯从腓骨近端外侧向腓骨远端内侧斜行截骨，摆锯从胫骨踝穴上方数厘米处进入，从紧邻踝穴近侧处穿出。在施行截骨术时，必须打开部分腓骨肌上支持带以保护腓骨肌腱。如果韧带完整，可以将胫腓前下韧带与距腓前韧带（ATFL）锐性分离以便于截骨术后远端腓骨的旋转。腓骨可能会被依然保留的后侧、下侧软组织附着拉向后方或下方。距骨体骨折切开复位内固定后，在接下来的腓骨截骨之前应整复腓骨并用小钢板将其稳定在合适的位置。由于摆锯较厚，截骨时可能会产生一定的空隙，这时可以用拉力螺钉或者钢板（尤其是钩状钢板）进行加压。然后，修复胫腓前下韧带与距腓前韧带，并缝合腓骨肌上支持带。

累及距骨体后方的骨折，可经由前面述及的后外侧纵向切口或后内侧切口显露。因为存在有距骨后部骨折，患者最好处于俯卧位。建议对于需要同时行前方及后方入路的复杂骨折，患者最好位于仰卧位，在同侧臀下放置一个垫子以便后外侧暴露，在对侧臀下放置一个垫子以便后内侧暴露。距骨体后外侧骨折则由跟腱外侧的直切口显露，切口一直延伸到腓肠神经的后方。姆长屈肌腱向内侧回缩即可暴露距骨体的后侧突及结节。

距骨体后内侧骨折，可经后内侧入路显露。皮肤切口位于内踝后缘与跟腱内缘之间，切口应从内踝尖近侧数厘米处开始，并沿着屈肌腱向远侧延伸。分离屈肌支持带以后，根据骨折的类型对趾长屈肌腱与血管神经束或与姆长屈肌腱进行深部分离。除了谨慎地缩回血管神经束外，也要小心保护胫神经的跟腱支，后者常位于胫神经其他分支后方数毫米处。然后切开胫距关节后方即可暴露距骨骨折。

3. 切开复位内固定

头灯照明能改善暴露效果，用中度的股骨牵引器进行牵引或较大的外固定器可以利于暴露和复位。我们常使用的螺钉直径为 1.5 mm、2 mm、2.4 mm、2.7 mm 或 3.5 mm。大多数的螺钉必须经软骨放置，因此有必要事先钻好埋头孔。距骨体骨折片段可能需要用直径较小的钉子进行处理以便于复位，小心放置夹钳也许有益于维持最初的骨折复位。即使是距骨后部骨折，也可以通过在距骨颈内侧放置一枚直径为 4 mm 的钉子对距骨体进行处理。对于不能进行重建的距骨骨折片段，在清创后可以用克氏针或带有插管的导针暂时维持复位。距骨体骨折类型比较多变，因此医师应将螺钉准确地放置在理想的部位。建议采用拉力螺钉技术将骨折片段并置，粉碎性骨折可以通过全纹定位螺钉进行较好地处理。关节完整性恢复以后，任何的骨空隙都应通过骨移植来填充。

小头螺钉很少引起胫距关节后部碰撞。距骨体后部相对较薄，因此注意不要将螺钉穿入到距下关节。建议在插入螺钉之前摄片检查，以明确克氏针、导针或钻头的位置。螺钉应从后外侧进入然后向前并稍微向内插入，这样可以顺从距骨头与距骨颈的正常解剖。螺钉需要沿着距骨后侧突的内侧结节或外侧结节插入，以避免侵及姆长屈肌腱沟。

（二）术后康复

距骨体骨折后的注意事项与足部其他严重损伤一样。小腿应用弹力绷带和夹板包裹。从我们的经验来看石膏的效果更好，因为它不仅可以消除附近伤口的渗出，而且可以发现敷料下面的渗出。因为术后前几天患肢肿胀比较明显，所以必须嘱咐患者要抬高患肢。鼓励患者屈曲内在肌肉组织以进行床上锻炼（而非卧床休息），从而刺激循环和足部的静脉回流。如果软组织在术后 2 周左右愈合良好，则可以拆除缝线，并用无菌胶布覆盖伤口。如果踝关节和距下关节稳定，则患者应立即进行上述关节的主动运动。如果固定足够坚固的话，则可以进行着地负重。有些患者在这些时候可以用小腿前后石膏托或者可以移动的夹板对患肢加以保护。小腿负重与足趾、踝关节以及距下关节的主动活动应一直坚持到骨折完全愈合，需要术后 10~12 周的时间。

患者应进行规范的理疗。术后早期应鼓励患者进行跖趾关节的被动运动。小腿无须制动并且骨折固定满意后，应鼓励患者进行踝关节和后足的无抵抗运动，在恢复期逐步增加活动力度。尽管有这些康复措施，距骨体骨折切开复位内固定后，患者要达到完全康复或许需要 1 年以上的时间。

（三）结果

严重的距骨体骨折并发症的发生率比较高。这些并发症和距骨颈骨折所述及的并发症相似，它们的治疗方针也一样。有症状的踝关节创伤后关节炎及距下关节病变的发生率较高，有报道，38%~50% 的患者发生了距骨体缺血性坏死，开放性骨折预后明显不良。

四、距骨头骨折

在距骨骨折中，距骨头骨折不到 10%，而且它很少单独发生。距骨头骨折常伴发于距骨颈骨折、距骨体骨折或舟骨骨折。距骨头骨折时，常会伴有距骨的脱位或半脱位。距骨头骨折多为关节内骨折，可能会累及距舟关节或距下关节的中部关节面。距骨头骨折多由穿过载距突或舟骨的轴向压缩所致，它也可由足极度背屈或高能量撞击所致。发生距骨头骨折的一个可能机制就是足强力内翻或背屈，从而导致剪切骨折或关节面的挤压损伤。剪切骨折移位表明轴向撞击时造成距骨头部分暴露，或者可能伴有内侧柱显著短缩。距舟关节常遭破坏，如果距骨头有大部受累就会出现不稳定。评估距骨头骨折时，必须考虑外侧柱的损伤，有的损伤可以延伸到外侧柱并累及跟骰关节或骰骨。有时距骨头骨折比较轻微可能会漏诊。由于该类骨折常常是后足损伤的一部分，所以后足受创后一定要注意检查是否伴有距骨头骨折。

（一）治疗

1. 非手术治疗

小的关节压缩碎片或无移位的骨折最好采用保守治疗，制动2～3周后开始早期活动和逐步负重。一旦患者可以完全负重，可考虑用矫形支架支撑内侧柱以减少距舟关节处的应力，但是没有证据能证明这些做法可以为患者带来远期益处。

2. 手术治疗

距骨头骨折的手术指征是碎骨片移位，并与距舟关节不匹配，或者妨碍距下关节或距舟关节的活动。手术治疗的目标是恢复关节面（距舟关节和距跟关节）的平整性、足部内侧柱与外侧柱的长度及对线。距骨头挤压伤、冠状及内侧剪切骨折的手术入路和其他距骨骨折的入路是一致的，均采用典型的前内侧切口。然而，对于位于中部或外侧的剪切骨折，如果不沿着背侧关节囊广泛分离则很难通过内侧入路充分暴露。这种情况下，可能需要在骨折线上方做一背侧切口，以便显露骨折并确保复位时不会对软组织进行过度牵拉。

使用上述入路时，可能需要从内侧或外侧进行经皮固定。当内侧柱短缩或伴有外侧柱损伤时，建议使用一个小的外固定器或关节牵开器改善暴露并恢复它们的长度与对线。半针外固定器要放置在楔骨及距骨颈处，或跟骨结节内侧、距骨底外侧柱以及跟骨外侧结节处。牵引能够减轻骨折嵌塞并有利于距骨头骨折复位。

可以用一枚直径较小的克氏针将骨折片段固定于整复位置。用直径为1.5 mm、2.0 mm、2.4 mm或2.7 mm的皮质螺钉或者无头螺钉或可吸收螺钉，将复位的骨折段固定到距骨头处。与髋臼臂骨折复位相似，可能需要对压缩骨折进行植骨，以防止塌陷和内固定后关节面的不匹配，随后可将大小合适的螺钉垂直于骨折线固定，并且沉头埋入软骨内。体积太小不能复位的骨折片，或因粉碎无法可靠固定的骨折片，均应切除。建议对距骨顶微小骨折用软骨下暴露钢板固定，较大的嵌塞入关节的骨折片（通常由舟骨挤压所致），可在松质骨植骨支撑后用微型钢板（直径为2.0 mm、1.5 mm）加以支持固定。除非受牵引器本身的限制，否则放置的钢板在后足活动时不能引起碰撞。恢复内侧柱的长度与对线十分重要，当内侧柱严重压碎的骨折达不到坚强内固定时，可以用外固定器将其固定。

重建距骨头后，距舟关节有时仍可能不稳，可以用直径为1.6 mm或2.0 mm的克氏针将其固定在解剖位置，固定时间为4～6周。建议修复关节囊以促进术后距舟关节稳定性的恢复。

（二）术后康复

该类骨折的患者，术后8～12周内不要负重—根据固定后骨折重建的稳定性，可以在手术2～3周后开始行适当的锻炼。如果需要外固定器或克氏针维持长与对线，则可将其保留4～6周。一旦容许活动，建议晚上用背屈的托架或者容易撤除的类似器械予以保护，以防止静止状态进行性马蹄挛缩。

（三）结果

目前尚无该方面的文献报道，可能是由于距骨头骨折比较少见，而且很少单独发生该类骨折。然而，目前有关于距骨和距舟关节损伤方面的文献，文献显示严重粉碎的骨折以及损伤较小的骨折，如不进行治疗则可能会导致距舟关节或距下关节（或者二者均有）急性关节病变。如有持续性不稳定、骨不连、创伤后关节炎或畸形，则可能需要进行距舟关节固定术。

五、距骨后部与侧方骨折

以前该类骨折与距骨体骨折归为一类，现今多将它们独立出来进行评价和治疗。虽然已经将它们单独分出，但是该类骨折经常会延误治疗，主要是因为在损伤初期评估时往往会漏诊。

六、距骨后突骨折

距骨后侧突包括内侧结节与外侧结节，后者要比前者大。两者之间的结节间沟是踇长屈肌腱越过的通道。当后外侧结节与距骨体后部融合时，称为 Stieda 突。当与距骨体后方的外侧突相区别时，该后外侧结构被视为踇三角骨（先天性存在），在人群中出现该骨的比例高达 14%。踇三角骨可通过软骨结合或骨性连接融合到距骨体外侧结节，这种情况下就称其为三角突。约 50% 的患者具有双侧踇三角骨，通过比较双侧足与踝部 X 线片可以将其与急性骨折相鉴别。这两个结节均不同程度地参与胫距关节面与距下关节后关节面的形成。距腓后韧带与 Rouviere 和 CanelaLazaro 韧带（跟距腓韧带）附着于外侧结节，内侧结节的上方有三角韧带附着、下方有分歧韧带附着。

距骨后部损伤十分常见，它可由高能量损伤（如高空坠落、交通事故等）或玩耍时扭伤踝部所致。最初提出的受伤机制是足部过度跖屈和内翻引起位于胫骨后缘与跟骨之间的距骨后内侧压缩损伤，从而导致距骨体后内侧骨折。累及后侧突全部的骨折很少见。比较常见的内侧结节撕裂骨折（Cede II 骨折）可能是由于旋前、背屈运动及后三角韧带牵拉所致。累及外侧结节的骨折（Sheperd 骨折）认为是在极度背屈和内翻运动时由距腓后韧带牵拉所致。在距下关节脱位或足内翻受到高能量轴向负荷时，也可导致距骨体后内侧损伤。距下关节内脱位时可导致累及全部后侧突的骨折，因为脱位造成前外侧皮肤撕裂，所以该类骨折常常为开放性损伤。

踝或足部损伤后如患者踝后部有持续性的疼痛，则应高度怀疑距骨后部受损。跖屈踝部或使踇趾被动背屈或许可以引出距骨后方症状。患者可能会出现软组织肿胀和踝窝后外侧或后内侧触痛。虽然常规平片检查有时难以发现该类损伤，但 CT 或 MRI 检查可以明确这些损伤。CT 片上骨折前缘的不规则表现，提示急性骨折或轻微骨折伴发距下关节和胫距关节损伤。MRI 检查有助于水肿和软组织潜在损伤的诊断。

不伴距骨后突损伤的患者，如果踝后方出现不间断的慢性疼痛，则常称为"踝关节后方撞击综合征"。与踝窝后方先天存在踇三角骨的病理相似，距骨后突隐匿骨折的患者常因下列情况导致上述疼痛：①软组织压缩；②炎症导致踝后方容积增加；③骨不连部位轻微移动；④骨挫伤；⑤踇长屈肌腱受刺激或狭窄性腱鞘炎。患者可因距骨突存在明显骨折或静止的踇三角骨受累而出现症状。应使踇趾被动背屈或抵抗其主动跖屈来评估踇长屈肌腱炎。也有报道称，距骨后突隐匿骨折可能会引起跗骨管综合征的症状。通过摄片、骨扫描、CT或MRI检查可以区别急性骨折与其他先天性畸形。

踝关节后方撞击综合征，除了有移位、大的关节碎片以外，最好紧急运用RICE（休息、冰敷、加压、抬高）方案制动2~3周，随后进行渐进性恢复负重及关节活动度功能锻炼。如能及早治疗这些损伤常能痊愈，当存在有小碎片骨时，也不会太影响患者的骨折愈合。然而，如果没有诊断出这些损伤并进行相应的治疗，则患者的临床结果较差。有时需要给予诊断性（偶尔为治疗性）注射，或者行切开术或关节镜术，切除跗三角骨或未连接的结节骨折，以达到最大程度的缓解。

当非手术治疗不能缓解症状时，可以通过后外侧或后内侧有限切口入路暴露距骨后结节。切除骨折或能够有效地缓解疼痛，恢复活动，并能恢复正常步态。

在部分病例，大的距骨后突骨折可以通过切开复位内固定进行治疗。大多数情况下，可能是单纯的距骨体后部骨折而非距骨后突骨折，目前没有关于二者相鉴别方面的文献报道。关节内较大的距骨后突骨折或距骨体骨折（累及25%的距下关节面），应通过后内侧或后外侧垂直切口行切开内固定，以避免发生距下关节炎。建议用细的螺钉（直径为1.5 mm、2 mm或2.4 mm）对距骨后突较大损伤行切开复位内固定术，以免妨碍踝关节和距下关节活动以及碰撞踝关节后部，因为该区域用来置入植入物的空间有限。在置入螺钉时，必须保护好血管神经束和拇长屈肌腱。

患者取俯卧位，通过后方双切口入路即可采用关节镜技术施行手术减压和骨切除。在内踝尖水平处，通过邻近跟腱的后内侧和后外侧入路即可显露距骨后方。采用关节镜技术时，注意使其一直位于拇长屈肌腱外侧以免损伤胫后血管神经束。不提倡对距骨后部骨折采用关节镜技术进行切开复位内固定。

七、距骨外侧突骨折

单纯的距骨外侧突骨折越来越常见，尤其是滑雪的人增多以后更为常见。Kirkpatrjck等对滑雪时导致的损伤进行了统计，并记录了74例距骨外侧突骨折，该类骨折在所统计的全部损伤中占2.3%，在踝部骨折中占34%。因为在滑雪时这种骨折比较高发，所以又称为"滑雪板骨折"。解剖上，距骨后突构成跗骨窦的后壁及距骨后面关节的前外角。这种结构的功能常被低估，它是一些韧带的锚定点，即外侧的跟距韧带、距腓前韧带和距腓后韧带。它还提供一些骨性支撑，通过上方与外踝的关节和下方与跟骨后关节面的关节阻止外翻。外侧突的实际大小比在X线片上的显示要大，常出现一些距骨周围最大的骨软骨骨折。

直到最近，学者们才认为该类损伤是由于足内翻时过度背屈所致。对尸体的生物力学研究及临床研究表明，背屈和外翻或外旋时的轴向负载是最可能引起该类骨折的损伤机制。滑雪时高发的原因可能是：滑雪时滑雪者多微屈膝关节及背屈踝关节，当向前跌倒时，位于前方的小腿会旋向滑雪板的前方，从而导致背屈的踝关节强力外旋或外翻。

有学者在距骨外侧突骨折时对其附着韧带的解剖位置进行了研究，以尝试明确这些韧带对周围关节稳定性的影响。对尸体的研究显示，距骨外侧突仅有3条韧带附着：外侧的跟距韧带、距腓前韧带和距腓后韧带。学者们还发现，切除1 cm^{3}的外侧突骨折片段既不会导致踝关节不稳定也不会导致距下关节不稳定。

（一）诊断

从踝关节平片上很难诊断出距骨外侧突骨折，尤其是骨折较轻微或无移位时诊断更为困难，所以损伤后要注意检查距骨外侧突。体格检查通常发现压痛点在腓骨远端的前下方，接近踝关节外侧韧带的止点。虽然这些骨折在踝部平片，尤其是足部跖屈时的踝穴位片上（或 Broden 位片）可以看见，但对于那些临床有高度怀疑的病例应进行 CT 检查。

Hawkins 将这些损伤分为 3 型：①有大的骨折片，且单一骨折线穿过上下关节面；②粉碎性骨折；③关节外撕脱性骨折。对于距骨外侧突骨折的常见类型以及过去 5 年间的总体发生率，已经有学者开始着手研究。有报道称距骨外侧突骨折的总体发生率为 10%，这一数据可能低于实际水平。在所报道的 154 例距骨外侧突骨折病例中，80% 的骨折在距下关节和距腓关节之间发生劈裂，而且骨折块为单一的大骨折块（Ⅰ型）或者是小的粉碎骨折块（Ⅲ型）。Ⅱ型损伤比较少，这型骨折为累及两个关节的粉碎性骨折。

（二）治疗

1. 非手术治疗

微小（小于 2 mm）的距骨外侧突骨折，用短腿石膏固定制动并禁止负重 4~6 周。因为距骨外侧突传递着足部通过小腿承重的 16%~1.7% 的负载，所以早期负重可能导致再移位。无移位骨折用这种方法处理一般有好的预后。当骨折有移位时，常难以闭合复位。

2. 手术治疗

通过跗骨窦上方前外侧纵行切口或沿着 Langer 线的弧形切口可以显露距骨外侧突。在趾短伸肌远端回缩及踝—距下关节切开后，即可较好地显露外侧突。注意在保护软组织附着的情况下小心移动骨折片，仔细检查距下关节面并清除骨折碎片。克氏针预先固定后，用直径为 1.5 mm、2.0 mm 或 2.4 mm 的螺钉或者微型钢板予以加压固定，以把整复的外侧突固定到距骨体上。建议切除严重粉碎的骨折块。患者踝关节扭伤后出现持续性疼痛的常见原因是未能发现距骨外侧突骨折。偶尔，骨折块较大但距下关节面保护较好时也可进行固定。外侧突切除后造成的关节不稳定，并不将其视为临床问题，这可能是由于残余的踝部或距下关节处韧带可以进行代偿，以及创伤后遗留不同程度的后足僵直。

手术后，在切口愈合之前应将患者的足部用短腿石膏制动。除非固定已经非常坚强，否则踝部只能进行有限的活动度功能锻炼，以免后足内翻或外翻。限制负重时间约为 6 周，随后根据患者的状况逐步增加负重。

（三）结果

有关距骨外侧突骨折的报道均为回顾性研究，患者损伤的程度及受伤机制多样，而且多伴有足与踝部损伤，所以推断精确的数据比较困难。

单纯距骨外侧突骨折的研究来自滑雪意外（20 例患者，均为低能量损伤）。调查者发现患者的结果比较好，90% 的患者临床结果为良好，而且美国足踝骨科（AOFAS）后足评分平均为 93 分（满分为 100 分）。骨折块较大的患者，其结果（AOFAS 评分、后足活动、疼痛）较好主要是因为进行了解剖复位和螺钉坚强内固定治疗。轻微的撕脱性骨折、粉碎性骨折或较大的无移位骨折患者中，30% 的患者在开始时进行了保守治疗，但是这些患者中后期因骨不连或碰撞而需行清创术者占 50%。35% 的患者有轻到中度疼痛，后足轴向负载时如有极度背屈、外翻或外旋运动即可引起疼痛。虽然结果较好，但 20% 的患者（包括保守治疗的患者）不能重返以前的运动水平。

距骨外侧突骨折后，距下关节创伤性关节炎的发生率为15%~25%，在高能量所致骨折及保守治疗的患者中，其发生率更高。尽管切开复位内固定后骨不连比较少见，但在保守治疗以及漏诊的患者中，骨不连的发生率超过50%，这样就会使患者的结果较差。距骨外侧突骨折预后主要受诊断是否及时、创伤初始对关节软骨的损伤程度、关节面恢复的准确度等因素影响。即使切除较大的外侧突骨折块，也可能不会造成后足或踝关节不稳定。尽管及时诊断并通过闭合或切开复位固定治疗对骨折进行了恰当处理，患者仍然会有持续性疼痛和僵直，有时需行距下关节清创术甚至距下关节固定术。

八、距骨顶的骨软骨骨折

距骨顶损伤很大一部分为骨软骨骨折或压缩性骨折。骨软骨骨折是指累及关节软骨和软骨下骨的损伤，应将其与慢性剥脱性骨软骨炎（OCD）相区别。这些骨折在常规X线平片上不易显现，它们常伴有足与踝部明显损伤（包括骨折与扭伤）。一项对50例Ⅳ型旋后型踝部骨折患者的回顾性研究发现，其中38%的病例有距骨顶骨软骨骨折。骨与韧带的损伤形式方面没有什么区别，因此作者建议所有的踝关节骨折都应检查距骨顶。仅存在踝关节扭伤的患者，其骨软骨骨折的发生率为0.1%~6.5%。距骨顶内侧及外侧受损的概率几乎相等。

无移位骨折（如压缩或剪切骨折）常难以及时诊断，因为普通平片常无阳性表现，而且患者无特殊的临床症状。踝关节扭伤时，采集的病史及体格检查结果与踝关节扭伤的症状一致，因此患者的主诉常比较准确。然而，踝关节扭伤后如果患者的症状在4~6周内仍得不到改善，则应怀疑存在有骨软骨骨折。这类骨折在韧带联合损伤和距下关节部分或全部损伤时（包括脱位）比较常见。

因为该类骨折难以早期诊断，所以患者就诊时往往已处于慢性期。这导致有些医生认为骨坏死是距骨骨软骨损伤（OLT）或骨软骨缺损的病因。有文献报道，98%~100%的外侧损伤和70%~82%的内侧损伤是由创伤造成的。患者在发生该类骨折前，可能遭遇一次较大的创伤事故或者连续的轻微损伤。外侧损伤常位于前侧，并与距骨顶的外侧肩相邻。学者们认为这些损伤主要是由于背屈、内翻运动损伤所致，剪切力主要集中于距骨顶外侧与腓骨远端之间。

内侧损伤大多位于后侧，多为踝关节跖屈、内翻时产生的外旋和压缩力量所致。在形态学上，距骨骨软骨外侧及内侧损伤也有区别。外侧损伤通常较浅，主要为软骨受损，而且受损的软骨常是距骨肩的一部分；内侧损伤多偏向中部，常包括一部分明显受损的软骨下骨。

影像学上，踝关节常规X线平片多能显示较大的骨折片，在踝穴位或正位片多表现为"斑点状信号"。踝关节尽量背屈和跖屈后拍摄踝穴位片，有助于诊断该类骨折，因为该位置可以看到前方及后方损伤，而在常规平片（中立位）上常会漏诊。除了骨折分离、移位、较大以外，难以发现其他骨折，所以平片检查对于诊断这些损伤的价值有限。如果患者有持续、慢性的症状，则应高度怀疑可能伴发有该类损伤，这时可以考虑进行CT、MRI、闪烁扫描等辅助检查。上述措施在鉴别骨折及软骨损伤中有很大价值。对于平片上显示的骨缺损大小和位置，CT检查是评价的"金标准"，而MRI对于检查单纯的软组织损伤及其范围具有极大的灵敏性。

距骨顶骨软骨骨折没有公认的分类标准。目前广泛采用的分类标准是由 Berndt 和 Harty 在 1959 年提出的，最初是用于剥脱性骨软骨炎的分类。它主要依据踝关节常规摄片后对于骨软骨骨折移位量的评估进行分类。1 期骨折：软骨下骨压缩性骨折；2 期骨折：骨折段从其骨床处部分分离；3 期骨折：骨折段从周围骨床处全部分离但没有移位；4 期骨折：骨折段全部分离并且移位。在该分类法提出以后，又陆续出现许多其他的分类方法。虽然没有以前那么广泛应用，但该分类法依然主要根据 CT 扫描或 MRI 检查的结果进行协助诊断。

需要注意的是，平片检查在诊断该类损伤时的作用有限，它仅能发现 3 期和 4 期较大的骨折。因此，在保守治疗（RICE 方案）几周后，如患者症状仍然持续，则可借助 CT、闪烁扫描以及 MRI 检查以协助诊断。CT 检查在诊断平片上所显示的损伤范围大小及损伤位置方面十分重要，而 MRI 对于检查单纯的软组织损伤具有极高的灵敏性。

距骨顶骨软骨骨折的治疗主要是根据剧烈程度、分期、位置以及骨折大小。1 期和 2 期的损伤可以保守治疗，如制动、限制负重、理疗支持。3 期和 4 期的损伤，保守治疗效果较差，应进行手术干预。较大的骨折（大于 13 mm），应该进行整复并用细螺钉、可吸收钉、克氏针或纤维蛋白胶固定。当这些骨折处于慢性期时，尚不明确是否可以进行切开复位内固定，目前尚未见该手术结果的有关报道。小的或单纯的软骨损伤，很难补救，通常建议对骨折进行清创处理。如果骨折位于在最前方，通过内侧或者外侧关节切开比较容易予以修复。

大多情况下，建议用关节镜进行早期评估，无论如何，它们中的绝大多数最好用关节镜治疗，采用标准的踝前内侧入路、踝前外侧入路，有时也用踝后外侧入路，用镜角为 30°、光圈为 2.7 mm 或 4 mm 的广角关节镜来施行。偶尔，也因为软骨骨折碎片的位置处理困难而采用 1.9 mm、30°镜角，或 2.7 mm、70°镜角。术野清理后，软骨基底部用刮匙、细微骨折术或者用 1.4 mm 或 1.6 mm 的克氏针经前侧入路或经踝钻孔。不要使用更细的克氏针，因为它会有在关节内断裂的风险。可以用一些构型不同的引导器械方便操作上述技术，但它们要从一个单一入口插入，而且除软骨外不要影响其他组织。

通过关节镜对这些损伤清理和评估后，医师面临的问题是切除骨折块还是将其固定。通常情况下，可以将同侧的关节镜入口扩大，从而切除需要被移除的骨片。通过关节镜或开放切口治疗后，这些患者多能达到骨折愈合。当损伤位于前面时，可通过延长切口进行直接暴露；当切口位于中部或后面时，可通过内踝截骨直接暴露骨折片。单纯地通过关节镜难以对骨折进行复位和固定，因为植入物需要垂直于骨折片进入，这样就要求入口较大。

尽管大多数的前外侧损伤在踝关节尽量跖屈时，可以通过标准的前外侧纵行切口进行显露，但是位于中部或内侧的骨折则不能经该入路进行很好地暴露和固定。对于这些难以显露的骨折，可以通过胫骨远端、内踝、腓骨远端多处截骨来暴露。然而，至今尚不清楚哪种入路在提供较好显露的同时，其风险较低、患者恢复较好。

术后，患者先用夹板固定 2 周并禁止负重。一旦切口愈合即拆除缝线，患者用可以控制活动的踝部支架（CAM）保护并禁止负重 4 ~ 6 周，在此期间应该进行积极的功能锻炼和理疗，以减轻关节僵直和使之产生关节液从而营养关节。这些治疗可以促进骨折愈合和纤维软骨的康复。根据临床检查和摄片检查结果，可以逐步增加患者的负重直至完全负重行走。

骨软骨慢性损伤是指尚未明确诊断或伤后保守治疗 6 个月依然没有消除症状。与骨软骨急性损伤不同，这些慢性损伤不按临床分期进行处理。即便是小的或中度的慢性骨折损伤，关节镜清理或软骨下钻孔治疗可能均有疗效。较大的骨折片或关节镜清理及钻孔治疗失败的骨折，可以选择骨软骨同种异体移植、马赛克植骨成形术或者自体软骨细胞移植进行治疗。运用这些技术治疗后，患者的恢复状况有待于进一步研究。

（刘相成）

第二节 跗骨脱位

一、距周—距下关节脱位

距下关节和距周关节脱位（距下关节与距舟关节同时脱位）约占全部脱位的1%，这些脱位有68%~75%因高能暴力所致。临床上，主要是根据伤足相对于小腿其余部分和踝部的关系来加以描述，可分为内侧、外侧、前和后脱位。内侧脱位比较常见（65%~80%），开放性损伤常伴有外侧脱位。单纯的矢状面（前后方向）脱位罕见。

不管向哪个方向脱位，这些损伤都会导致明显的足部畸形。距下关节脱位的早期临床表现与踝关节脱位相似。踝关节脱位可以表现为距下关节脱位的延续，也可以是距骨全脱位的前提。

距下关节内侧脱位源于足部跖屈内翻，这种运动将载距突作为旋转轴，先损伤距舟关节，再导致跟距关节的跟骨向内侧脱位。足相对静止于小腿内侧，并处于跖屈、内翻和内收位，所以初诊时就像马蹄内翻足。脱位距骨头外侧的皮肤多有牵拉甚至是撕破。相反，外侧脱位有反向的畸形，初诊时就像扁平足（足外展外翻）。它们是由绕着跟骨前突旋转的外翻力量所致，一半以上伴有内侧开放性损伤。

距下关节脱位伴发足与踝部损伤十分常见。这些伴发伤主要包括偶尔伴有的距骨颈和跟骨骨折，也可伴有跗骨间或跖骨压缩性骨折或撕脱性骨折，伴发距骨周围和距骨头损伤比较常见。同时伴有踝部骨折的发生率高达88%。即使缺乏明显的伴发伤，CT检查通常能够发现距下关节脱位时所导致的骨软骨骨折。

除了开放性损伤，一般神经、血管损伤很少见，但闭合性损伤伴皮肤肿胀仍然是高危征象。急症手术进行闭合复位能够避免软组织的进一步损伤。

（一）治疗

1. 闭合复位

复位手法应根据移位方向而定，下列顺序有助于整复的进行。①充分麻醉；②屈曲同侧的髋关节和膝关节，以放松腓肠肌并有利于对抗牵引；③纵向牵引脱位的跟骨；④先加大畸形以开启足部。

上述操作完成后，应根据脱位的方向进行相应处理。距舟关节能够引导距骨头在足窝内重新定位。此后，如果是向内侧脱位，内翻跖屈足部（沿畸形方向），接着外翻背屈足部实现复位。在向外脱位时，同样加大原先的畸形后，由背外侧向足底内侧施压，从远端稳定距骨头直到复位。

距周关节脱位可能会导致矢状方向上的移位。前足跖屈，牵拉足部，沿纵向向足前方背侧加压，首先在足底距骨颈处将脱位的足舟骨"解放"，然后在其后方相应的部位也随之而整复。需要重复阐明的是，距骨头必须用手法稳定其方向才能顺利整复。足部任何结构总是围绕距骨来动，而不是相反。所有距骨前方的结构应从相反的方向，即跖屈位，向前牵引，

— 167 —

以将跟骨后关节面从距骨外侧突处解锁，这种交锁就像颈椎的关节突"跳跃"一样。足部随后才会有整复后的向后移动。虽然有高达 30% 的脱位采用非手术治疗不能复位，但是在整复时还是应该镇定。随着从损伤到治疗时间的推移，距骨周围的肿胀不可避免会加大，闭合复位愈加困难。如果复位成功，夹板固定前立即摄片检查踝部和足部的复位情况。距下关节脱位伴发隐匿损伤的概率较高，所以对于该类损伤应做 CT 检查以做进一步的评估。

2. 切开复位

有 10%~27% 的内侧脱位和 20%~50% 的外侧脱位不能闭合复位。不能闭合复位的原因可能是：①距骨头扣锁在其周围的支持带（背侧支持带最易扣锁）；②腓深神经血管束的嵌绕；③跟舟韧带（即分歧韧带内侧部分）包裹或包绕关节囊；④趾短伸肌腱嵌顿；⑤腓骨嵌插；⑥距舟骨压缩性骨折。最后一种损伤常使舟骨不能接触距骨头，以及产生像肩部那样的 Hill-Sachs 损害。外侧脱位的整复常因为对面距舟骨的撞击损伤，或者因为趾长屈肌的嵌入或最为常见的距骨头周围胫后肌腱的嵌入而受到影响。

对于不能复位的外侧脱位，可采用内侧的常用切口，或者较少应用的纵向切口延长至跗骨窦到腓骨尖。前一切口可用于胫后肌或者跗屈肌腱的嵌绕，而后一切口则用于无法整复的前方或后方的半脱位。任何不能修复的骨与软骨都必须在复位前切除，当然暴露要清晰，而且较大的关节旁骨折片必须解剖复位和内固定。

闭合或者手术整复后一般是稳定的，不需要内固定，因为足后部具有自然稳定的本质，但应将其固定在中立位的短腿石膏中。固定前应通过被动旋前和旋后以确认是否复位。

有时，即使对伴发骨折进行切开复位内固定和修复韧带与关节囊后，仍然持续存在不稳定。这种情况下，通过外固定或钉住距下关节可以牢固固定。如有必要，还可以用 2 mm 的克氏针或粗的斯氏针穿过距舟关节进行固定。这些固定针应维持约 6 周，并且在此期间患肢不能负重。开放性损伤最佳的治疗应该是急诊标准冲洗和清创，恰当处理骨折碎片，置入抗生素珠链，如果可能，创口延迟一期闭合。急诊延误的病例也并不排除在急诊室行闭合复位以保护周围软组织。如果难以实行闭合复位或者皮肤在最初检查时明显不能存活，应及早请整形科医师参与治疗。

（二）康复计划

对于无骨折的闭合性稳定损伤且复位容易者，可在短腿石膏或靴子的保护下逐渐负重 2~4 周，直至完全负重。随后拆除石膏，对踝关节、距下关节、跗横关节的活动范围进行渐近性理疗。一些学者建议康复活动应尽早进行，以防止发生距下关节脱位后最常见的并发症——后足关节僵直。较严重的损伤，可能需要进行切开复位，或者先行短腿石膏固定、在石膏保护下限制负重 4~6 周。用克氏针或外固定器临时固定的患者，必须维持固定 6 周，拆除固定后在可移动的短腿石膏或靴子的保护下开始进行性负重。

（三）并发症

距下关节脱位后的结果与初始损伤的严重程度直接相关。较易发生并发症和预后较差主要与高能损伤、开放性脱位、延期整复或关节内骨折等因素有关。许多距周—距下关节脱位的患者，常会导致后足僵直。距下关节创伤性关节炎比较常见，在外侧脱位和骨折—脱位时更易发生。因为距骨仍然位于踝穴内，所以距骨缺血性坏死比较少见。延期整复可能会导致后足不稳，这时需行后足关节固定术。除非患者的韧带松弛，否则距下关节脱位后再发半脱位相当少见。

（四）结果

单纯距下关节脱位后，有关患者结果的结论十分有限，原因为其发生率比较低，而且其临床表现与同侧、对侧的其他损伤有重复。单纯距下关节脱位的结果较好，只有一小部分患者有长期后遗症。而伴有骨折的脱位时，则较易形成距下关节炎。

Bibbo 等对 25 例距下关节脱位的临床结果进行了随访研究，这些脱位均由高能损伤所致。美国足踝协会后足评分平均为 71 分（满分为 100 分），而对侧未受伤下肢的该项评分为 93 分。在这组患者中，内侧脱位和外侧脱位的结果没有差别。只有 72% 的患者重返以前的职业和活动水平。然而上述结果并不能全部归因于距下关节脱位，因为 89% 的患者伴发足与踝部损伤。

Goldner 等报道了 15 例Ⅲ型距下关节开放性脱位的病例，大多数患者的结果较差。这些病例中，外侧脱位是内侧脱位的 2 倍，但它们的结果相似。大多数患者都有伴发伤，而且在首次手术治疗后需行二次手术。所有患者均有持续性疼痛，包括 4 例患者因损伤神经而致灼性神经痛。

二、距骨全脱位

距骨全脱位（即"活体脱出"）而没有骨折的病例罕见，但也曾有过报道。距骨只受周围软组织的牵拉，所以强大的外力可使它向任一方向脱位。绝大多数是开放性损伤且预后不良。闭合复位常难以成功，常需经前内侧或后外侧入路行切开复位。必须将距骨邻近的肌腱松解以便进行复位，主要是胫后肌腱或拇屈长肌腱。缺血性坏死、感染以及创伤后关节炎的发生率极高，因此，常需要行距骨摘除和胫跟融合手术。

如果能对骨及软组织床进行有效清创，有些学者建议将距骨及早切除，但是也有学者提倡将距骨保留在复位后的位置，以便让距骨周围的组织愈合。满意的距骨复位，能够恢复其长度及解剖关系。距骨还可以作为补救措施，例如，因存在进行性塌陷、缺血性坏死或疼痛症状需行距骨周围融合时，可以将距骨用于移植。

如果整复后距骨不稳，可将一枚 3.2 mm 的克氏针穿入跟骨，一枚 1.6 mm 的克氏针穿入距舟关节，或者两者共用，可以有效地保持复位，6 周后再将其安全地拆除。尽管对支架保护下负重是否影响缺血性坏死的自然演变过程仍有争议，但是这些患者需要用髌韧带承重踝—足矫正器保护 1～2 年，以减小血管再生期可能的塌陷。

三、肖帕尔（Chopart）关节或跗横关节脱位

距舟关节和跟骰关节在解剖及功能上是一个单元，被称为肖帕尔（Chopart）关节或跗横关节。这些关节是以法国外科医师 Francois Chopart 的名字来命名的，他最先提出在该关节水平进行截肢以治疗前足感染。这些关节水平处的脱位和骨折—脱位能够危及全足的功能，因此这些潜在损伤能导致足部残疾。幸运的是，这些损伤比较少见，通常只有高能损伤（如交通事故、高空坠落等）时才会发生。该类损伤在多发伤时比较常见，而且其伴发伤的概率高达 88%。因为其伴发致命伤的概率较高，而且该区域的脱位在摄片检查时难以被发现，所以这些脱位在初诊时漏诊率高达 40%。与距下关节脱位和距骨全脱位不同，这些损伤通常不伴有明显的足部畸形。

损伤的主要机制是，后足或前足在固定时遭受外展或内收的外力，再加上足部跖屈时遭到轴向压缩，即可导致骰骨、跟骨前突（外展时）、舟骨、距骨头（内收时）压缩性骨折。虽然存在有单纯性的骰骨和舟骨骨折，但是骰骨、舟骨压缩性或撕脱性骨折的患者，根据受伤机制在对患者进行诊断时，应考虑到对侧足部可能会发生隐匿损伤。

（一）分类

肖帕尔关节脱位或骨折—脱位的类型比较多变，Main 和 Jowett 将跗骨间骨折脱位分为 5 种类型。

1 型：①内侧脱位（前足受到内侧力量）伴有舟骨边缘骨折，包括"旋转"脱位（仅仅为距舟关节）；②内侧脱位伴有舟骨体骨折（外侧骨折）。

2 型：沿着第一列跗骨的轴向、纵行外力所致，舟骨中部骨折。

3 型：外侧脱位（骰骨或跟骨前部骨折）。

4 型：跖侧脱位（前足遭受屈曲力量），距舟关节及跟骰关节脱位或者距舟关节及距跟关节脱位。

5 型：任意力量（尤其是高速或高能）所致的压碎损伤。

Zwipp 将肖帕尔关节骨折—脱位分为 6 种不同类型。以这种分类法，最常见的类型是舟骨内跖侧骨折—脱位。这些损伤常向远端延伸至楔骨和 Lisfranc 关节处。肖帕尔关节单纯的韧带脱位是种例外。在中年女性人群中，低能损伤导致肖帕尔关节半脱位比较常见。受伤的机制可能是，上楼时失足或滑倒，同时伴有前足和中足外展、背屈。Main 和 Jowett 将这些损伤归为后足外侧拉伤。这种情况下，在平片上可以发现舟骨结节撕脱性骨折、跟骨前突骨折或跟骰关节周围的其他撕脱性骨折。

（二）临床表现

尽管大部分损伤均可表现为畸形明显、肿胀严重和瘀斑，但不同的患者其临床表现变化很大，而且足部看起来正常并不能排除肖帕尔关节损伤。虽然影像学检查显示为阴性，但是中足跖部瘀斑常是胫后肌腱跖侧止点断裂的特殊临床表现，而且这种情况下偶尔会伴有肖帕尔关节损伤。前足被动外展或内收时出现疼痛，应及时进行 X 线检查，可能需要进行 CT 检查以明确足部损伤。

在正常的足部正位片上，将楔骨的近侧边缘与舟骨的远侧边缘相连，跟骰关节间隙不应超过 2 mm，肖帕尔关节对侧任一部分均不应出现重叠。在正位及侧位片上，距骨与第一跖骨之间的连线应该是直线，这与对侧未受损的足部相似。在正常的侧位片，肖帕尔关节的轮廓就像光滑的 S 型，也被称为波状线（cyma 线）。

很难观察到肖帕尔关节脱位或半脱位的影像学表现，因为它们常常自发复位。在影像学上，这些脱位常表现为移位、压缩性骨折或像颈椎关节突那样"跳跃"。有时，足部正位片或侧位片上即便只有较小的骨重叠，它也为诊断提供了一个线索。

如果怀疑有纯粹的韧带损伤，但平片检查不能支持，则应在全身麻醉或局部麻醉时外展、内收、跖屈或背屈前足，以在应力下摄片。通常情况下，肖帕尔关节损伤多有骰骨短缩，CT 检查能够较好地显示骰骨的损伤范围。

横断 CT 扫描在发现轻微的不协调方面很有价值，有助于正确诊断，而且在诊断压缩性或粉碎性骨折方面有较大价值。在制订手术入路、固定方法以及可能需要施行的骨移植或初期融合等计划时，重建 CT 检查具有极大的价值。

（三）治疗

1. 非手术治疗/闭合处理

位于外侧柱的关节轻微半脱位或跟骰关节撕脱性骨折，如果内侧柱稳定，则只需短期制动、早期进行功能康复锻炼即可。内侧柱不稳可能会导致纵弓塌陷，因此内侧柱不稳需要短腿石膏保护性负重 6 周，有时，要用外固定器维持内侧柱的长度和复位。

纯粹的肖帕尔关节韧带脱位或脱位伴有关节外撕脱性骨折，如能进行解剖复位，则可用上述方式进行治疗。为了维持距舟关节和跟骰关节的复位，可以用克氏针代替外固定器进行暂时固定。移位的舟骨撕脱性骨折将影响胫后肌腱的止点，应对骨折进行固定以免发生后期塌陷和扁平足畸形。

2. 手术治疗

大部分的肖帕尔关节骨折—脱位需行切开复位内固定，以恢复关节一致性、轴向对位和足内、外侧柱的长度。如果不进行治疗，短缩的内侧柱会导致内翻高弓足畸形、短缩的外侧柱会导致扁平足畸形。对脱位进行复位的基本目标是：恢复足部解剖位置。下列情况应考虑行急诊手术：肖帕尔关节脱位和骨折—脱位不易复位、开放性损伤、即将发生筋膜室综合征、皮肤可能坏死等。

手术入路必须能直接显露距舟关节、跟舟关节间隙和跟骰关节。通常选择内侧入路、背内侧入路或外侧入路（纵行或 Ollier 型入路），最常用的是双入路。小的关节牵开器或外固定器有助于解除骨折嵌塞和恢复内、外侧柱的长度。

使距舟关节达到解剖复位并恢复外侧柱的长度十分重要。不要忽视跟骰关节重建的重要性，如果患者足部对位良好，则其可以耐受跟骰关节创伤后关节炎，如有必要可通过跟骰关节固定术进行补救。治疗时，肖帕尔关节脱位常需要屈从于伴发的距骨头、舟骨及骰骨骨折。一旦对这些骨折进行合适治疗后，应复查已整复的肖帕尔关节。距舟或跟骰关节的持续不稳定，可以穿入克氏针进行临时固定，也可以用外固定器稳定足部。在内侧柱严重粉碎的病例，可以用桥接钢板进行固定。恢复内侧柱的长度后，可以对压缩区域进行骨移植治疗。

（四）术后康复

损伤的严重程度及重建的要求不同，足部损伤的术后处理也不同。这些损伤的患者先限制负重 6 ~ 8 周，然后根据临床及影像学表现逐步增加负重。在增加负重和开始进行积极的活动之前，应将距舟关节处的克氏针、外固定器或桥式钢板移除。一旦患者能完全负重，则半刚性的弓形矫正器支撑有助于患者康复。

（五）结果

肖帕尔关节骨折—脱位的并发症有感染、深静脉血栓（DVT）、扁平足畸形或内翻高弓足畸形、舟骨缺血性坏死和中足关节病变。文献中，很少有该类损伤患者功能结果的报道。与非手术治疗相比，切开复位稳定内固定的疗效较好。Main 和 Jowett 指出，患者的结果与内侧纵弓的稳定性有关。单纯的肖帕尔关节损伤比肖帕尔关节骨折—脱位的结果要好。

四、孤立性跗骨脱位

孤立性跗骨脱位比较少见，文献主要是个案报道。在这些损伤中，应注意评价有无其他隐匿骨折或跗骨脱位，以确定是否需要切开复位内固定。除了足部常规 X 线检查以外，强烈建议进行彻底的临床体格检查和 CT 检查。

（一）跟骨脱位

距舟关节完整而且无严重骨折的距下脱位和跟骰关节对位不良定义为跟骨脱位。脱位多向外侧。可以闭合复位，随后短腿行走石膏制动 6~8 周。如果距下关节在复位后仍然不稳定，可以用直径为 2 mm 的克氏针临时固定 4~6 周。必要时以外侧切口施行切开复位。

（二）舟骨和距舟关节脱位

单纯的舟骨和距舟关节脱位也很少见。额状面上跟骰关节以前半足为支点旋转而导致距舟关节脱位。在这些病例中，跟距骨间韧带保持完好，因此距下关节不发生移位。闭合复位后通常在短腿石膏保护下逐步负重 6~8 周。如果需要，用常规的内侧切口行切开复位。足前部受到高能量跖屈外力时可导致舟骨脱位。这种损伤机制导致典型的足舟骨背侧脱位，可能与缺乏背侧坚实的韧带连接保护、足舟骨的梯形弯曲形态（足舟骨背侧部分较宽）有关。这些损伤需要及时复位和切开复位内固定，以减少对皮肤和神经、血管的损害，减少缺血性坏死的发生，或者避免创伤后足中部的塌陷。

（三）骰骨和跟骰关节脱位

单纯的骰骨或跟骰关节脱位也很少见，而且多由高能损伤所致。骰骨只向跖侧脱位，这是因为它的解剖结构类似于立方体，有一个钩状跖突而且有强大的韧带附着。可以在少数病例中见到骰骨从跟骰关节脱出。如果不能用闭合复位和短腿石膏托治疗，则可用背外侧入路。假使解剖复位后关节残留有不稳定，应以宽型微钢板固定或用交叉克氏针固定。无论用哪种内固定方法，必须维持足够长的时间（8~12 周）之后才能去除，以利于韧带愈合。距舟关节需要在恢复其正常活动后才能理想地使足部功能恢复，而跟骰关节的要求则没那么严格。需要强调的是，一定要维持足部外侧柱的长度和稳定性。

（四）楔骨脱位

楔骨脱位是非骨折性 Lisfranc 伤的变异。由于受到骨及软组织的内在限制，它易向背侧脱位。强有力的跖侧韧带和楔骨梯形的结构，易产生高能外力从而使楔骨向背侧脱位，尤其是在足跖屈时更易发生。与 Lisfranc 骨折—脱位相似，楔骨脱位可能比较轻微，而且只能通过摄应力位片和 CT 检查才能证实。治疗如其他背侧脱位一样，需要切开复位内固定。

（刘相成）

第三节　足后部损伤

虽然踝与足后部有韧带紧密相连，但是人们对足后部损伤的认识远不及踝关节扭伤。下列病变与足后部脱位或半脱位有相似的症状，如跗骨窦综合征、距下关节骨间韧带撕裂、分歧韧带撕裂、距舟关节/跳跃韧带撕裂等。虽然内侧三角韧带损伤没有外侧损伤常见，但其可继发于足后部扭伤。顽固性滑膜炎、瘢痕挛缩或轻微的不稳等后遗症，可能会导致症状持久存在。

足后部急性扭伤与踝关节扭伤的治疗类似，包括 RICE 方案（休息、冷敷、加压、抬高）、非甾体类抗炎药、理疗、逐渐负重，治疗几周或数月后症状即可消除。距下关节诊断性注射只是医生将症状局限到距下关节。可能需要行关节镜清理，极少情况下，需要重建踝外侧韧带并修复跟腓韧带。

多数足后部严重损伤不导致脱位或半脱位，但可以引起重要韧带的撕裂。近些年，典型的跗骨窦处疼痛称为跗骨窦综合征。这一术语已逐渐被淘汰，因为出现了更多可供选择的精确诊断命名。跗骨窦综合征有局部疼痛，如上文所述，是临床上反复在跗骨窦处注射的反应。Frey 等已经证明，有许多临床病变都有这些症状，包括：骨间韧带撕裂（距下嵌顿伤或"STIL"），足后部（如距骨外侧突或跟骨前突）骨折，骨软骨损伤，关节纤维化，足后部关节炎，跗骨联合，游离体，距下关节滑膜炎，或者踝关节病变（如前外侧撞击综合征）。因此，有跗骨窦综合征症状和征象的患者，应进行合理的评估以排除这些潜在病变。

（刘相成）

第九章

骨坏死

第一节 骨坏死的基础

一、概述

骨组织坏死是一个非特异性的异常，任何病理过程如果对骨细胞产生较强应激，都可以发生骨组织坏死，如创伤、骨折、骨性关节炎、肿瘤、感染和其他骨组织疾病。而骨坏死病是指大块骨及骨髓组织坏死是唯一或最主要异常的一种疾病。为了区别两者的不同，骨坏死病曾命名为缺血性坏死和无菌性坏死，近年来多数的文献应用骨坏死作为本病的命名。

二、流行病学特点

骨坏死是一种致残率较高的疾病，早期发现可以降低致残率，改善患者的生活质量。约75%的骨坏死患者年龄在30~60岁，除系统性红斑狼疮患者外，其他骨坏死病例的男女比例约为7∶3。骨及软骨的破坏常需要进行关节置换或融合。如股骨头坏死患者，在诊断后3~4年内，会有70%左右发生塌陷，需要人工关节置换。骨坏死占美国每年关节置换病例数的10%左右。

非创伤性骨坏死是一种系统性疾病，很多部位都可能受累。可以发生在骨骺部位，如股骨头是骨坏死最常发生的部位，其他受累部位还包括肱骨头，膝关节的股骨髁和胫骨平台。还可以发生在干骺端，即典型性骨梗死，常发生在股骨下段和胫骨上段。还可以发生在不规则骨，如足踝小骨，腕和手部小骨，椎体，下颌骨等。

三、发病机制

普遍接受的骨坏死发病过程是骨供血的不足。创伤患者是由于骨供血血管的断裂。而对于非创伤患者，其病理过程是不清晰的，可能是骨内的异常，也可能是骨外的异常。有很多关于受累骨血供破坏的猜想，主要集中在股骨头坏死方面，下面以股骨头坏死的发病机制为例进行讨论。

（一）血管闭塞或缺血

1953年Trueta描述了股骨头内的血管解剖，旋股内动脉的外侧骺动脉分为2~6支，穿入股骨头后上方，进入骨内后，动脉向前内走行，到达股骨头前上区，支配股骨头骺区约80%的血供。这些动脉的阻断会影响股骨头前上区，研究发现后外侧支持带动脉的阻断可导致股骨头外上区的梗死。

（二）脂肪代谢紊乱和脂肪栓塞

Jaffe 提出，激素介导的高脂血症可提高股骨头内脂肪含量，提高骨内压，导致窦状隙塌陷。在此之后有许多有关激素引起股骨头坏死的研究，动脉注射脂类可以导致股骨头坏死。激素处理兔的股骨头和肱骨头可在组织学上发现脂肪栓子。这些结果引发了一个未被证明的猜想：脂肪栓子驻留在微血管内引发补体反应，导致继发性免疫复合体沉积，最终引起动脉出血和骨坏死。Wang 等认为高胆固醇血症可以起以下作用：激素处理动物血清胆固醇水平升高、肝脂肪变性和脂肪栓子产生，可部分阻断股骨头和肱骨头内的微循环。Jones 猜想脂肪栓子是激素介导股骨头坏死的原因。

Hungerford 和 Lermox 认为，骨内脂肪含量升高引起的骨内压升高可导致股骨头坏死。骨坏死的共同特征是受累区血供不足，而骨内压的升高可导致这种血供不足。动物实验表明，应用激素后股骨头内脂肪含量可提升25%。此后的研究发现，股骨头内脂肪细胞的大小与股骨头内压力升高和血供下降相关。应用降脂药可以降低激素处理动物股骨头内脂肪细胞的大小，降低骨内压并改善血供。

（三）血管内凝血

血栓性疾病和低纤溶性疾病都被认为是股骨头坏死的原因。骨内微循环，毛细血管和静脉窦的血管内凝血，导致广泛静脉栓塞，进而引起逆行性动脉闭锁，是导致非创伤性股骨头坏死的原因之一。然而凝血病通常是继发性的，是其他风险因素或化学物质的结果。可导致血管内凝血的因素包括：家族性血栓形成倾向病，高脂血症和脂肪栓子，高敏反应，异体器官移植排斥反应等。生物和化学因素可导致弥散性血管内凝血，包括细菌内毒素、蛋白酶、组织因子（肿瘤坏死因子、抗磷脂抗体和免疫复合物等）。这种情况可发生在许多情况，如感染、胰腺炎、恶性肿瘤、胶原血供疾病和妊娠。

（四）愈合过程

供血不足会导致骨坏死，但可以想到的是会发生愈合过程，而坏死可能是愈合过程中发生的。坏死骨组织募集骨细胞、组织细胞和血管元素到受累区。破骨细胞清除死骨，同时成骨细胞产生新骨，成骨过程在死骨上产生新骨，其他髓腔组织也参与修复过程。一般来说，这种修复过程是不完全的，形成一个纤维组织瘢痕将坏死骨和新生骨分隔，阻止再生血管穿入坏死区。

对血管剥离股骨头坏死模型修复过程的组织学研究发现，肉芽组织和良好血供的纤维组织从关节囊侵入坏死髓腔，伴随坏死骨吸收和新骨形成，重建过程导致正常松质骨结构向皮质骨状态改变，重建伴随股骨头变平、退变、新生和关节软骨的修复性改变。这个发现引发了如下猜想：股骨头塌陷是活性组织对坏死组织的无效修复引起的。

对人类坏死股骨头的血管研究也发现，支持带动脉阻断的病例，血管再生过程在负重区受阻，这一发现证明动脉闭锁可能继发于修复过程。

（五）骨内压升高

从本质上讲，股骨头是一个由皮质骨封闭的包含有松质骨、骨髓和脂肪的球体，任何导致股骨头内容物增加的因素，无论其是否与愈合过程相关，都会导致骨内压升高，因而影响血供。

（六）血管生成受阻

Smith 提出血管生成受抑制是股骨头坏死发生原因的假说，对激素诱导股骨头坏死进行的血管研究，证明存在股骨头内血管生成抑制情况。而一些在股骨头坏死中发挥作用的药物和介质具有抑制血管生成的作用，如糖皮质激素、干扰素、软骨成分、内源性细胞因子等，也为这个假说提供了证据。

（七）髓内出血

很多年前的研究就已经发现，在股骨头内坏死区邻近区域存在髓内出血现象，但这一现象或者被认为是骨坏死的继发反应，或者被认为是人工假象。Saito 研究原发出血是否是骨坏死的原因，发现在 16 例股骨头内，陈旧和新鲜髓内出血是最常见和特征性的与坏死相关的现象。对新鲜髓内出血的研究发现，血管弹性膜，平滑肌和内膜都出现了破坏现象，故研究者认为继发于动脉病变的隐匿的复发性髓内出血是骨坏死发病的一个重要机制。有研究者在激素治疗的肾移植者股骨头内发现了相似的病理变化。而后的研究在高敏性血管炎和大剂量激素处理动物中诱导出较高的股骨头坏死发生，并发现存在髓内出血现象，所有的标本都表现出骨坏死与动脉病变相关。但因为任何组织坏死都常伴有出血，所以这个出血与骨坏死相关的假说只能作为一种可能性。

（八）应力

应力在股骨头坏死中发挥重要作用，股骨头的前上区域是主要负重区，承受大的应力。股骨头外上血管的闭塞可能是由于过度应力造成的软骨断裂引起的。动物实验通过闭塞股骨头供血血管、一侧坐骨神经切断的方法，证明避免负重可降低股骨头坏死的发生。而高笼喂养的方法可以提高动物股骨头坏死的发生。

（九）先发的细胞死亡

除了由于供血不足引起的骨细胞死亡，一些研究发现细胞死亡是首发的现象。Spencer 报道，在无任何其他骨坏死表现的肾移植患者股骨头内存在软骨下区的空骨陷窝。另有研究发现，在股骨头坏死许多骨小梁的中心区都存在无活性骨细胞。这些发现提出这样的假说：股骨头内骨细胞的死亡先于其他组织学改变，而炎症细胞浸润、成骨细胞募集、出血和血管再生是对坏死骨细胞的反应。有一些研究者关注先发性骨细胞死亡的原因，发现兔在应用大剂量激素后存在骨细胞内脂肪聚积，电子显微镜发现骨细胞内脂滴逐渐增大，压迫细胞核，导致细胞完整性丧失和细胞死亡。

（十）遗传因素

遗传性血红蛋白病、遗传性凝血异常和遗传性脂质沉积病等与骨坏死的相关性是明显的。研究发现，一些遗传因素是会影响骨坏死发生的，如多药耐药基因的表型与激素诱发的骨坏死相关；肝酒精脱氢酶的表型与酒精诱发的骨坏死相关；而 I 型胶原的异常基因甚至可诱发骨坏死的常染色体显性遗传。

（十一）多因素共同作用

骨坏死的流行病学研究表明，骨坏死的发生是多因素的。1983 年，Kenzora 介绍了累积细胞应激理论，他认为当多种应激因子存在时，骨细胞不能从慢性破坏中恢复而死亡，这是根据激素介导的骨坏死在系统性疾病患者中发病率更高这一流行病学发现提出的。当激素作为唯一诱发因素时，骨坏死的发病率较低，因为头部损伤而长期大量应用激素的患者发生骨坏死的概率很低。但当患者有系统性疾病，主要是那些有免疫复合体沉积情况时，激素的应用会明显提高骨坏死的发生率。有血管炎的患者，在疾病发作时，激素诱导的骨坏死概率升高。

肾移植患者，有多年的慢性肾衰竭病史和肾性骨营养不良，有较高的激素诱导股骨头坏死发生率。当进行透析时，慢性肾衰竭的系统作用较小，激素诱导骨坏死的发生率也下降。

（金　娜）

第二节　股骨头坏死

对于晚期股骨头坏死病例，关节置换被认为是唯一的治疗方法。尽管人工关节技术进步明显，骨坏死患者假体的长期在体率仍明显低于骨性关节炎患者。骨坏死患者大多年轻且存在相关的疾病，多数患者需要多次关节置换，因而股骨头坏死的早期诊断非常重要。

对于有症状的患者，常规的诊断方法包括放射线检查和骨扫描。目前 MRI 被证明是更敏感的无症状患者早期诊断工具。但对早期无症状患者的早期诊断仍存在困难。

一、临床表现

疼痛是经常存在的症状，多数病例疼痛发病隐匿，在开始时可以是轻微和模糊的，由于创伤引起的病例，疼痛可以是严重和快速发展的，对于戈谢病、气压病或血红蛋白病引起的大面积梗死，疼痛也可能特别剧烈。

股骨头骨坏死的疼痛主要位于腹股沟区和股前方，常常是单侧开始发病，但约 55% 患者对侧会在 2 年内发病。疼痛随关节运动增加，最后发生静息时疼痛，常需要药物治疗。

在开始时运动范围没有影响，而后逐渐降低。运动伴随疼痛，下肢的骨坏死可以伴有跛行，而这时的 X 检查可能是正常的。

二、治疗

股骨头坏死的治疗可分为保留股骨头治疗和替换股骨头治疗。治疗方案要根据疾病的分期、受累的部位、单侧还是双侧、患者的年龄和全身健康状况综合考虑。治疗效果与疾病分期明确相关，因此早期诊断特别重要。

保留股骨头的治疗方法包括非负重、药物、电刺激、高压氧、旋转截骨、髓芯减压、松质骨或皮质骨移植、肌骨瓣移植、吻合血管骨移植、人工材料植入等。最常用的方法是髓芯减压、吻合血管腓骨移植和旋转截骨。

当受累区小于 15%，且不位于负重区时，可选择缓解疼痛、非负重治疗，但效果较差。

药物治疗包括双膦酸盐、阿司匹林、降脂药物等。一项 Meta 分析研究发现，以手术为治疗终点，这些治疗对 Steinberg 分期 Ⅰ 期、Ⅱ 期和 Ⅲ 期的有效率分别是 61%、59% 和 25%。一项研究表明，即使对于 Ficat Ⅰ 期患者，手术治疗的效果也远远高于非手术治疗，对于晚期患者则差距更大。

（一）髓芯减压

Ficat 在 1962 年发明这一方法，通过大转子下方钻孔以降低升高的骨内压，打断引起缺血的恶性循环，这一方法可以快速明显地缓解疼痛。作为相对简单和并发症较小的手术，加或不加用自体骨移植的髓芯减压被广泛应用，其主要的并发症是髋部骨折。

Ficat 自己报告的髓芯减压效果为：Ficat Ⅰ期和 Ficat Ⅱ期的患者满意度分别为 94% 和 82%，影像学优良分别为 87% 和 67%。其后有大量的髓芯减压疗效报道，一项 Meta 分析表明，以再次手术为终点，髓芯减压后，Steinberg 分期Ⅰ期、Ⅱ期和Ⅲ期的再次手术率分别为 16%、37% 和 71%。

近年来一些学者关注髓芯减压是否会进一步降低股骨头内对软骨的支撑，而加快塌陷；并通过有限元的方法分析，减压术后的力学改变，证明髓芯减压确实可能造成支撑力下降。

总体观点认为：髓芯减压对早期骨坏死疗效好，对晚期疗效差，对于非负重区损伤，存在硬化带的患者效果较好，在 Ficat Ⅰ期明显优于保守治疗。

其后，出现了许多髓芯减压的改良方法应用于实验和临床，如在髓芯减压基础上植入药物，血管生成的相关因子，成骨性相关因子，金属支撑材料，异体骨材料，组织工程骨材料等，但都未有足够的证据证明其效果。

（二）骨和材料移植

有多种骨移植手术被用于治疗股骨头坏死，以提高机械支撑和延缓关节置换。移植骨包括自体或异体的髂骨、腓骨、胫骨等，可与髓芯减压、骨软骨移植联合应用，常带有肌蒂或血管蒂，有些进行血管吻合。皮质骨移植联合髓芯减压被认为是治疗 Ficat Ⅱ期和Ⅲ期的有效方法。虽然吻合血管腓骨移植有一些并发症，但 80% 患者症状改善和疼痛缓解。

近年来，有研究者应用小梁金属柱治疗Ⅰ~Ⅲ期的股骨头坏死，其具有多孔结构，弹性状态接近松质骨，较好的骨长入，但其长期效果尚不能肯定。

骨形态蛋白（BMP）和骨髓基质干细胞是常用的治疗股骨头坏死生物作用材料，其尚缺乏较好的循证医学证据。

（三）旋转截骨术

通过截骨术可以使股骨头内坏死部分从负重区移开，以减缓塌陷。有多种截骨方式，主要应用于年轻的有小范围塌陷的患者。

（四）关节重建

一旦出现髋臼受累，关节置换是最好的选择。关节置换包括股骨头置换、表面置换、全髋置换等，采用的手术方式与患者年龄、全身状况、病变程度和要求有关。

全髋关节置换是效果最明确的治疗方法，但由于骨坏死患者一般年龄较轻，运动量大，常伴有其他疾病，其假体长期在体率较骨性关节炎患者要低。

THA 治疗股骨头坏死也有较高的并发症，如镰形细胞贫血、系统性红斑狼疮（SLE）和应用免疫抑制剂的患者易于发生感染；酒精性股骨头坏死患者的 THA 易于发生脱位；SLE、肾衰竭和镰形细胞贫血患者易于发生术中并发症等。

对于年轻的晚期股骨头坏死患者，股骨头表面置换，股骨头置换和髋关节表面置换，被认为是以金钱换时间的治疗方式，但实际上成功率低。

（金　娜）

第三节　膝关节骨坏死

膝关节骨坏死约占全部骨坏死的 10%，主要影响股骨远端髁部和胫骨近端平台。

膝关节骨坏死可以分为特发性骨坏死和继发性骨坏死。继发性骨坏死常有一定诱因，如应用激素、酒精等骨坏死的诱因。特发性骨坏死（SONK）常发生于老年女性患者股骨内侧髁。两者间的病理改变不同，SONK 只影响软骨下小范围，而继发性骨坏死影响范围较大。SONK 常伴有骨性关节炎和半月板损伤，主要影响老年女性，而继发性骨坏死可以在任何年龄发病，无性别差异。

一、临床表现

两者间有明显的不同，继发性骨坏死常隐匿发病，疼痛轻微和模糊，而 SONK 常突发，伴有剧烈疼痛，有静息痛。SONK 常单侧发病，主要影响股骨内侧髁，有时可以影响同侧胫骨平台。继发性骨坏死 30%~80% 的患者双侧发病，多数影响股骨外侧髁，有时可见全身多发骨坏死病变。

二、诊断

膝关节骨坏死的诊断主要应用影像学检查。常规放射检查只能用于晚期病例，表现为关节面下线状影，骨质硬化，关节面塌陷，关节间隙狭窄和骨性关节炎改变。早期主要应用骨扫描诊断早期病例，骨扫描较常规放射检查有更高的敏感性，急性期骨扫描表现为核素浓集，在慢性期只有轻微的升高。

MRI 出现后，成为主要的诊断工具，较骨扫描和常规放射检查有更高的敏感性和特异性。SONK 在 MRI 表现上为软骨下 T_1 低信号，T_2 信号改变不同，但多为低信号。而继发性骨坏死多数表现为带状包裹坏死区。

三、治疗

治疗方法包括理疗、非甾体抗炎药、关节镜、钻孔减压、胫骨截骨和膝关节置换。

早期患者通过保守治疗可以取得较好的疗效，关节外钻孔减压对于早期患者也有较好的疗效，对于疼痛严重，坏死较大，伴有塌陷和内翻畸形的患者，关节切开和钻孔减压的效果不佳，需要进行胫骨截骨或关节置换。

（金　娜）

第四节　肱骨头骨坏死

肱骨头是骨坏死第二好发部位，可以由创伤引起，也可以是引起股骨头坏死的相类病因引起。其病理、影像学表现、分类均与股骨头坏死相似。

一、临床表现

肩关节骨坏死也会产生功能丧失，但较肱骨头坏死明显轻。症状主要表现为疼痛、僵硬、活动受限、夜间痛等。最明显的疼痛发生在上肢外展和上抬时，因这个体位是肱骨头压力最高的位置。多数患者存在夜间痛。

二、诊断

常规放射检查的表现与股骨头坏死的表现相似，早期敏感性不高，但可用于分期，鉴别诊断。

MRI 表现也与股骨头坏死相似，有半数的病例会出现"双线征"，晚期患者多数伴有关节渗出。

三、治疗

治疗包括手术和非手术治疗。非手术治疗主要适用于无塌陷的早期病例，包括激素药物的调整、饮酒和吸烟习惯的改变、疼痛控制药物应用、限制上抬活动等。

髓芯减压和骨移植的手术治疗也主要针对塌陷前病例，具有一定的成功率，但由于缺乏系统性研究，其结论并不是很可靠。

对于存在塌陷的病例，应考虑关节置换，骨坏死的关节置换效果要较骨性关节炎的差。

（周立哲）

第五节　其他部位的骨坏死

手足小骨的骨坏死常伴有疼痛，但功能丧失不明显。

一、距骨骨坏死

距骨骨坏死最常见于创伤，是距骨颈骨折的常见并发症。距骨的血供主要来源于足背动脉的一个分支，在跗骨窦区距骨头颈交界处进入骨内，位于距骨的下外，在关节囊和韧带附着处只有很小的分支进入距骨后内。因此，一旦进入体部的血管因创伤或手术损伤，距骨体部的血供就会不足，将会发生骨坏死。短时间内反复剧烈活动也会影响距骨血供，诱发骨坏死。

而与股骨头坏死相同的非创伤原因也会引起距骨的非创伤性坏死。

（一）临床表现

创伤性和非创伤性距骨骨坏死都表现为踝关节活动受限和疼痛，有时有无力感，局部有压痛。

（二）诊断

常规放射检查对于早期诊断敏感性不高，主要表现为距骨顶部的轻度密度升高，而后可发展为距骨上部的硬化，进而发生距骨的塌陷和踝关节的退变。

MRI 在距骨骨坏死中的表现与股骨头骨坏死相似，早期有较高的敏感性，而且可以评估受累范围，估计预后。

（三）治疗

治疗包括在塌陷前期避免肢体负重，髓芯减压，骨移植，但疗效均不肯定。晚期可选择踝关节融合或胫骨。跟骨融合，其融合时间较长，有相对高的不融合率。

二、月骨骨坏死

月骨是由来源于掌侧和背侧极的终末动脉供血，骨内缺少侧支循环，职业振动造成的慢性反复创伤、尺骨发育异常造成的月骨应力增加等都是月骨坏死的可能原因。月骨和舟骨的骨坏死过程与股骨头坏死的过程相近。

主要影响成年男性，临床症状主要为腕部疼痛、活动受限和腕部肿胀。

放射检查在早期可见月骨硬化，中期可见微囊样改变，晚期可见月骨的塌陷、扁平，最后可见月骨周围退变性关节炎改变。

CT 可以较放射检查更早发现囊状改变，更早发现关节退变。

MRI 早期可见骨髓肿胀，以后可见信号不均匀，存在修复组织信号（T_1 低信号、T_2 高信号），而坏死区 T_1 和 T_2 均呈低信号改变，晚期病例多见关节渗出改变。

无论患者发病在哪一期，都可以应用保守治疗方法，包括抗炎药物、支具保护、理疗等。对于保守治疗后症状无好转和加重的患者，可以选择手术治疗。手术治疗的方法包括髓芯减压、振波、桡骨短缩截骨、骨移植、腕关节融合、近排腕骨切除和关节成形等。但无一种方法有充分的证据证明其有效，更有研究认为，没有一种手术方法较安慰剂治疗更好。

三、舟骨骨折后坏死

舟骨的血供来源于远侧极，近侧舟骨的血管为终末动脉，在舟骨骨折后近侧舟骨缺血坏死。

常规放射检查，舟骨骨折不愈合会经历骨折线吸收，断端囊状吸收和骨折线硬化，最后断端完全被硬化骨闭锁的过程。

CT 检查较常规放射检查可以更精确地发现骨折断端吸收、囊性改变和边缘硬化。

MRI 可以分析近侧舟骨骨折块的血供情况，分析骨折间隙的组织情况。

延迟愈合可用延长固定时间，或切开复位、刮除术和移植术治疗，不愈合而无移位的骨折可摘除舟骨，行掌侧皮质松质骨移植。如果骨折部成角或塌陷，可用皮质松质骨移植来纠正畸形，移植骨必须用螺钉或克氏针固定，如果近极无血供，无明显桡腕关节炎，可试行桡骨带血管骨移植来重建血供。

四、特发性舟骨坏死

特发性舟骨坏死非常少见，一些研究者认为其发病与激素、化疗、尺骨变异等有关。

疾病发病隐匿，症状主要为疼痛、鼻烟窝肿胀、运动范围降低和握力下降等，主要影响优势手。

放射检查可发现舟骨的密度增加、囊变和塌陷改变。MRI 可见舟骨整体的信号改变。

保守治疗包括非甾体抗炎药、休息、支具等，但疗效并不可靠。手术治疗包括全部或部分的舟骨切除、近排腕骨切除、腕关节融合等。

（周立哲）

参考文献

［1］王坤正，王岩．关节外科教程［M］．北京：人民卫生出版社，2014．

［2］张光武．骨折、脱位、扭伤的救治［M］．郑州：河南科学技术出版社，2018．

［3］王兴义，王伟，王公奇．感染性骨不连［M］．北京：人民军医出版社，2016．

［4］马信龙．骨科临床 X 线检查手册［M］．北京：人民卫生出版社，2016．

［5］雒永生．现代实用临床骨科疾病学［M］．西安：西安交通大学出版社，2014．

［6］汤亭亭，卢旭华，王成才，等．现代骨科学［M］．北京：科学出版社，2014．

［7］唐佩福，王岩，张伯勋，等．创伤骨科手术学［M］．北京：人民军医出版社，2014．

［8］黄振元．骨科手术［M］．北京：人民卫生出版社，2014．

［9］霍存举，吴国华，江海波．骨科疾病临床诊疗技术［M］．北京：中国医药科技出版社，2016．

［10］胥少汀，葛宝丰，徐印坎．实用骨科学［M］．北京：人民军医出版社，2015．

［11］邱贵兴，戴魁戎．骨科手术学［M］．北京：人民卫生出版社，2016．

［12］胡永成，马信龙，马英．骨科疾病的分类与分型标准［M］．北京：人民卫生出版社，2014．

［13］裴福兴，陈安民．骨科学［M］．北京：人民卫生出版社，2016．

［14］史建刚，袁文．脊柱外科手术解剖图解［M］．上海：上海科学技术出版社，2015．

［15］郝定均．简明临床骨科学［M］．北京：人民卫生出版社，2014．

［16］邱贵兴．骨科学高级教程［M］．北京：人民军医出版社，2014．

［17］裴国献．显微骨科学［M］．北京：人民卫生出版社，2016．

［18］任高宏．临床骨科诊断与治疗［M］．北京：化学工业出版社，2016．

［19］赵定麟，陈德玉，赵杰．现代骨科学［M］．北京：科学出版社，2014．

［20］陈仲强，刘忠军，党耕町．脊柱外科学［M］．北京：人民卫生出版社，2013．